अपत्य जन्माचे समाजभान

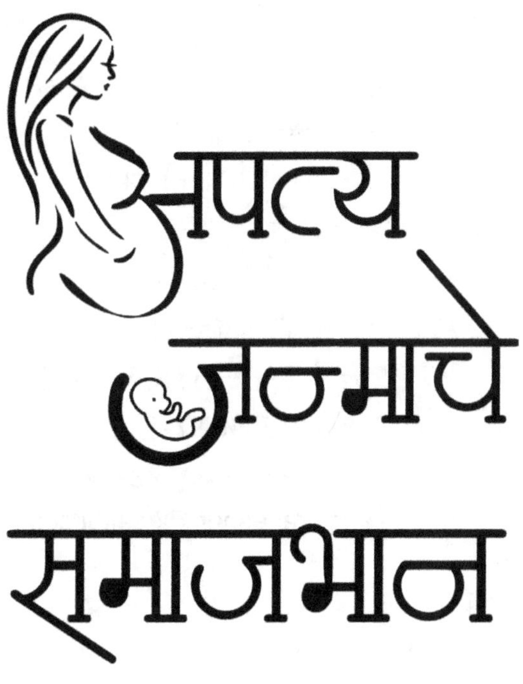

सकाळ प्रकाशन

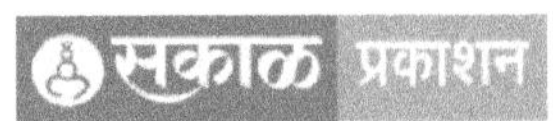
सकाळ प्रकाशन

Apatyajanmache Samajbhan
by Dr. Kishore Atnurkar

अपत्यजन्माचे समाजभान
डॉ. किशोर अतनूरकर

प्रथम आवृत्ती	: सप्टेंबर २०२४
प्रकाशक	: सकाळ मीडिया प्रा. लि.
	५९५, बुधवार पेठ, पुणे ४११ ००२
मुखपृष्ठ व आातील चित्रे	: अपूर्वा सेलूकर
संपादन साहाय्य	: कमलेश ढवळीकर
मुद्रणस्थळ	: विकास प्रिंटिंग ॲण्ड कॅरिअर्स प्रा. लि.
	प्लॉट नं. ३२, एमआयडीसी, सातपूर, नाशिक
ISBN	: 978-93-48048-97-4
संपर्क	: ०२०-२४४० ५६७८ / ८८८८८ ४९०५०
	sakalprakashan@esakal.com

Disclaimer :

Although the author has taken every effort to ensure that the information in this book was correct at the time of printing, the author and publisher do not assume and hereby disclaim any liability to any party, society for any loss, damage, or disruption caused by errors or omissions, whether such errors and omissions are caused due to negligence, accident, amendment in Act, Rules, Bye laws or any other cause. The views expressed in this book are those of the Authors and do not necessarily reflect the views of the Publishers.

प्रिय सीमा,

पत्नी म्हणून तू कोणत्याही परिस्थितीत खंबीरपणे
माझ्या पाठीशी ठाम उभी राहिल्यामुळेच
माझं आयुष्य स्थिरावलं.

किशोर

प्रस्तावना

डॉ. किशोर अतनूरकर हे स्त्री-रोग आणि प्रसूतिशास्त्र या विषयामध्ये गेली ४० वर्ष कार्यरत आहेत. नांदेड शहरात प्रसूतिशास्त्रतज्ज्ञ म्हणून खासगी व्यवसाय करताना त्यांनी एक नवीन पायंडा पाडला. त्यांनी स्वतःचं प्रसूतिगृह (मॅटर्निटी होम) काढलं नाही. त्याऐवजी शहरातील विविध प्रसूतिगृहांमधील रुग्णांसाठी आवश्यकतेप्रमाणं, तातडीच्या आणि ठरवून केल्या जाणाऱ्या शस्त्रक्रियांसाठी, एक कुशल सहयोगी प्रसूतिशल्यविशारद म्हणून काम केलं. यामुळे त्यांचा विविध शस्त्रक्रिया करण्याचा अनुभव तर वाढत गेलाच; पण त्याचबरोबर त्यांना गर्भधारणा आणि अपत्यजन्मासंबंधी खूप लोकांशी संवाद साधण्याची संधी मिळाली. त्यांच्या शल्यकौशल्याशी संबंधित अनुभवाचा फायदा फक्त नांदेड शहरातीलच नव्हे, तर संपूर्ण नांदेड जिल्ह्यातील रुग्णांना झाला.

प्रसूतिशास्त्रतज्ज्ञ झाल्यानंतर त्यांनी लोकसंख्यानियंत्रण या विषयाचा विशेष अभ्यास केला. या अभ्यासासाठी त्यांना समाजशास्त्र विषयात पीएचडी (विद्यावाचस्पती) पदवी प्रदान करण्यात आली. त्यानंतर समुपदेशन या विषयात त्यांनी शैक्षणिक अर्हता प्राप्त केली. या शैक्षणिक अर्हतेमुळे नव्हे, तर त्यांच्याकडे असलेल्या अनुभवाने डॉ. अतनूरकर यांची 'एक समाजशास्त्रज्ञ' अशी ओळख निर्माण झाली. त्यांची स्त्रीरुग्णांशी आणि त्यांच्या कुटुंबियांशी संवाद साधण्याची पद्धत वैशिष्ट्यपूर्ण आहे. स्त्रियांच्या प्रजननसंस्थेच्या आरोग्याशी संबंधित समस्यांकडे आणि एकंदरीतच स्त्रीजीवनाकडे बघण्याच्या त्यांच्या दृष्टिकोनात आणि त्या समस्या सोडवण्याच्या त्यांच्या पद्धतीत एक वेगळेपण आहे.

किशोरवयीन मुले आणि मुली, जननक्षम जोडपी, ऋतुसमाप्तीच्या टप्प्यात असणाऱ्या स्त्रिया, विविध स्पेशॉलिटीचे डॉक्टर्स, शिक्षक, औषधविक्रेते या सर्वांशी डॉ. किशोर अतनूरकर अनेकदा संवाद साधत असतात. त्यामुळे त्यांच्याकडे अनुभवांची भलीमोठी शिदोरी साठली आहे. या सर्व गोष्टींमुळे अपत्यजन्माकडे ते फक्त एक काही तास चालणारी नैसर्गिक प्रक्रिया या दृष्टिकोनातून बघत नाहीत. वास्तविक पाहता, अपत्यजन्माला वैयक्तिक, कौटुंबिक, शैक्षणिक, आर्थिक, सामाजिक, भौगोलिक, कायदेविषयक, रूढी-परंपराविषयक असे अनेक पैलू आहेत. अपत्यजन्माशी संबंधित या सर्व बाजूंचा विचार प्रस्तुत पुस्तकात करण्यात आला आहे.

'लोकसत्ता'सारख्या मान्यताप्राप्त दैनिकाच्या 'चतुरंग' पुरवणीतून अपत्यजन्माच्या समाजभानावर लेखमाला प्रकाशित होणं आणि त्या लेखमालेला पुस्तकाचं स्वरूप देऊन 'सकाळ'सारख्या प्रतिष्ठित प्रकाशनाने ती वाचकांसाठी उपलब्ध करून देणं, यांवरून या विषयाचं गांभीर्य लक्षात येऊ शकतं.

यापूर्वी डॉ. किशोर अतनूरकरांनी स्त्री-आरोग्यविषयक विविध समस्यांना संबोधित करणारं 'तिच्या आरोग्यासाठी सर्व काही' हे पुस्तक आणि पाळणा लांबवण्याच्या साधनांबद्दल कमीत कमी शब्दांत, परंतु आवश्यक अशी माहिती देणारी 'निर्णय तुझा माझा' ही पुस्तिका लिहून प्रकाशित केली आहे. 'अपत्यजन्माचे समाजभान' या पुस्तकाच्या उपलब्धतेने स्त्री-आरोग्याच्या संदर्भात जनजागरण करणाऱ्या त्यांच्या पुस्तकमालिकेत भर पडणार आहे.

अपत्यजन्म ही जगातील जवळपास प्रत्येक कुटुंबात घडणारी घटना. गर्भधारणा आणि अपत्यजन्माचं कौतुक तर सर्वांना असतंच. असं असलं, तरी गर्भधारणा आणि अपत्यजन्म ही सहजतेने घेण्यासारखी गोष्ट नाही. किंबहुना, या घटनेकडे समाजाने गांभीर्याने बघणं गरजेचं आहे. गांभीर्याने बघायचं म्हणजे नेमकं काय करायचं, याचं विवेचन लेखकाने प्रस्तुत पुस्तकात केलं आहे. हे करत असताना त्यांनी, स्त्री-आरोग्याचा अभ्यासक म्हणून असलेली त्यांची मते आणि त्यांनी घेतलेले रुग्णांचे आणि रुग्णांच्या नातेवाइकांचे प्रत्यक्ष अनुभव यांची सांगड घातली आहे. हे पुस्तक वाचून वाचक गर्भधारणा आणि अपत्यजन्माच्या बाबतीत अधिक जबाबदारीने निर्णय घेतील, ही अपेक्षा. लेखक, प्रकाशक आणि वाचकांना माझ्या शुभेच्छा!

– डॉ. अरुण महाले

(डॉ. महाले हे नांदेडच्या शासकीय वैद्यकीय महाविद्यालयातील स्त्री-रोग आणि प्रसूतिशास्त्र या विभागाचे निवृत्त विभागप्रमुख आहेत.)

मनोगत

गर्भधारणा म्हणजे एका जिवाचं दुसऱ्या जिवात वाढणं आणि बाळंतपण म्हणजे त्या जिवाचं दुसऱ्या जिवातून बाहेर पडणं. गर्भधारणा आणि बाळंतपणाच्या वेळेस होणाऱ्या नैसर्गिक घडामोडींचा जवळून अभ्यास करताना निसर्ग हे सगळं नेमकं कसं घडवून आणत असेल, याबद्दल आश्चर्य वाटल्याशिवाय राहत नाही. अपत्यजन्माशी संबंधित विज्ञान आणि तंत्रज्ञान यांनी अफाट प्रगती करूनदेखील काही प्रश्न अनुत्तरितच राहतात.

गर्भधारणा आणि अपत्यजन्म या दोन्ही जगातील जवळपास प्रत्येक कुटुंबात घडणाऱ्या घटना. या संदर्भातील अनुभव त्या गर्भवती महिलेसाठी तर कौतुकाचे असतातच; पण अपत्यजन्माबद्दलची उत्सुकता ही कुटुंबातील प्रत्येक व्यक्ती, नातेवाईक आणि मित्रमंडळींमध्ये असते. सर्वसाधारणपणे या प्रसंगाचा शेवट हा गोडच होतो किंवा गोड व्हावा असंच अपेक्षित असतं. गर्भवती महिलेला वेदना होत असतात; नातेवाईकांची धावपळ होत असते; पण तरीही त्यात एक प्रकारचा आनंद असतो. एरवी दुसऱ्या कोणत्याही त्रासासाठी डॉक्टरची भेट घेणं, रुग्णालयात दाखल होणं, औषधं-गोळ्या-इंजेक्शन्स-सलाइन घेणं या फार काही आनंददायी आणि स्वागताई गोष्टी नसतात. प्रसंगी खर्चदेखील नाइलाजाने करावा लागतो. गर्भारपण आणि बाळंतपणाच्या बाबतीत मात्र असं होत नाही. बाळंतपण ही एकमेव अशी गोष्ट आहे, की त्यासाठी दवाखान्याची पायरी चढणं आणि त्यावर खर्च करणं यात आनंद असतो. इतर कोणत्याही कारणासाठी कुणी आनंदाने दवाखान्यात येत नाही. पूर्वी बाळंतपण म्हणजे ज्याला आपण नैसर्गिक प्रसूती

म्हणतो असंच अपेक्षित असायचं; पण गेल्या काही वर्षांत सिझेरियन प्रसूती होणं 'नॉर्मल' झालं आहे, असं थोडंसं अतिशयोक्ती करून म्हणता येईल.

गर्भधारणा आणि बाळंतपण हा विषय केवळ नैसर्गिक प्रसूती की सिझेरियन एवढ्यापुरताच मर्यादित नाही. अपत्यजन्माशी संबंधित अनेकविध अनुभवांतून आम्हा डॉक्टर्सना जावं लागतं. या अनुभवांनंतर असं वाटतं, की गर्भधारणा आणि बाळंतपणाच्या बाबतीत जनमानसावरील पारंपरिक प्रथांचा पगडा अजूनही म्हणावा तितका कमी झालेला नाही. त्या सर्व प्रथा सपशेल चुकीच्या आहेत, असं माझं म्हणणं नाही. घरातील स्त्रिया— आई, सासू, काकू, मावशी, आत्या, प्रसंगी मोलकरीणसुद्धा— त्या गर्भवती किंवा नुकत्याच बाळंत झालेल्या महिलेस अनेक बारीकसारीक सूचना खूपच अधिकारवाणीने देतात. त्यातील बऱ्याच सूचना या गैरलागू असतात. काही वेळेस अशा सूचनांचं पालन करताना अनेक आरोग्यविषयक समस्या निर्माण होतात. "जाऊ दे, बाई, तुझ्या सासूला नाराज करू नकोस," असं ऐकून अनेक रुग्ण नको ते करून बसतात. या सर्व आया, सासवा आणि कुटुंबातील तमाम ज्येष्ठ मंडळींना या पुस्तकातून मांडलेल्या विचारांतून शहाणं करता येईल.

गर्भ हा जरी बाईच्या पोटात वाढण्याचा निसर्गनियम असला, तरी तो पती-पत्नीच्या जैविक सहभागाने तयार होतो, या वस्तुस्थितीचा अनेक पुरुषांना विसर पडतो की काय, असं आलेल्या काही अनुभवांवरून म्हणता येईल. विशेषतः, ग्रामीण भागातील पुरुषांच्या बाबतीत असे अनुभव आले. गर्भाचं स्त्रीच्याच पोटात वाढणं, हा निसर्गनियम आहे. त्यात बदल होणं अशक्य आहे. नऊ महिने पोटात गर्भ वाढवणं, बाळंतपणाच्या कळा सहन करणं, किमान एक ते दीड वर्ष दररोज, दिवसा तसंच रात्री गरजेप्रमाणं स्तन्यपान करणं यातलं काहीही नवऱ्यांना करावं लागत नाही. नवऱ्यांना त्यांच्या बायकोसाठी म्हणजेच आपल्या बाळाच्या आईसाठी या प्रसंगी फक्त वेळ द्यायचा असतो; भावनिक आधार द्यायचा असतो. मात्र, काही 'पतिराज' असं तर करतंच नाहीत; उलट मुलगीच झाली म्हणून आपल्या बायकोला लवकर भेटायलादेखील येत नाहीत. जे पती या अवस्थेत आपल्या पत्नीला योग्य ती साथ देत नाहीत, त्यांनासुद्धा या पुस्तकाच्या माध्यमातून काही सूचना दिल्या पाहिजेत, असं वाटलं.

नैसर्गिक आणि वैद्यकीय गर्भपाताच्या प्रसंगी काही वेळेस चमत्कारिक अनुभव येतात. संबंधित जोडप्याचं अज्ञान अथवा बेफिकीर वृत्ती यास कारणीभूत असते. त्यामुळे कळत नकळत स्त्रीवर अन्याय होतो. या बाबतीतील काही प्रसंगदेखील या पुस्तकात आहेत; ते वाचकांसाठी मार्गदर्शक ठरतील.

पाळणा लांबवण्याच्या साधनांचा उपयोग हादेखील अपत्यजन्माशी संबंधित विषय. त्या बाबतीत आलेले चांगले तसेच क्लेशदायक अनुभव मी वाचकांसमोर ठेवले आहेत. लोकसंख्या-नियंत्रणाच्या संदर्भातील आकडेवारी पाहिली, की या बाबतीतील चित्र खूप आशादायी दिसतं; पण गेल्या ७२ वर्षांपासून राष्ट्रीय स्तरावर हा कार्यक्रम राबवूनदेखील या आघाडीवर बरंच काम अद्याप शिल्लक आहे, असा प्रत्यक्ष काम करणाऱ्या अनेक डॉक्टर्सचा अनुभव आहे. प्रत्येक गोष्ट 'गूगल'वर शोधून, खात्री करून घेण्याच्या आजच्या जमान्यात अनेक जोडपी चुका करताना दिसतात. त्यांची नेमकी चूक कुठं झाली, याचा उलगडा झाला पाहिजे. इतरांनी तरी अशा चुका करू नयेत, यासाठी प्रस्तुत पुस्तकाच्या निमित्ताने या जननक्षम जोडप्यांना मला चार गोष्टी सांगायच्या आहेत.

आपल्याकडे मुलींना लहानपणापासून आपलं जीवन हे इतरांसाठी असतं, असं शिकवलं जात असे. हे चित्र आता बदलत आहे. मुली शैक्षणिकदृष्ट्या आणि आर्थिकदृष्ट्या स्वावलंबी होत आहेत. नोकरी-व्यवसाय करून आपल्या संसाराला हातभार लावत आहेत. पण, म्हणून काही निसर्गाने आपल्या नियमांत बदल केलेला नाही. प्रजननाची जबाबदारी त्याने स्त्रियांकडेच ठेवली आहे. नोकरी-व्यवसाय न सोडता, घर-संसाराची जबाबदारी सांभाळून अपत्यजन्माचा आनंद घ्यायचा असेल, तर स्त्रीची ओढाताण, चिडचिड होणं स्वाभाविक आहे. यावर काय उपाय करता येतील, याचाही विचार या पुस्तकाच्या माध्यमातून करण्याचा प्रयत्न मी केला आहे.

अपत्यजन्माच्या बाबतीत समाजमनाचा मागोवा घेताना, अपत्यप्राप्तीची आस बाळगत, स्वतःच्याच कुटुंबातील लोकांचा त्रास आणि समाजाचे टोमणे सहन करत, एका डॉक्टरकडून दुसऱ्या डॉक्टरकडे जाणाऱ्या, मूलबाळ होण्यास विलंब लागत असलेल्या जोडप्यांच्या अडचणी मी बघितल्या आहेत. वारंवार होणाऱ्या गर्भपाताच्या जोडप्यांची अवस्था अजूनच विचित्र. गर्भ राहतो पण टिकत नाही, या परिस्थितीशी मुकाबला करणं सोपं नाही. अशा प्रसंगी त्यांनी आणि त्यांच्या कुटुंबियांनी कसा धीर धरला पाहिजे, याचीही चर्चा या पुस्तकाच्या माध्यमातून झाली पाहिजे, असं मनापासून वाटतं.

गर्भ राहिल्याची 'गुड न्यूज' कळल्यापासून ते बाळंतपण होईपर्यंत "सगळं काही व्यवस्थित आहे ना? काळजी करण्यासारखं तर काही नाही ना?" या प्रश्नांना डॉक्टर्सना उत्तरं द्यावी लागतात. रुग्णाला आणि नातेवाइकांना या प्रश्नांचं 'हो' असंच उत्तर अपेक्षित असतं. हे अपेक्षित 'हो' म्हणताना डॉक्टर्सच्या

मनातसुद्धा धाकधूक असते. गर्भधारणा आणि अपत्यजन्माच्या बाबतीत काय होईल, हे कधी डॉक्टर्सना माहीत असतं, तर कधी अनपेक्षितपणे गुंतागुंत होऊन आईच्या किंवा बाळाच्या जिवावरही बेतू शकतं; पण लोकांना अर्थातच सगळं काही व्यवस्थितच व्हावं, असं वाटत असतं. ही परिस्थिती अनेक प्रसंगांना आणि अनुभवांना जन्म देत असते. याचा अभ्यासपूर्ण मागोवा घ्यावा, या उद्देशानेदेखील मी हे पुस्तक लिहिलं आहे. समाजमनातून निर्माण झालेल्या प्रसंगांची शिदोरी घेऊन मला समाजाला अपत्यजन्माच्या विषयात 'पास' करायचे आहे.

प्रसूतिशास्त्र शाखेचा डॉक्टर म्हणून काम करत असताना मागच्या ४० वर्षांत अपत्यजन्म जवळून पाहण्याची संधी मिळाली. या शाखेचा मी एक पुरुष डॉक्टर असल्यामुळे गर्भधारणा, बाळंतपण आणि स्तन्यपानाचा मला अर्थातच थेट अनुभव नाही! हे जरी खरं असलं, तरी अपत्यजन्माच्या या नैसर्गिक प्रक्रियेतून जात असताना महिलांना कोणत्या दिव्यातून पार पडावं लागतं, याची जाणीव मला आहे. या जाणिवेतून जन्म झालेल्या या पुस्तकरूपी अपत्याला वाचकांच्या स्वाधीन करताना मला विशेष असं काही सांगायचं आहे.

आजही आपल्या समाजात बरेचजण अपत्यजन्माला गांभीर्याने घेतात, असं मला वाटत नाही. अपत्यजन्माच्या आदर्श वेळेचा विचार केल्यास, आपल्याला पाहिजे आहे तेव्हाच अपत्यजन्म होऊ द्यावा. प्रतिबंध घालता येत नाही म्हणून अपत्य जन्माला येणं योग्य नाही. वेगळ्या शब्दात सांगायचं, तर अपत्यजन्मासाठी संबंधित महिला शारीरिक आणि मानसिक दृष्टीने तंदुरुस्त असली पाहिजे. ती आर्थिकदृष्ट्या आणि मनुष्यबळाच्या स्तरावर सक्षम असायला हवी. तरच खऱ्या अर्थाने अपत्यजन्माचं स्वागत करता येईल. आपल्याकडे अजूनही ग्रामीण भागात बऱ्याच मुलींचं शिक्षण जेमतेम दहावीपर्यंत होतं. आई-वडील तिच्या लग्नाकडे एक जबाबदारी म्हणून पाहतात. मग लग्न लवकर उरकलं जातं. लग्नानंतर काही महिन्यांतच गर्भधारणा व्हायला हवी, अशी अपेक्षा असते. बऱ्याचदा ती अपेक्षा पूर्णदेखील होते. तिला गर्भधारणा पाहिजे की नाही, याबद्दल तिचं मत विचारात घेतलं जात नाही. वातावरणच असं असतं, की तिच्यासाठीसुद्धा कळत नकळत हा भावनेचा आणि प्रतिष्ठेचा मुद्दा बनून जातो. आपण अपत्यजन्माच्या आदर्श वेळेच्या व्याख्येला फाटा देत आहोत, हे तिच्या लक्षातसुद्धा येत नाही.

अपत्यजन्माच्या बाबतीत प्रकर्षाने जाणवलेली आणखी एक गोष्ट म्हणजे जवळपास प्रत्येकाला आपल्याला किमान एखादंतरी मूल व्हावं, असं वाटत असतं.

अपत्यजन्माचं कौतुक असतं. अपत्यजन्म होणं किंवा काही वेळेस न होणं, हा प्रतिष्ठेचाही मुद्दा केला जातो. मात्र, अपत्यजन्म झाल्यानंतर त्या अपत्याला लहानाचं मोठं करणं, ही अपत्यजन्माइतकीच— किंबहुना जरा जास्तच— अवघड गोष्ट आहे आणि ती एक जबाबदारी आहे, ही बाब खूप लोकांच्या लक्षात येत नाही, ही वस्तुस्थिती आहे. त्यासाठी भरपूर संयम अंगी असावा लागतो; नसेल तर तो प्रयत्नपूर्वक वाढवावा लागतो, याची जाणीव अनेकांना नसते. अपत्यजन्माच्या अगोदर स्त्रीला कुणीतरी (घरातील ज्येष्ठ व्यक्तीने किंवा डॉक्टरने) ती जाणीव करून दिली पाहिजे.

अपत्यजन्माच्या अनुभवातून जाताना स्त्रियांना खूप सोसावं लागतं. त्यातही ती स्त्री जर नोकरी किंवा व्यवसाय करणारी असेल, तर तिची प्रचंड ओढाताण होते, हे समजून घरातील पुरुषांनी तिला सहकार्य केलं पाहिजे. कुटुंबनियोजनासाठी नवऱ्याने, सर्वार्थानि सोयीस्कर असलेली, नसबंदी करून घेण्याचा समजूतदारपणा दाखवला पाहिजे.

मुलग्याच्या हव्यासापोटी केली जाणारी गर्भलिंगनिदान चाचणी आणि स्त्रीभ्रूणहत्या यांचं प्रमाण पूर्वीच्या तुलनेत आता कमी होत असताना दिसतं आहे; पण आपल्याला किमान एक तरी मुलगा असावा, या मानसिकतेत आजही फारसा बदल झालेला नाही. मुलगा किंवा मुलगी यांपैकी ज्यांना जे पाहिजे असतं, ते कधी मिळतं, तर कधी मिळत नाही. काही वेळेस ज्यांना मुलगा व्हावा असं वाटत असतं, त्यांना मुलगी होते आणि ज्यांना मुलगी व्हावी असं वाटत असतं, त्यांना मुलगा होतो. याचं कारण म्हणजे कुणाला काय व्हावं, याची 'किल्ली' निसर्गानि स्वतःकडे ठेवली आहे. जे पाहिजे ते झालं, तर भावनांचा उद्रेक होऊन मिठाई वाटणं, फटाके वाजवणं असा जल्लोष होतो. याउलट कधी नको ते झालं, तर रडारड, आक्रोश, देवाला किंवा नशिबाला दोष देणारी मुक्ताफळं इथपासून ते बायकोला घटस्फोट देण्यापर्यंत काहींची मजल जाते. एक डॉक्टर म्हणून दररोज या अनुभवांतून जाताना, विनोदाच्या अंगाने असं म्हणावसं वाटतं, की निसर्गानि— निदान आपल्या देशापुरतं का होईना— स्वतःची 'मनमानी' बंद करून प्रत्येक जोडप्याला 'बाय डीफॉल्ट' एक मुलगा आणि एक मुलगी 'मंजूर' करावी. म्हणजे या भानगडीच नकोत; पण ते होणे नाही.

तात्पुरत्या संततिनियमनाचे संस्कार ग्रामीण भागातील जनतेवर नीट झालेच नाहीत. सुशिक्षित लोक गर्भनिरोधक साधने वापरताना चुका करतात. निरोधचा वापर करणाऱ्यांपैकी काहीजण प्रत्येक शरीरसंबंधाच्या वेळेस निरोध वापरत असतीलच, याची खात्री देता येत नाही. तांबी आणि गोळ्यांबद्दल लोकांच्या मनात अजूनही नकारात्मक भावना आहे.

गर्भधारणा आणि बाळंतपणाच्या बाबतीत घरातील मोठी माणसं—(प्रामुख्यानं, स्त्रिया) उदाहरणार्थ, आई, सासू, आजी, काकू, मावशी वगैरे नातेवाईक— खाणं-पिणं, उठणं-बसणं, झोपणं, जिना चढणं-उतरणं यांबद्दल गर्भवती महिलेस गरजेपेक्षा जास्त सूचना देऊन तिला गोंधळवून टाकतात. दुसरीकडे, ती किंवा तिचा नवरा डॉक्टरने सांगितलेली जवळपास प्रत्येक सूचना 'गूगल' करून पाहतात. त्यामुळे मनातील गोंधळ कमी होतोच असं नाही; उलट कधीकधी तो वाढूही शकतो. याचा अर्थ घरातील मंडळींनी सूचना देऊच नयेत किंवा जोडप्याने 'गूगल' करूच नये, असा नाही. दोन्हींचा अतिरेक नको.

अपत्यजन्माकडे समाजाला गैरसमजविरहित नजरेने पाहता यावं; या संदर्भात अपेक्षित असलेली जबाबदारीची जाणीव विकसित व्हावी आणि लोकांना या संदर्भात शहाणं करावं, हा या पुस्तकाचा उद्देश आहे, असं मी समजतो. या कार्यात मी अंशतः का होईना भर घातली, याचं मला समाधान आहे.

गर्भधारणा, बाळंतपण या संदर्भात शास्त्रीय माहिती देणारी पुस्तकं आणि इतर माहितीपर साहित्य आरोग्यशिक्षणासाठी म्हणून सर्वत्र उपलब्ध आहे. प्रत्येक घरात घडणाऱ्या या दोन महत्त्वाच्या घटनांकडे समाज कसा बघतो, हे पाहणंदेखील महत्त्वाचं आहे. या शाखेचा डॉक्टर म्हणूनच नव्हे, तर समाजशास्त्र आणि समुपदेशन या विषयांचा अभ्यासक म्हणून रुग्णांची तपासणी आणि उपचार करताना खूप बोलके अनुभव आले. अशा अनुभवांना सामोरं जात असताना, अपत्यजन्मासंबंधी लोकांच्या मनात असलेल्या दृष्टिकोनात सकारात्मक आणि गुणात्मक बदल व्हावा; अपत्यजन्म म्हणजे फक्त कौतुकाची आणि प्रतिष्ठेची गोष्ट न राहता त्याकडे गांभीर्याने आणि जबाबदारीने बघितलं जावं, असं मला वाटलं. त्याकरिता लोकांच्या मनात असलेल्या गैरसमजांची उकल करून त्यांना अधिक सजग करणं गरजेचं आहे, असं वाटल्यामुळे हे पुस्तक लिहिण्याचा खटाटोप मी केला. रुग्ण आणि त्यांच्या नातेवाइकांशी संवाद साधताना जे अनुभव आले, ते शब्दरूपात मांडले आहेत. समाजाचं अपत्यजन्मासंबंधीचं भान अधिक सजग होवो, ही सदिच्छा.

(या पुस्तकातील लोकांची नावं बदललेली आहेत.)

– डॉ. किशोर अतनूरकर

(अपत्यजन्माच्या समाजभानाविषयी लिहीत असताना संबंधित
विविध पैलूंचा विचार केला आहे. ज्या काही मुद्द्यांचा उल्लेख लेखांत
करता आला नाही, त्यांचा समावेश 'वारंवार विचारले जाणारे प्रश्न' आणि
'हेही लक्षात असू द्या...' या मथळ्यांखाली केला आहे.)

आभार

'अपत्यजन्माचे समाजभान' हे माझं पुस्तकाच्या रूपातील तिसरं अपत्य वाचकांच्या हाती देताना मला खूप आनंद होत आहे. प्रसूतिशास्त्र या शाखेचा डॉक्टर असलो, तरी पुरुष असल्यामुळे गर्भधारणा आणि अपत्यजन्माचा वैयक्तिकरीत्या अनुभव घेणं मला शक्य नाही. त्यामुळे बाळंतपणाच्या कळा न सोसताच या पुस्तकरूपी अपत्याचा जन्म झाला आहे! हा सुखद अनुभव येण्यासाठी अनेकांचा हातभार लागला; अनेकांचं मोलाचं सहकार्य लाभलं. त्या सर्वांचे मनःपूर्वक आभार मानण्याचं भान ठेवणं ही माझ्यासाठी केवळ एक औपचारिकता नाही, तर कृतज्ञता व्यक्त करताना माझ्या मनात आपलेपणाची भावना आहे.

पुण्याच्या 'सकाळ' प्रकाशनाने माझं पुस्तक स्वीकारणं आणि निर्मिती करून वितरण करण्याची जबाबदारी घेणं, ही माझ्यासाठी सन्मानाची बाब आहे. 'सकाळ' प्रकाशनाचे आशुतोष रामगीर, दीपाली चौधरी, वर्षा जोशी-आठवले आणि त्यांच्या संपूर्ण चमूचे मनःपूर्वक आभार.

'लोकसत्ता'च्या लोकप्रिय अशा 'चतुरंग' पुरवणीत 'अपत्यजन्माचे समाजभान' या विषयावर वर्षभर स्तंभलेखन करण्याची संधी दिल्याबद्दल पुरवणीच्या संपादक आरती कदम आणि प्रत्येक लेखाशी सुसंगत असं रेखाचित्र काढल्याबद्दल चित्रकार नीलेश यांचा मी ऋणी आहे. त्या लेखमालेतील लेखांचा या पुस्तकात समावेश करण्याची परवानगी दिल्याबद्दल मी 'लोकसत्ता'चे संपादक गिरीश कुबेर यांचे आभार मानतो.

नांदेड येथील ज्येष्ठ शिक्षक, माझे मित्र, भूगोलकोशाचे लेखक आणि सध्या 'लोकसत्ता'तून भूगोलाचा इतिहास समजावून सांगणारे एल. के. कुलकर्णी तसेच नांदेडच्या तमाम स्त्री-रोग आणि प्रसूतिशास्त्र तज्ज्ञांसाठी गुरुस्थानी असणारे डॉ. अरुण महाले यांनी माझ्या या लेखनप्रवासात वेळोवेळी मार्गदर्शन केले. त्याबद्दल मी त्यांचा आभारी आहे. महाले सरांनी या पुस्तकासाठी प्रस्तावना लिहून शुभेच्छा दिल्या, याबद्दलही मी त्यांचा ऋणी आहे.

'चतुरंग'मध्ये लेखमाला सुरू असताना, प्रत्येक लेखाची कसून समीक्षा करणारे आणि कौतुक करणारे माझे सासरे कै. वसंतराव राहेगावकर यांचंही पुण्यस्मरण या प्रसंगी केल्याशिवाय राहवत नाही.

शालेय जीवनापासून आजपर्यंत माझ्या अनेक उपक्रमांत केवळ मैत्रीच्या भावनेने साथ देणाऱ्या मल्हार लाठकरला मी विसरू शकत नाही. माझ्या आयुष्यात अंमळ उशिरानेच आलेले मित्र मुरली मोहन यांनी केलेल्या सहकार्यासाठी त्यांचे आभार. महाराष्ट्रातील नामवंत दैनिकांतून स्तंभलेखन करणारे मुक्तलेखक आणि माझे मित्र सुनील देशपांडे-मंगरूळकर यांची साथ या पुस्तकाच्या निर्मितीसाठी मोलाची होती. त्याबद्दल सुनीलचे आभार.

'डोहाळे आणि डोहाळजेवण' या विषयावर लिहीत असताना परभणीचे ज्येष्ठ प्रसूतिशास्त्रतज्ज्ञ डॉ. दत्तात्रय मगर यांची, तर 'स्तन्यपान' या विषयावर लिहीत असताना नांदेड येथील स्तन्यपानतज्ज्ञ डॉ. सोनल तोष्णीवाल, वंध्यत्व-निवारण आणि सरोगसी यांवर लिहिताना नांदेड येथील डॉ. मेघश्री देशमुख यांची मदत झाली. त्याबद्दल त्यांचे आभार.

माझा मुलगा विनीत आणि सून अंशूल या दोघांना मी करत असलेल्या कामाचं नेहमीच कौतुक असतं. त्यांचं प्रत्यक्ष-अप्रत्यक्ष प्रकारे सहकार्य असतं. त्यांचे आभार मी कसे मानू?

मागच्या सुमारे ४० वर्षांत माझा रुग्णांशी झालेला संवाद आणि त्यातून मला मिळालेले अनुभव, हाच या पुस्तकाचा गाभा आहे. त्यांनी मला खूप काही शिकवलं; एक डॉक्टर आणि एक समुपदेशक म्हणून घडवलं. त्या उपकारांची परतफेड मी कधीच करू शकणार नाही.

ऋणनिर्देश व्यक्त करताना अनवधानाने नामोल्लेख करायचा राहून गेलेल्या सर्वांचे आभार.

– डॉ. किशोर अतनूरकर

अनुक्रम

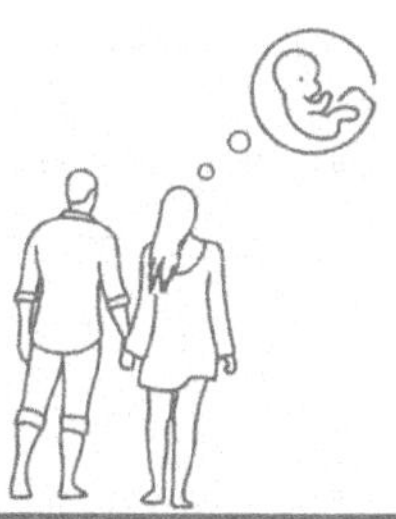

१.

अपत्यप्राप्तीची ओढ

अपत्यप्राप्तीच्या ओढीसाठी दोन महत्त्वाच्या गोष्टी कारणीभूत असतात. एक म्हणजे आई होण्याची आंतरिक इच्छा आणि दुसरं म्हणजे समाजाचा दबाव. लग्नानंतर मुलीला आई— कालांतराने आजी— व्हावंसं वाटणं, ही झाली आंतरिक इच्छा. अपत्यजन्मानंतर आईच्या आयुष्यात घडणारी प्रत्येक गोष्ट ही केवळ तिच्यासाठी नव्हे, तर दुसऱ्या कुणासाठी म्हणजेच अपत्यासाठी आहे, ही त्यागाची भावना तिच्यात दृढ होते. आई होणं ही जशी आत्मिक ओढ आहे, तसाच तो एक बहुमानदेखील आहे. अपत्यजन्मामुळे सामान्य माणसाच्या जीवनाला एक उद्देश प्राप्त होतो. मुलंबाळंच नाहीत, तर पैसा आणि मालमत्ता कशाला कमवायची, असंसुद्धा म्हटलं जातं. अपत्यजन्माच्या घटनेकडे वंशाचा दिवा आणि म्हातारपणाची काठी म्हणूनदेखील पाहिलं जातं. अपत्यजन्म हा जेव्हा प्रतिष्ठेचा प्रश्न बनतो, तेव्हा 'समाजाचा दबाव' नावाचा घटक कार्यरत असतो. अगदी कुटुंबातील सदस्य आणि जवळचे नातेवाईकदेखील टोमणे मारतात. आपल्या आंतरिक इच्छेसाठी नाही, तरी समाजाचा दबाव कमी व्हावा, यासाठी स्त्रीला अपत्यजन्म हवा असतो. आपल्याला मूलबाळ नाही, या एका कारणामुळे स्त्री ही नैराश्याच्या खाईमध्ये जाऊ शकते. समजा बायकोमध्ये दोष आहे आणि नवऱ्यात दोष नाही, तर अपत्यप्राप्तीसाठी नवऱ्यानं दुसरं लग्न केल्यावर समाज फारसं काही म्हणत नाही. याउलट परिस्थिती असेल, तर मात्र अपत्यप्राप्तीसाठी तिनं दुसरं लग्न करू नये, असा आपला समाजनियम!

'आम्ही आईचं दर्शन घेतलं आहे; आता आम्हाला ईश्वर कसा असेल हे पाहण्याची गरज नाही,' असं विधान करण्याइतपत अनन्यसाधारण महत्त्व आई होण्याच्या या घटनेला दिलं गेलं आहे. अपत्यजन्म ही जगातील जवळपास प्रत्येक कुटुंबात घडणारी एक संस्मरणीय घटना आहे. आई होण्याचं वय असूनदेखील, 'मी आई झाले नाही, तरी चालेल,' असं जगातील मूठभरच स्त्रिया म्हणत असतील. जगात असा कोणता पेशा आहे, ज्यासाठी सर्वांत जास्त वेतन दिलं गेलं पाहिजे, असा प्रश्न काही वर्षांपूर्वी विश्वसुंदरी स्पर्धेच्या अंतिम टप्प्यातील स्पर्धकांना विचारण्यात आला. या प्रश्नाचं उत्तर 'आई' असं देणाऱ्या स्पर्धकाने विश्वसुंदरीचा किताब पटकावला आणि आईला पुन्हा एकदा सर्वोच्च पदावर नेऊन ठेवलं.

अपत्यप्राप्ती : स्त्री मनाचा वेध

आई होणं ही कितीही गौरवास्पद किंवा कौतुकाची बाब असली, तरी आई होणं सोपं नाही. गर्भधारणेत एका मानवी जिवात दुसरा जीव वाढतो आणि बाळंतपणात एका जिवातून दुसरा जीव बाहेर पडतो. दोनचार दिवस नव्हे; एकदोन महिने नव्हे, तर तब्बल नऊ महिने आईला आपल्या पोटात गर्भ सांभाळावा लागतो; वाढवावा लागतो. बाळंतपणाच्या कळा सोसण्याच्या दिव्यातून जावं लागतं. पुढं किमान वर्षभर स्तन्यपान करावं लागतं. एकंदरीतच बाळाला जन्म देणं आणि लहानाचं मोठं करणं, ही एक तपश्चर्याच असते. ती एक जबाबदारी असते. अर्थात याचं भान, 'आपण आई झालं पाहिजे,' असं वाटणाऱ्या प्रत्येक स्त्रीला असतंच असं नाही. उलट ते बऱ्याचजणींना नसतं, असा माझा अनुभव आहे.

अपत्यप्राप्तीची ओढ ही मुलींमध्ये जन्मजातच असते, की ती तशी नसते, तर मुलगी घडवत असताना तिच्या मनावर तसं बिंबवलं जातं, याविषयी मतभिन्नता आहे. काही संदर्भांनुसार, आई व्हावंसं वाटणं ही काही निसर्गदत्त अंतःप्रेरणा नसून, आई व्हावंसं वाटणारी संप्रेरकं (हॉर्मोन्स) शरीरात नसतात. आई व्हावंसं वाटणं ही जीवशास्त्रविषयक प्रेरणा नसून अनादी कालापासूनच्या भक्कम अशा सामाजिक आणि सांस्कृतिक विचारांचा तो परिणाम आहे. 'स्त्री जन्मत नाही, तर ती घडवली जाते,' असं फ्रेंच लेखिका सिमोन द बोव्हूआरने *द सेकंड सेक्स* या स्त्रीवादावरचं बायबल समजल्या जाणाऱ्या, जगप्रसिद्ध पुस्तकात लिहून ठेवलं आहे. अर्थात, हे विधान भारतीय विचारसरणीला पटणं कठीण आहे.

अपत्यप्राप्तीच्या बाबतीत स्त्री-मनाचा वेध घेताना, ती स्त्री कोणत्या परिस्थितीतून जात आहे, हे पाहणं महत्त्वाचं ठरतं. लग्नानंतरच्या पहिल्या काही महिन्यांतच, कोणतंही गर्भनिरोधक साधन न वापरणारी आणि गर्भधारणेसाठी उत्सुक असलेली स्त्री; 'लग्न होऊन साधारणतः दोन वर्षं झाली, पण अजून गर्भधारणा का झाली नसावी, उशीर का होतोय,' या विचारानं अस्वस्थ झालेली स्त्री; 'गर्भ राहतो, पण तो टिकत नाही,' या म्हणजेच वारंवार होणाऱ्या गर्भपाताच्या समस्येमुळे वैतागलेली स्त्री आणि 'एक अपत्य आहे; दुसरं व्हावं अशी तीव्र इच्छा आहे, पण गर्भ राहत नाही,' या कारणानं चिंतेत असलेली स्त्री, या चार वेगवेगळ्या परिस्थितींतून जाणाऱ्या स्त्रियांच्या मनाची अवस्था ही एकसारखी नसते.

पहिल्या प्रकारातील बऱ्याच स्त्रियांनी आपल्याला गर्भधारणा केव्हा व्हायला पाहिजे आहे, याबद्दल फारसा विचार केलेला नसतो. आजही, विशेषतः ग्रामीण भागात, बहुतांश मुलींची लग्नं ही वयाची १८ वर्षं पूर्ण व्हायच्या आतच होतात आणि आई होणं म्हणजे काय याची फारशी समज नसताना, लग्नानंतर लगेचच काही महिन्यांत, त्यांना गर्भ राहतो. या बातमीनं त्या मुलींना आनंद होत नाही, असं नाही; पण त्यांच्यापेक्षा त्यांचे आई-वडील आणि इतर नातेवाईकच जास्त खूष होतात. याचं कारण, लग्नानंतर समजा मूलबाळ लवकर झालं नाही, तर जावई आणि मुलीच्या सासरचे लोक आपल्या मुलीला सुखात ठेवणार नाहीत आणि तिचा जाच करतील, असं मुलीच्या आई-वडिलांना कुठं तरी वाटत असतं. लग्नानंतर शारीरिक संबंध ठेवून कामजीवनाचा आनंद घ्यायचा असतो, या उत्साहात आपल्याला गर्भधारणा राहू शकते, याचं फारसं भान नसणाऱ्या जोडप्यांची संख्या काही कमी नाही. थोड्याफार शिकलेल्या, मध्यमवर्गीय मुलींची मानसिकताही फार काही वेगळी नसते. त्यांना गर्भधारणा पाहिजे असते; पण इतक्या लवकर नकोही असते. संकोचामुळे लग्नापूर्वी त्या नवऱ्याशी या अतिमहत्त्वाच्या मुद्द्यावर बोलत नाहीत. नवरा या बाबतीत गांभीर्यानं विचार करणारा असतोच, असं नाही. अशा परिस्थितीत नको ती चूक होऊन जाते आणि गर्भ राहतो. या दोन्ही उदाहरणांत अपत्यप्राप्तीच्या ओढीचा प्रश्न नसतो. गरोदरपण एका अर्थानं लादले जाते.

सुशिक्षित, नोकरी करणाऱ्या मुलींचे प्रश्न आणखी वेगळे. शिक्षण, नोकरी आणि करिअरच्या दबावामुळे त्यांचं लग्नच मुळात उशिरा होतं. पंचविशीनंतर, तिशीच्या जवळपास, लग्न झाल्यानंतरदेखील त्यांना लगेच गर्भधारणा नको असते. लग्नानंतर किमान एकदोन वर्षं तरी त्यांना 'लाइफ एन्जॉय' करावंसं वाटतं. त्यासाठी

या मुली 'प्लॅनिंग' करतात. त्यांना अपत्यप्राप्तीची ओढ नसते, असं नाही. करिअर महत्त्वाचं की अपत्यप्राप्ती, अशा द्विधा मनस्थितीत त्या असतात. कधी ना कधी निर्णय हा घ्यावाच लागतो. बहुतेक वेळेस करिअरशी तडजोड करावी लागते. अपत्यजन्म बऱ्याचदा मुलींच्या करिअरच्या प्रवासातील गतिरोधक ठरतो. आपल्याला अजून गर्भधारणा झाली नाही, यापेक्षाही आपल्यासोबत लग्न झालेल्या बऱ्याचजणींना मूलबाळ झालं आहे, या विचाराने अस्वस्थ झालेल्या स्त्रिया वर नमूद केलेल्या दुसऱ्या प्रकारात मोडतात. अपत्य व्हावं ही स्वतःची इच्छा तर असतेच; पण ती अधिक तीव्र होते. कुटुंबातील सदस्य आणि मित्रमंडळी सल्ला द्यायला सुरुवात करतात. एक वेळ अशी येते, की कुठंही जा; विषय एकच असतो. "काय झालं? लग्नाला दोन वर्षं झाली ना? काय मग! अर्चनाची अजून काही 'गुड न्यूज' नाही?" असे प्रश्न विचारले जातात. त्यावर, "तेच की, आम्हीपण वाट पाहत आहोत. आता देवाच्या मनात असेल तेव्हा होईल," अशी उत्तरं दिली जातात. "अर्चना, आता या दिवाळीपर्यंत आम्हाला नातू पाहिजे बरं का!" अशा वाक्यांनी तिच्या मनावर कारण नसताना ताण येतो. सामाजिक दबावामुळे तिच्या इच्छेचं रूपांतर अगतिकतेत होते.

यातील बरीच जोडपी डॉक्टरकडे जाऊन तपासण्या आणि उपचार करून घेतात; पण अपेक्षित यश लगेचच मिळेल, असं नसतं. डॉक्टरांना दाखवणं, तपासण्या करून घेणं, त्यावर होणारा खर्च, वेळेचं करावं लागणारं नियोजन या सगळ्या गोष्टींमुळे वैताग वाढतो. जोडप्यांना बऱ्याचदा चीड आणणारी आणि कधीकधी न जमणारी बाब म्हणजे वेळापत्रकानुसार शारीरिक संबंध ठेवणं. डॉक्टरांनी सांगितलेलं असतं, की या अमुक चार दिवसांत दररोज संबंध ठेवा. शरीरसुखाचा आनंद असा यांत्रिक पद्धतीने घेणं, ही चेष्टा वाटायला लागते. मात्र, अपत्यप्राप्तीची ओढ हे सगळं करायला भाग पाडते.

एका जोडप्याची व्यथा ऐकून तर मी निरुत्तर झालो. 'तो' एका शहरात प्राध्यापक आणि 'ती' साधारणतः ३०० किलोमीटरवर असलेल्या दुसऱ्या शहरात चांगल्या पदावर नोकरीला. लग्न होऊन तीन वर्षं झाली, तरी मूलबाळ होत नाही, ही समस्या. मी म्हटलं, की तुम्ही अगोदर काही दिवस एकत्र राहा. मग बघू! तो म्हणाला, "खूप प्रयत्न केले हो, डॉक्टर, बदलीचे; पण शक्य झालं नाही. शेवटी पालकमंत्र्याकडे जाऊन माझी व्यथा बोलून दाखवली. त्यांना दया आली. मी मुंबईला गेलो. बदलीचे आदेश घेऊनच परत आलो; पण हिचा वरिष्ठ अधिकारी ती चांगल

काम करत असल्यामुळे तिला 'रिलीव्ह' करायला तयार नाही. मग ३०० किलोमीटर प्रवास करून ती तरी इकडे येते; नाही तर शनिवार-रविवार अशा दोन दिवसांसाठी मी तरी तिच्याकडे जातो. ऑफिसच्या कामाने आणि प्रवासाने आम्ही इतके थकून गेलेलो असतो, की काही 'मजा'च येत नाही. आता आम्ही दीडशे किलोमीटरवर असलेल्या ठिकाणी तरी बदली व्हावी, यासाठी यावर्षी प्रयत्न करणार आहोत. अपत्यप्राप्तीची ओढ आहे; पण एवढ्या चांगल्या पगाराची नोकरी ना तिला सोडता येतीये ना मला." अपत्यप्राप्तीच्या या समस्येवर माझ्याकडे अर्थातच उत्तर नव्हतं.

अलका आणि सुधाकर यांची कथा ऐकल्यानंतर तर काय प्रतिक्रिया द्यावी, असाच प्रश्न पडला. एक कनिष्ठ मध्यमवर्गीय जोडपं. तो कारकून आणि ती गृहिणी. त्याचं वय ५० वर्षं आणि तिचं ४५. खूप दिवसांपासून अधूनमधून पोट दुखतं आहे, या कारणासाठी म्हणून ती माझ्याकडे आली. तिला तपासत असताना नेहमीप्रमाणं मी प्रश्न विचारला, "तुम्हाला किती मुलंमुली आहेत?" त्यावर ती म्हणाली, "२७ वर्षं झाली लग्न होऊन. बऱ्याच डॉक्टरांना दाखवलं; पण मला एकही मूल झालं नाही." मी म्हटलं, "ठीक आहे. आता या वयात काय करणार? सध्या पोटदुखीसाठी या गोळ्या घ्या." त्यावर ती, "आता मला मूलबाळ होणं खरंच शक्य नाही का? बघा ना, डॉक्टर, कदाचित तुमच्या हाताला यश येईल. तुम्ही प्रयत्न तर करा,' वगैरे बोलायला लागली. मी 'ठीक आहे,' असं म्हणून काही दिवसांनंतर तिचे जुने रिपोर्ट्स पाहिले. पुढील कार्यवाहीसाठी मी त्या जोडप्याला— केवळ त्यांच्या समाधानासाठी म्हणून— नाशिकला माझे मित्र डॉ. रणजित जोशींकडे पाठवलं. दरम्यान मी रणजितला फोन केला आणि म्हटलं, "बघ काही जमतंय का; कारण ती आता ऋतुसमाप्तीच्या उंबरठ्यावर आहे. त्या दोघांचं समाधान करून पाठवून दे."

रणजित जोशीने ही अवघड केस यशस्वीरीत्या हाताळली आणि अलकाला दिवस गेले. या वयात का होईना, आपल्याला अपत्यप्राप्तीचं सुख मिळणार, या विचाराने तिचा आनंद गगनात मावेना. मात्र, हा आनंद तिला नऊ महिने अक्षरश: सहन करावा लागला. सुरुवातीच्या महिन्यापासून मळमळ आणि उलट्यांचा भरपूर त्रास, सातव्या महिन्यानंतर रक्तदाब वाढल्यामुळे अस्वस्थता आणि 'सगळं व्यवस्थित होईल ना,' या सततच्या विचाराने मनावर प्रचंड ताण. बाळंतपणाची तारीख जसजशी जवळ येत होती, तसतशी "डॉक्टर, अजून किती दिवस राहिले? करून टाका ना सिझेरियन," असं ती अगतिकतेने म्हणायची. शेवटी एक चांगला

मुहूर्त पाहून सिझेरियन केलं. मुलगी झाली. बाळ-बाळंतीण सुखरूप. आनंदी आनंद. इतक्या उशिरा बाळ होण्याचा आनंद अलका आणि सुधाकर साजरा करत असताना मला मात्र, ती मुलगी कधी मोठी होणार आणि तोपर्यंत या 'उशीर झालेल्या' आई-बाबांची तब्येत नीट राहणार का, हे प्रश्न सतावत होते.

गर्भ राहतो; पण टिकत नाही, या प्रकारामुळेदेखील स्त्रियांचं मानसिक संतुलन बिघडतं. एखाद्या वेळेस गर्भ न राहिला तरी चालेल; पण दर वेळेस तो टिकतो की नाही, या धाकधुकीने ती स्त्री वैतागून जाते. 'बना के क्यों बिगाडा रे,' अशी तिची अवस्था होते. या संदर्भातील एक केस— कमलबाई जाधव या रुग्णाची— मी विसरू शकत नाही. बारा वर्षांच्या वैवाहिक जीवनात एकदोनदा नव्हे, तर तब्बल नऊ वेळेला तिचे गर्भपात झाले होते. खूप शारीरिक वेदना आणि मानसिक क्लेश सहन करत असलेल्या अवस्थेत दहावा गर्भ घेऊन ती आमच्याकडे आली. गर्भावस्थेच्या चौथ्या महिनापासून आम्ही तिला रुग्णालयात दाखल करून तिच्या तपासण्या केल्या आणि तिच्यावर उपचार केले. "या वेळेला तरी माझ्या पदरात बाळ पडेल ना," अशा अर्थाच्या प्रश्नांना 'हो,' असं उत्तर तिला आणि तिच्या कुटुंबियांना पाहिजे होतं. आमच्या प्रयत्नांना निसर्गने साथ दिली. गर्भ नऊ महिने टिकला आणि तिला मुलगी झाली. "बारा वर्षांचा आमचा वनवास आज संपला," या एका वाक्याच्या प्रतिक्रियेवरून तिने किती सहन केलं असेल, याचा अंदाज येऊ शकतो.

एक अपत्य आहे आणि दुसरं व्हावं, अशी इच्छा आहे; पण काही वर्षांत खूप प्रयत्न करूनही गर्भ राहिलेला नाही, या प्रकारातील स्त्रियांची मानसिक अवस्था ही जरा वेगळी असते. बऱ्याचदा ज्यांना पहिली मुलगी असते, त्यांना मुलग्यासाठी एक 'चान्स' घ्यायचा असतो. म्हणताना त्या कितीही म्हणाल्या, "आम्हाला काय दुसरी मुलगी झाली, तरी चालेल," तरीही त्या मुलगा होण्यासाठी प्रयत्न करत आहेत, हे त्यांच्या वागण्याबोलण्यातून लपून राहत नाही. सगळ्यांची मानसिकता अशीच असते, असं नाही. पहिल्या अपत्याला भावाच्या किंवा बहिणीच्या रूपानं सोबत असावी, असं वाटणारे रुग्णसुद्धा भेटले.

अपत्यप्राप्ती : पुरुषमनाचा वेध

अपत्यप्राप्तीची ओढ फक्त स्त्रियांनाच असते, असं नव्हे, तर ती पुरुषांनापण असते. स्त्रियांना जसं आपण आई व्हावं, असं वाटतं, तसंच पुरुषांनादेखील आपण बाप व्हावं, असं वाटत असतं. असं वाटण्याची तीव्रतादेखील एकसारखीच असते.

फरक इतकाच, की या बाबतीत स्त्री ज्या प्रमाणात व्यक्त होते, त्या प्रमाणात पुरुष व्यक्त होत नाही. अपत्यप्राप्तीसाठी विलंब लागणाऱ्या पुरुषांच्या व्यथांकडेदेखील गांभीर्याने पाहायला पाहिजे. नवऱ्याच्या वीर्यपरीक्षेत दोष आढळून आल्यानंतर तोसुद्धा मनातून अस्वस्थ होत असतो. वास्तविक पाहता, त्याच्या वीर्यात शुक्राणूंची संख्या कमी असणं, ती शून्य असणं किंवा अन्य काही दोष असणं, यांत त्या पुरुषाचा काय दोष? बरेच पुरुष त्यांच्या बायकोच्या तपासणीत काही दोष आढळला नसेल आणि त्यांच्या वीर्यतपासणीत दोष आढळून आला, तर खूपच नाराज होतात. त्यांच्या मनात विनाकारण एक प्रकारची अपराधीपणाची भावना तयार होते. त्यांचं 'पुरुषी' मन दुखावलं जातं. असा पुरुष समजूतदार असेल तर ठीक, नाही तर त्याच्याकडून तपासणीच्या कामात योग्य ते सहकार्य मिळत नाही. जोडपं समजूतदार असेल, तर ते या प्रसंगाला समर्थपणे तोंड देतं. डॉक्टरांनी सांगितलेल्या तपासण्या आणि उपचार करून घेऊन यश प्राप्त करतं. मात्र, असं समजूतदारपणे वागणारी जोडपी समाजात कमी प्रमाणात आढळतात. "माझ्यामध्ये दोष नाही, दोष तुझ्यातच आहे," असं म्हणून तुझं-माझं करतात. आपल्यात दोष आहे, ही बाब बायकोच्या माहेरच्या लोकांना कळू नये, अशी नवऱ्याची इच्छा असते. आपल्यातील 'कमीपणाचं ओझं' घेऊन जीवन जगणारा पुरुष अपत्यप्राप्तीसाठी काहीही करायला तयार असतो. तो जर पैसेवाला असेल, तर मग बघायलाच नको.

एका तालुक्याच्या ठिकाणचा मोठा व्यावसायिक रुग्ण वयाच्या साधारणतः ४५व्या वर्षी, लग्नानंतर बारा वर्षांनी, 'मूलबाळ होत नाही,' या समस्येसाठी माझ्याकडे आला. बायकोचं वय ३७ वर्षं. खूप प्रयत्न केले होते. अनेक डॉक्टर्सना दाखवलं होतं. भरपूर पैसे खर्च झाले होते; पण यश काही मिळालं नव्हतं. रिपोर्ट्स पाहिल्यानंतर माझ्या लक्षात आलं, की बायकोच्या प्रजननसंस्थेत काही दोष नाही, तर नवऱ्याच्या वीर्यात शुक्राणूंची संख्या शून्य आहे. त्या जोडप्याला मी नांदेडहून नाशिक येथील एका वंध्यत्व-निवारण विशेषज्ञाकडे पुढील मार्गदर्शनासाठी पाठवलं. त्या तज्ज्ञाने 'सीमेन बँके'तील शुक्राणूंचा वापर करून 'टेस्टट्यूब बेबी'चा पर्याय निवडायचं ठरवलं. एकदोनदा नव्हे, तर सहा वेळेला 'टेस्टट्यूब बेबी'ची प्रक्रिया केल्यानंतर अपेक्षित यश मिळालं. दोन वर्षं तो रुग्ण आपलं घरदार आणि व्यवसाय सोडून नाशिकमध्ये भाडेतत्त्वावर फ्लॅट घेऊन राहिला आणि 'यश' घेऊनच आपल्या गावी परतला. लाखो रुपये खर्च झाले. त्याच्या ७५ वर्षांच्या

गर्भावस्था आणि अपत्यजन्म हा प्रवास तसा खूप खडतर. त्यात पुन्हा, गर्भधारणेस अपेक्षेपेक्षा जास्त विलंब होणं; गर्भ राहिला तरी वारंवार गर्भपात होणं या प्रकारांची भर पडल्यास स्त्रिया अक्षरश: कोलमडून जातात. अशा परिस्थितीत त्यांना आवश्यकता असते, ती नवरा आणि कुटुंबातील इतर सदस्यांकडून अपेक्षित असलेल्या भावनिक आधाराची. अपत्यप्राप्तीची ओढ इतकी जबरदस्त असते, की लोक या डॉक्टरकडून त्या डॉक्टरकडे जात असतात. आपला ज्या डॉक्टरवर विश्वास आहे, त्याच्याकडे जाऊन तो म्हणेल त्या पद्धतीने तपासण्या करून घेऊन उपचार घेतल्यास 'यश' मिळण्याची शक्यता जास्त असते. फार तर 'सेकंड ओपिनियन'ची वेळ येते. एकाच जोडप्यानं सात ते आठ डॉक्टर्सकडे जाऊन वैताग पदरात पाडून घेतल्याचं मी पाहिलं आहे.

वंध्यत्व-निवारणाच्या क्षेत्रात गेल्या काही दशकांत विज्ञान आणि तंत्रज्ञानाने खूपच प्रगती केली आहे. 'टेस्टट्यूब बेबी' तंत्राच्या आगमनाने आजकाल मूलबाळ होण्याची शक्यता खूप वाढली आहे. 'वंध्यत्व' हा शब्द आता मागं पडत आहे. आजकाल मूलबाळ होण्यास फक्त विलंब लागतो; पण 'होणार नाही,' असं आता क्वचित घडतं. अपत्यप्राप्तीपेक्षा अपत्यसंगोपन ही अतिशय अवघड बाब आहे. किंबहुना, ती एक जबाबदारी असते. ही गोष्ट बऱ्याचजणांना खूप उशिरा लक्षात येते. ती जर योग्य वेळी लक्षात आली, तर एका पुढारलेल्या समाजाच्या निर्मितीसाठी मदत होईल.

वडिलांना दोन वर्षं व्यवसाय सांभाळावा लागला. कौटुंबिक ओढाताण झाली. प्रचंड मानसिक ताणतणावाचा मुकाबला करावा लागला. मात्र, त्याला त्याचं फारसं काही वाटत नव्हतं. तो एकाच गोष्टीवर खूष होता आणि ती म्हणजे, आपल्यात 'दोष' होता हे गुप्त ठेवण्यात आलं आणि अपत्यप्राप्तीपण झाली. या पुरुषाला असलेल्या अपत्यप्राप्तीच्या ओढीचं मोजमाप कोणत्या तराजूत करायचं?

लग्नानंतर ठरावीक कालावधीत मूलबाळ न झालेल्या पुरुषांची व्यथा सांगणारं आणखी एक उदाहरण देता येईल. अशाच एका व्यावसायिक तरुणाचं लग्न झालं. सहा महिन्यांनंतर, लैंगिक समस्या निर्माण झाल्यामुळे तो सल्ला घेण्यासाठी आला. म्हणाला, "प्रामाणिकपणे सांगतो, की लग्नानंतर मी एकदाही पत्नीशी शारीरिक संबंध ठेवू शकलेलो नाही." त्याची योग्य ती तपासणी आणि

त्याच्यावर उपचार करून सहा महिने झाल्यानंतरदेखील काही 'फायदा' झाला नाही. मी त्याला 'सेकंड ओपिनियन'साठी कामशास्त्रतज्ज्ञाकडे (Sexologist) जाण्याचा सल्ला दिला. त्यावर तो म्हणाला, "ते लैंगिक समाधानाचं जाऊ द्या हो, डॉक्टर साहेब. मला मूलबाळ व्हावं यासाठी काय करता येईल, ते सांगा." मी त्याला म्हटलं, "तुझं लग्न होऊन फक्त एक वर्ष झालं आहे. अगोदर आपण लैंगिक संबंधांची समस्या कशी सोडवता येईल, ते बघू. नंतर गर्भधारणा होईल." त्यावर तो म्हणाला, "'टेस्टट्यूब बेबी' नाही करता येणार का?" मी म्हणालो, "अगोदर सेक्सचा आनंद घेण्याचं बघ. लग्न होऊन एकच तर वर्ष झालं आहे. इतकी काय घाई आहे?" त्यावर त्याचं म्हणणं असं होतं, "माझ्याबरोबर आमच्या समाजात ज्यांची लग्नं झाली, त्या सर्वांना मूल आहे. फक्त मलाच नाही, याचं मला टेन्शन आलं आहे. नातेवाइकांमध्ये माझा अपमान होण्याची शक्यता आहे." समाजाच्या तथाकथित दबावामुळे तो असा विचित्र निर्णय घेण्याच्या तयारीत होता. त्याच्या बायकोचा या निर्णयाला फारसा विरोध नव्हता, ही माझ्यासाठी अनाकलनीय बाब होती.

•••

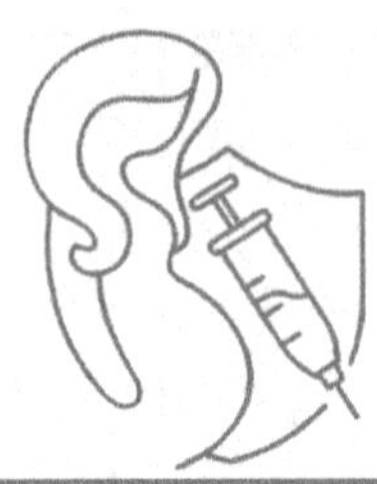

२.

वंध्यत्व-निवारणाचं बदलतं स्वरूप

साधारणतः १९व्या शतकाच्या शेवटापर्यंत, मूलबाळ न होण्याची समस्या असणाऱ्या जोडप्यांवर दैवी कोप असावा किंवा त्यांना देवाने शिक्षा दिली असावी, असं समजलं जात असे. आपल्याला मूलबाळ का होत नाही, त्यावर उपाय काय, यांसाठी डॉक्टरकडे जाऊन तपासणी करणं वगैरे प्रकार अस्तित्वातच नव्हता. लोक या कारणासाठी बाबा-बुवा, महाराज, धर्माचे अधिकारी यांच्याकडे जात असत. कितीतरी जोडप्यांना संततीशिवाय आयुष्य काढावं लागत असे. ज्यांना एकही मूलबाळ झालं नाही, अशा कितीतरी प्रथितयश व्यक्तींची इतिहासात नोंद आहे. गडगंज मालमत्तेचा वारसा चालवण्यासाठी मुलगा दत्तक घेण्याची प्रथा होती. कालांतराने मात्र, जीवशास्त्र आणि त्यातही प्रजननसंस्थेचं कार्य यांबद्दलची समज वाढत गेली; या संदर्भातील तंत्रज्ञान विकसित होत गेलं आणि वंध्यत्व-निवारणाच्या बाबतीत अनेक दरवाजे उघडले गेले.

वंध्यत्व-निवारणाच्या संदर्भात आजघडीला विज्ञानाने आश्चर्यकारक प्रगती केली आहे. महिलेला जन्मतःच गर्भाशय नसेल; महिलेची रजोनिवृत्ती (Menopause) झाली असेल; नवऱ्याच्या वीर्यामध्ये शुक्राणूंची संख्या शून्य असेल, तरीही गर्भधारणा राहू शकते, अशी आजची परिस्थिती आहे. 'आम्हाला गर्भधारणा हवी आहे; पण लगेच नव्हे, तर दोन वर्षांनंतर,' 'नोकरी अजून पक्की नाही,' 'अजून शिक्षण पूर्ण व्हायचं आहे,' 'नवरा लष्करात आहे; पत्नीबरोबर राहण्यासाठी फक्त काही दिवसांसाठीच येत असतो,' अशी अनेक महत्त्वाची कारणं

असतात. वय तर वाढत जात असतं. अशा वेळी काय करावं? स्त्रीबीज आणि पुरुषबीज (शुक्राणू) आपण गोठवून बँकेत ठेवू शकतो. ज्यावेळी गर्भधारणा हवी आहे, त्यावेळी त्या स्त्रीबीज आणि पुरुषबीजांचा उपयोग करून घेता येतो. अशा प्रकारे जोडप्याच्या सोयीनेदेखील गर्भधारणा राहू शकते. पूर्वी असं होत नव्हतं. असं काही होऊ शकतं, यावर विश्वास बसणंही शक्य नव्हतं. पाळी गेल्यानंतर गर्भधारणा कशी शक्य आहे, असं वाटायचं. पूर्वीच्या तुलनेत आता हे वंध्यत्व-निवारणाचं स्वरूप कसं बदललं आहे, याबद्दल वाचकांना माहिती असायला पाहिजे, असं वाटतं.

चार महत्त्वाच्या गोष्टी

अगदी सोप्या भाषेत सांगायचं झाल्यास, गर्भधारणेसाठी स्त्रीबीज, शुक्राणू (पुरुषबीज), गर्भनलिका आणि गर्भाशय या चार गोष्टींची आवश्यकता असते, असं ढोबळमानाने म्हणता येईल. एखाद्या जोडप्याला गर्भधारणेसाठी विलंब लागत असल्याची कारणं सहसा या चार गोष्टींभोवतीच फिरतात.

या चारपैकी कोणती गोष्ट गर्भधारणेसाठी लागत असलेल्या विलंबाला कारणीभूत आहे, दोष नक्की कुठं आहे, हे शोधून त्यावर उपचार केल्यास गर्भधारणा होण्याची शक्यता वाढते. दोष शोधून त्यावर उपचार करण्याच्या प्रक्रियेत गेल्या काही दशकांत खूप बदल झाला आहे. प्रजननशास्त्राशी संबंधित तंत्रज्ञानाचा कमालीचा विकास झाला आहे. त्याचा लाभ वंध्यत्वाच्या समस्येशी झगडत असणाऱ्या असंख्य जोडप्यांना होताना दिसत आहे.

पूर्वी ज्या गोष्टींची उकल होणं असंभव वाटत असे, त्या गोष्टी आता तंत्रज्ञानाच्या उपयोगाने सहज ध्यानात येत आहेत. पूर्वी जे दोष लक्षात आल्यानंतर, मूल होण्याची शक्यता जवळपास नाहीच, असं निदान केलं जायचं, त्या दोषांवर मात करण्याची किमया आता साध्य झाली आहे. थोडा पैसा खर्च करण्याची आणि धीराने वाट पाहण्याची तयारी असेल, तर गर्भधारणा ही राहतेच, अशी आजची परिस्थिती आहे. अमुक एक जोडपं 'वांझ' आहे किंवा राहणार आहे, असा प्रकार आजघडीला अस्तित्वात नाही, असं म्हटल्यास ती अतिशयोक्ती ठरणार नाही.

मूल न होण्याची समस्या आहे, याचा अर्थ दोष पतीमध्ये असू शकतो अथवा पत्नीमध्ये असू शकतो किंवा दोघांमध्येदेखील असू शकतो. प्रथम आपण पतीमधील किंवा पुरुषामधील दोष शोधण्याच्या आणि त्यावर उपचार करण्याच्या पद्धतींत कसा बदल होत गेला, ते पाहू या.

पतीची (पुरुषाची) तपासणी

एक काळ असा होता, की जेव्हा एखाद्या जोडप्याला मूलबाळ होत नसे, तेव्हा दोष पत्नीमध्येच आहे, असं समजलं जायचं. पहिल्या पत्नीपासून गर्भधारणा राहत नाही, म्हणून दुसरं किंवा कधीकधी तिसरंसुद्धा लग्न केलं जात असे. पतीच्या वीर्यात दोष असल्यामुळेदेखील ही परिस्थिती निर्माण होऊ शकते, हे नंतर लक्षात आलं. झालं काय, की ही बाब विज्ञानाच्या किंवा संबंधित डॉक्टर्सच्या ध्यानात आली खरी; पण पुरुषप्रधान संस्कृतीचा पगडा असणाऱ्या समाजात 'दोष' पतीतदेखील असू शकतो, हे पटण्यासाठी बराच कालावधी जावा लागला. 'मला तपासणीसाठी डॉक्टरकडे यायचं नाही; कारण माझ्यात काही दोष नाही,' अशी घोषणा नवरा स्वतःच करून मोकळा व्हायचा आणि तपासणीसाठी डॉक्टरकडे यायचाच नाही. पत्नी माहेरी येऊन आई-वडिलांसोबत डॉक्टरकडे जाऊन आपली व्यथा मांडत असे. मात्र, नवऱ्याच्या अनुपस्थितीत तपासणीचं काम अर्धवटच राहणार, हे नक्की होतं. काळ जसजसा पुढं सरकत गेला, तसतशी आपल्यामध्येदेखील दोष असू शकतो, याची जाणीव पुरुषांना व्हायला लागली आणि तपासणीसाठी नवरेदेखील बायकोबरोबर डॉक्टरकडे यायला लागले.

मूलबाळ होत नाही, ही समस्या घेऊन जोडपं आल्यानंतर सुरुवातीला नवऱ्याच्या वीर्याची तपासणी केली जात असे. तो रिपोर्ट 'नॉर्मल' आल्यानंतर पुढील तपासणीसाठी नवरा फारसा आला नाही, तरी चालत असे. आता मात्र वीर्यतपासणी अहवाल 'नॉर्मल' किंवा सदोष असण्याचे निकष बदलत आहेत. पूर्वी वीर्यात असणाऱ्या शुक्राणूंच्या (Sperms) संख्येला जास्त महत्त्व होतं. आता संख्येपेक्षा (Count) वीर्यात असणाऱ्या शुक्राणूंची गुणवत्ता (Quality) कशी आहे, याला अधिक महत्त्व आहे. पूर्वी शुक्राणूंची संख्या किमान ५० दशलक्ष प्रति मिलिलिटर असल्यास त्या रिपोर्टला 'नॉर्मल' समजलं जात असे. जागतिक आरोग्य संघटनेनं अलीकडच्या काळात घोषित केलेल्या निकषानुसार, शुक्राणूंची संख्या १५ दशलक्ष प्रति मिलिलिटर असल्यास रिपोर्ट 'नॉर्मल' आहे, असं समजलं जातं. आता उपलब्ध असलेल्या शुक्राणूंपैकी किती टक्के शुक्राणू जिवंत अवस्थेत आहेत आणि किती मृत अवस्थेत आहेत, हे पाहिलं जातं. जसं सैन्य संख्येनं किती जास्त आहे, यापेक्षा ते सैन्य किती कामाचं आहे आणि किती नाही, याला जास्त महत्त्व असतं, तसं शुक्राणू फक्त संख्येनं जास्त असून उपयोगाचं नाही, तर त्यांची गती किंवा हालचाल कशी आहे, याला जास्त महत्त्व

आहे. शुक्राणूंच्या रचनेत काही दोष तर नाही ना, हेदेखील पाहिलं जातं. फक्त रचनाच नव्हे, तर शुक्राणूंची कार्यशक्तीसुद्धा तपासून पाहण्याचं तंत्र आता मानवाला अवगत झालं आहे. विज्ञान शुक्राणूंच्या जनुकांच्या रचनेपर्यंत जाऊन पोहोचलं आहे. दोषरहित जनुकांना वेगळं करून दोषविरहित शुक्राणूंचा फलधारणेसाठी उपयोग आता करता येऊ शकतो.

शुक्राणू जिथं तयार होतात, तो कारखाना म्हणजे वृषण किंवा अंडकोष (Testis). वीर्यतपासणी केल्यानंतर काही केसेसमध्ये रिपोर्ट 'नॉर्मल' नसतो. शुक्राणूंची संख्या कमी असणं, गती कमी असणं, रचनेत दोष असणं असे प्रकार आढळून येतात. कधीकधी एकही शुक्राणू नाही (Azoospermia), असाही रिपोर्ट येतो. वीर्यपरीक्षेचा असा ॲबनॉर्मल रिपोर्ट आल्यानंतर पूर्वी पुढील तपासणीकरिता वृषणाचा एक तुकडा काढून बायॉप्सीला (Biopsy) पाठवला जात असे. या बायॉप्सीनंतर वृषणात शुक्राणू तयार करण्याचं सामर्थ्य आहे किंवा नाही, हे लक्षात येत असे. आजही ही तपासणी केली जाते. मात्र, बायॉप्सी म्हणजे कितीही नाही म्हटलं, तरी जरा जोखीम असतेच. मग अशी जोखीम घेण्यापेक्षा एक सुरक्षित पद्धत आता उपलब्ध झाली आहे. वृषणाची सोनोग्राफी केली जाते (Scrotal Doppler Study). वृषणाला होणारा रक्तपुरवठा कसा आहे, हे बघितलं जातं. पूर्वी रक्तातील संप्रेरकांची पातळी तपासण्याचं तंत्र विकसित झालं नव्हतं. झालं असलं, तरी त्याचा आताच्यासारखा सर्रास वापर होत नव्हता. आता जवळपास प्रत्येक जिल्ह्याच्या ठिकाणी उपलब्ध असलेल्या प्रयोगशाळांमधून रक्तपरीक्षा करून संप्रेरकांची पातळी समजू शकते. रक्तातील फॉलिकल स्टिम्युलेटिंग हॉर्मोन (Follicle Stimulating Hormone - FSH) नावाच्या संप्रेरकाची तपासणी करूनदेखील वीर्यपरीक्षेत आढळलेल्या दोषांबाबत डॉक्टर्स विचार करू शकतात आणि पुढील उपचाराची दिशा ठरवू शकतात.

पत्नीची (स्त्रीची) तपासणी

वंध्यत्व-निवारणाच्या बदलत्या स्वरूपाचा मागोवा घेताना आता आपण स्त्रीच्या किंवा पत्नीच्या बाबतीत दोष शोधण्याच्या प्रक्रियेत कशी प्रगती होत गेली, याची माहिती मिळवू या.

स्त्रियांशी संबंधित तीन घटक म्हणजे, स्त्रीबीज, गर्भनलिका आणि गर्भाशय.

स्त्रीबीज

चांगल्या गुणवत्तेचं स्त्रीबीज परिपक्व होऊन बीजांडकोषाच्या बाहेर पडण्याच्या नैसर्गिक प्रक्रियेस ओव्ह्यूलेशन (Ovulation) असं म्हणतात. ही प्रक्रिया फलधारणेच्या संदर्भातील मूलभूत गोष्ट आहे. ही प्रक्रिया घडून येत आहे किंवा नाही, हे नक्की सांगण्यामध्ये डॉक्टरांना पूर्वी मर्यादा होत्या. साधारणतः ओव्ह्यूलेशन हे मासिक पाळीच्या चौदाव्या दिवशी घडून येत असतं. त्या दिवसापासून स्त्रीच्या शरीराचं तापमान १ अंश फॅरनहाइटनं वाढत असतं, या अप्रत्यक्ष पुराव्याचा आधार पूर्वी घेतला जात असे. त्या कालावधीत दररोज स्त्रीच्या शरीराच्या तापमानाची नोंद ठेवून त्यात आवश्यक ती वाढ झाली किंवा नाही, हे पाहिलं जात असे. अशा प्रकारच्या अप्रत्यक्ष पुराव्याचा आधार घेऊन त्या काळात उपाययोजना केली जात होती. मात्र, सोनोग्राफीचं तंत्रज्ञान विकसित झाल्यानंतर आता आपण स्त्रीबीज परिपक्व होऊन, बीजांडकोषाच्या बाहेर पडून ते फलधारणेसाठी उपलब्ध आहे किंवा नाही, हे नक्की सांगू शकतो. ते तसं घडत नाही, असं लक्षात आल्यानंतर स्त्रीबीज आवश्यक त्या आकारमानाचं तयार होणं आवश्यक असतं. सोनोग्राफी केल्यानंतर ओव्ह्यूलेशन होत नाही असं लक्षात आल्यास, स्त्रीबीज तयार होण्यासाठी पूर्वी क्लोमिफेन सायट्रेट (Clomiphen citrate) ही एकमेव गोळी उपलब्ध होती. आता ओव्ह्यूलेशन होण्यासाठी मदतकारक ठरतील अशा विविध औषधांची निर्मिती झाली आहे. स्त्रीबीज तयार होण्यासाठी वेगळं औषध आणि ते परिपक्व झाल्यानंतर फुटून बाहेर येण्याकरिता निराळं इंजेक्शन, असा अधिक परिणामकारक बदल गेल्या काही वर्षांत झाला आहे.

गर्भनलिका

निसर्गानं स्त्रियांना दोन गर्भनलिका दिल्या आहेत. नैसर्गिक गर्भधारणेसाठी किमान एक गर्भनलिका खुली (Open) असणं आवश्यक आहे. गर्भनलिका खुल्या आहेत की नाहीत, हे समजण्यासाठी पूर्वी हिस्टेरोसॉल्पिंगोग्राफी (Hysterosalpingography) नावाची एकच तपासणी उपलब्ध होती. या तपासणीत योनीमार्गातून गर्भाशयात एका विशिष्ट उपकरणाद्वारे औषध सोडून 'स्पेशल एक्स-रे' काढला जातो. आजही ही तपासणी केली जाते. मात्र, गर्भनलिका खुल्या आहेत की बंद, हे समजण्यासाठी या तपासणीपेक्षा अलीकडे व्हिडिओ लॅप्रोस्कोपीच्या तपासणीला प्राधान्य दिलं जातं. व्हिडिओ

लॅप्रोस्कोपीमध्ये गर्भनलिका खुल्या आहेत की नाहीत, हे तर समजतंच; त्याशिवाय अधिकची माहितीही मिळते.

गर्भाशय

गर्भनलिका खुल्या आहेत की बंद, हे कळण्यासाठी जो स्पेशल एक्स-रे (हिस्टेरोसॅल्पिंगोग्राफी) काढला जातो, त्यात गर्भाशयाचा आकार कसा आहे, हेसुद्धा समजतं. गर्भाशय गर्भधारणेसाठी योग्य आहे की त्यात काही दोष आहे, हे तपासून पाहण्याच्या पद्धतीत सोनोग्राफी आणि लॅप्रोहिस्टेरोस्कोपीच्या (Laparohysteroscopy) शोधांमुळे खूप बदल झाला आहे. पूर्वी क्युरेटिंग करणं आणि गर्भाशयातील पेशी तपासून त्यावरून स्त्रीच्या त्यावेळच्या मासिक पाळीच्या आधी स्त्रीबीज पडण्याची प्रक्रिया (ओव्ह्युलेशन) झाली होती की नव्हती, याचा अंदाज बांधणं, एवढंच करता येत असे. आता या कारणासाठी क्युरेटिंग केलं जात नाही.

संप्रेरकांचं मोजमाप

प्रजननसंस्थेशी संबंधित संप्रेरकांची (उदाहरणार्थ, थायरॉइड स्टिम्युलेटिंग हॉर्मोन, प्रोलॅक्टिन, फॉलिकल स्टिम्युलेटिंग हॉर्मोन (FSH), ल्युटिनायझिंग हॉर्मोन (Luteinizing Hormone - LH), इस्ट्रोजेन, प्रोजेस्टेरॉन, अँटि-मुलेरियन हॉर्मोन (Anti-Mullerian Hormone - AMH) यांची) रक्तातील पातळी किती आहे, याचं मोजमाप करण्याची सोय अलीकडच्या काळात सहज उपलब्ध झाली आहे. त्यामुळे वंध्यत्व-निवारणासंबंधीच्या दोषाबद्दल अचूकपणे अंदाज बांधता येत आहे. AMH या संप्रेरकाच्या रक्तातील पातळीवरून एखाद्या महिलेत स्त्रीबीज बनवण्याची क्षमता किती आहे, हे कळू शकतं. त्यावरून उपचाराची दिशा ठरवता येते.

दुर्बिणीद्वारे तपासणी (व्हिडिओ लॅप्रोस्कोपी आणि हिस्टेरोस्कोपी)

सोनोग्राफीच्या तंत्राबरोबरच दुर्बिणीने तपासणी करण्याचं तंत्र (Endoscopy) अवगत झाल्यानंतर वंध्यत्व-निवारणाच्या प्रक्रियेत आमूलाग्र बदल झाला. लॅप्रोस्कोपी हा एंडोस्कोपीचा एक प्रकार. लॅप्रोस्कोपीचा उपयोग जेव्हा सुरू झाला, तेव्हा अर्थातच ते तंत्रज्ञान प्राथमिक अवस्थेत होतं. एका मर्यादेपर्यंतचीच माहिती

तेव्हा मिळत असे. मात्र, व्हिडिओ लॅप्रोस्कोपीचं तंत्रज्ञान विकसित झाल्यानंतर हे तंत्र फक्त तपासणीपुरतंच मर्यादित राहिलं नाही. व्हिडिओ लॅप्रोस्कोपीमुळं बंद गर्भनलिका उघडणं, पीसीओडीच्या रुग्णामध्ये बीजांडकोषाचं ड्रिलिंग यांसारख्या, म्हटलं तर शस्त्रक्रियांची, म्हटलं तर सहजरीत्या केल्या जाणाऱ्या उपचारपद्धतींची भर पडली. लॅप्रोस्कोपीत दुर्बीण ही पोटाला बेंबीच्या खाली एक छोटासा छेद घेऊन आत घातली जाते. व्हिडिओ लॅप्रोस्कोपीत, दुर्बिणीद्वारे केली जाणारी तपासणी आणि काही सूक्ष्म शस्त्रक्रिया टीव्हीच्या पडद्यावर डॉक्टर, रुग्णाचे नातेवाईक आणि स्वतः रुग्णदेखील बघू शकतो. ते चित्रित करून त्याची सीडी केली जाते. ती सीडी पुनर्विलोकनासाठी उपयोगात आणली जाऊ शकते. लॅप्रोस्कोपीनंतर हिस्टेरोस्कोपी नावाचा एंडोस्कोपीचा आणखी एक प्रकार अस्तित्वात आला. या प्रकारात एक अतिशय छोट्या आकाराची दुर्बीण योनीमार्गाद्वारे गर्भाशयाच्या मुखातून गर्भाशयापर्यंत पोहोचवली जाते. या तपासणीमुळे गर्भाशयाची आतील बाजू कशी आहे, गर्भनलिकेचं गर्भाशयाशी संलग्न असलेलं तोंड (Uterine opening) उघडं आहे की बंद, याची माहिती मिळते. गर्भनलिकांची तोंड बंद असल्यास त्या तोंडांतून विशिष्ट प्रकारची तार घुसवून ती उघडण्याचे प्रयत्न केले जाऊ शकतात. हिस्टेरोस्कोपी जेव्हा लॅप्रोस्कोपीबरोबर केली जाते, तेव्हा त्यास 'हिस्टेरोलॅप्रोस्कोपी' म्हणतात. आजकाल हिस्टेरोस्कोपी स्वतंत्रपणे— भूल न देतादेखील— करता येते. त्याला 'ऑफिस हिस्टेरोस्कोपी' म्हणतात. हिस्टेरोलॅप्रोस्कोपी करताना विशिष्ट असं, निळ्या रंगाचं द्रव गर्भाशयात 'खालून' सोडलं जातं आणि ते द्रव त्याच वेळेस लॅप्रोस्कोपद्वारे गर्भनलिकेच्या दुसऱ्या तोंडातून बाहेर येतं आहे की नाही, हे पाहिलं जातं. या सर्व तपासणीत गर्भनलिका मोकळी आहे की कुठं चिकटलेली आहे, हे तर समजतंच; शिवाय ती खुली आहे की बंद, याचीही महत्त्वपूर्ण माहिती मिळते.

हिस्टेरोस्कोपी करताना गर्भाशयाचा आतील भाग कसा आहे, हे दिसतं. जन्मतःच गर्भाशयात पडदा असेल, तर तो लगेच काढून टाकता येतो. गर्भाशयातील पेशी काढून त्या तपासणीसाठी पाठवता येतात. त्या पेशींमध्ये क्षयरोगाची (टीबी) लागण झाली आहे किंवा नाही, याची आधुनिक आणि अधिक परिणामकारक पद्धतीने तपासणी करता येते. सोनोग्राफी करून गर्भाशयाचं अस्तर कसं आहे, याची माहिती मिळते. 'कलर डॉप्लर' पद्धतीने केल्या जाणाऱ्या सोनोग्राफीद्वारे गर्भाशयातील वातावरण गर्भरोपणासाठी सज्ज

आहे की नाही, याचं निदान केलं जाऊ शकतं. लॅप्रोस्कोपीचा अजून एक उपयोग म्हणजे, एंडोमेट्रियॉसिस (Endometriosis) नावाच्या समस्येमुळे वंध्यत्व आलं असल्यास त्यावर उपचार करता येतो. एंडोमेट्रियॉसिसला 'पाळी पोटात येण्याची समस्या' असंही म्हटलं जातं. या पद्धतीच्या पाळीमध्ये गर्भाशयाच्या मागच्या बाजूस अथवा बीजांडकोषात रक्त जमा होऊन त्याची गाठ होते. लॅप्रोस्कोपी करताना अशा गाठींना छिद्र पाडून ते साठलेलं रक्त शरीराच्या बाहेर काढता येतं आणि त्या 'पोटात पाळी येणाऱ्या' पेशींना सूक्ष्म पद्धतीने जाळून, त्यांचा कायमचा बंदोबस्त केला जातो.

सहायक पुनरुत्पादन तंत्रज्ञान

फलधारणेची नैसर्गिक प्रक्रिया सहजरीत्या काही क्षणांत घडून जाते. ज्या जोडप्यांमध्ये ती घडत नाही, त्यांच्यात ती घडवून आणावी लागते. ही प्रक्रिया घडवून आणणं सोपं नसतं. निसर्ग जी गोष्ट काही क्षणांत करू शकतो, ती मानवी हातांनी करणं सोपं नसतं. शास्त्रज्ञांनी या आघाडीवर अनेक वर्षं मेहनत घेतली आणि ही प्रक्रिया कृत्रिमरीत्या घडवून आणण्यात यश मिळवलं. या शोधासाठी त्या सर्व शास्त्रज्ञांना सलाम करायला पाहिजे; कारण त्याचं फळ मूल न होण्याच्या समस्येचा मुकाबला करणाऱ्या असंख्य जोडप्यांना आज मिळताना दिसतं आहे. या नैसर्गिक प्रक्रियेचा सूक्ष्म अभ्यास करताना शास्त्रज्ञांनी रुग्णाच्या प्रजननसंस्थेस मदत करण्याचं कौशल्य आत्मसात केलं. या सर्व कौशल्याला ढोबळमानाने सहायक पुनरुत्पादन तंत्रज्ञान (Assisted Reproductive Technique - ART) असं संबोधलं जातं.

वंध्यत्व-निवारणाच्या या तंत्रज्ञानाद्वारे केवळ स्त्रीबीज तयार होतं आहे की नाही आणि ते परिपक्व होऊन बीजांडकोषाच्या बाहेर पडतं आहे की नाही, एवढीच माहिती मिळते असं नव्हे, तर विज्ञान याच्याही पुढं गेलं आहे. योनीमार्गातून केल्या जाणाऱ्या सोनोग्राफीद्वारे केसाइतक्या बारीक नळीने स्त्रीबीज फलधारणेसाठी शरीराच्या बाहेर काढून (Ovum pickup) प्रयोगशाळेत एका डिशमध्ये विशिष्ट द्रावणात ठेवलं जातं. या स्त्रीबीजाचा उपयोग लगेचच करायचा असल्यास, वीर्यातून चांगल्या गुणवत्तेच्या शुक्राणूंना वेगळं करून, या स्त्रीबीजाशी त्यांचा प्रयोगशाळेत संयोग घडवून आणून डिश इन्क्युबेटरमधे ठेवतात. चारसहा दिवसांत तयार झालेल्या प्रारंभिक अवस्थेतील गर्भाला एका

विशिष्ट नळीद्वारे गर्भाशयात सोडलं जातं (Embryo transfer). या प्रक्रियेला इन व्हिट्रो फर्टिलायझेशन (IVF - in vitro fertilization) असं म्हणतात. 'इन व्हिट्रो' याचा अर्थ शरीराच्या बाहेर. फलधारणा शरीराच्या बाहेर प्रयोगशाळेत होते म्हणून त्याला 'इन व्हिट्रो फर्टिलायझेशन' असं म्हणतात. याचंच दुसरं नाव 'टेस्टट्यूब बेबी'. एकदा गर्भाला गर्भाशयात सोडल्यानंतर तो आईच्या उदरात नैसर्गिक गर्भाप्रमाणं नऊ महिन्यांसाठी वाढीस लागतो. जर स्त्रीबीजांचा उपयोग लगेच करायचा नसेल, तर स्त्रीबीज गोठवून आणि साठवून आवश्यकतेप्रमाणं त्यांचा वापर केला जातो.

ज्या महिलांमध्ये स्त्रीबीज तयार होण्याची प्रक्रियाच बंद आहे; औषधोपचाराने ती सुरू होत नाही किंवा बीजांडकोषाची बीज तयार करण्याची क्षमता खूप कमी आहे, त्यांच्यासाठीचा पर्याय म्हणजे दुसऱ्या एखाद्या महिलेचं बीज (Donor oocyte) घेऊन फलधारणा करून घेणं. हीच बाब पुरुषांच्या बाबतीतदेखील स्पष्ट करून सांगता येईल. ज्या पुरुषांच्या वीर्यात एकही शुक्राणू नाही (Azoospermia), त्यांच्यासाठी 'टेसा' (Testicular Sperm Aspiration - TESA) या प्रक्रियेद्वारे थेट वृषणातून शुक्राणू मिळवले जातात आणि त्यांचा उपयोग करून इंट्रा सायटोप्लाझ्मिक स्पर्म इंजेक्शन (Intra Cytoplasmic Sperm Injection - ICSI) केलं जातं. ही प्रक्रिया करताना एका स्त्रीबीजाशी एकाच शुक्राणूचा संयोग घडवून आणला जातो. 'टेसा' न जमल्यास 'मायक्रो टेसा' (micro TESA) या प्रक्रियेचा पर्याय शिल्लक असतो. या प्रक्रियेत सूक्ष्मदर्शकाचा वापर केला जातो. इन व्हिट्रो फर्टिलायझेशन असो, किंवा ICSI असो, अथवा 'टेसा' असो, अशी कोणतीही प्रक्रिया केली, की पहिल्या प्रयत्नातच गर्भधारणा राहते, असं नाही. IVFपेक्षा ICSIच्या केसेसमध्ये गर्भधारणेची शक्यता अधिक असते.

सरोगसी

एखाद्या महिलेच्या शरीरात जन्मतः गर्भाशय नसेल किंवा गर्भाशय असूनही अगदी लहान मुलींमध्ये असतं तसं असेल, तर तिलादेखील स्वतःचं मूल 'मिळू' शकतं. सहायक पुनरुत्पादन तंत्रज्ञानाचा (ART) वापर करून, भाड्याने घेतलेल्या गर्भाशयात इच्छुक जोडप्यांच्या जननपेशींचा (Gametes) गर्भ वाढवून, बाळंतपणानंतर ते बाळ रुग्ण महिलेच्या पदरात कायद्याने पडू शकतं. यालाच

एखाद्या महिलेला मूल होतं की ती विनापत्य राहते, यावरून तिची किंमत करणारा आपला समाज आहे. महिलेला मूलबाळ झालंच नाही, तर दुर्दैवाने ते एक सामाजिक लांछन समजलं जातं. सुदैवाने आजघडीला नवनवीन तंत्रज्ञानाच्या विकासामुळे कोणत्याच जोडप्याला मूल होणं शक्य नाही, असं म्हणायचं कारण नाही, अशी परिस्थिती आहे. समस्या मूल न होण्याची नसून ते होण्यासाठी लागणाऱ्या विलंबाची आहे. या समस्येवर मात करण्यासाठी दोन गोष्टींची आवश्यकता आहे. पहिली गोष्ट संयम आणि दुसरी पैसा. पैसा असल्यास ठीक; नसल्यास या कारणासाठी तो उभा करतानाही मी लोकांना बघितलं आहे. संयमदेखील प्रयत्नपूर्वक वाढवता येतो.

सरोगसी (Surrogacy) असं म्हणतात. या तंत्रज्ञानाचा दुरुपयोग होऊ नये म्हणून केंद्र सरकारने एक कायदासुद्धा केला आहे. त्या कायद्याच्या चौकटीत राहूनच निर्णय घेता येतात.

मूल दत्तक घेण्याची प्रथा बंद पडण्याची शक्यता

आपल्या वंशाला दिवा असावा आणि मालमत्तेला वारस असावा, अशा विचाराचं जोरदार समर्थन करणारा आपला समाज आहे. मालमत्ता आहे; पण मूलच नाही, अशा केसमध्ये मुलगा दत्तक घेण्याची कायदेशीर व्यवस्था आपल्या देशात आहे. दोन्हीकडची मालमत्ता सांभाळणारा, मिरवणारा किंवा बरबाद करणारा असे दत्तक पुत्रांचे प्रकार आपण बघतो. मात्र, वंध्यत्व-निवारणाच्या आघाडीवर झालेल्या अविश्वसनीय प्रगतीमुळे मूल दत्तक घेण्याची प्रथा येत्या काही वर्षांत हळूहळू समाप्त होऊन जाईल, असं मला वाटतं. पत्नीच्या प्रजननसंस्थेवर आवश्यक ते उपचार करूनही स्त्रीबीजं तयारच होत नसतील किंवा पतीच्या वीर्यामध्ये शुक्राणूंची संख्या शून्य असेल अथवा असलेल्या शुक्राणूंची गुणवत्ता चांगली नसेल, तर मूलबाळ होणार नाही; अशा परिस्थितीत पूर्वी मूल दत्तक घेण्याशिवाय पर्याय नव्हता. अशा जोडप्यांना आधुनिक तंत्रज्ञानामुळे दात्याचे शुक्राणू (Donor sperms) किंवा दात्रीचं स्त्रीबीज (Donor oocyte) वापरण्याचा पर्याय आता उपलब्ध आहे. वीर्याच्या किंवा स्त्रीबीजाच्या बँकेतून इतर कुणाचे तरी शुक्राणू किंवा स्त्रीबीज घेऊन फलधारणा घडवून आणण्याचं तंत्रज्ञान आता विकसित झालं

आहे. "स्त्रीबीज किंवा शुक्राणू 'बँके'तून घेण्याचा पर्याय तुमच्यासमोर आहे. त्याचे वेगळे पैसे पडतील; काय करायचं?" असा प्रश्न विचारल्यानंतर रुग्णांकडून दोन प्रकारच्या प्रतिक्रिया ऐकायला मिळतात. काहीजण म्हणतात, "आता पर्यायच नसेल, तर काय करणार? किमान कुणा एकाचा (नवऱ्याचा किंवा बायकोचा) तरी अंश असणारं बाळ होईल. फक्त आमची विनंती आहे, की आम्ही 'बँके'तून स्त्रीबीज (किंवा शुक्राणू) घेतलं आहे, हे कुणाला सांगू नका." (ही माहिती अर्थातच गुप्त ठेवली जाते, ही बाब निराळी.) या प्रतिक्रियेतील गर्भित अर्थ असा, की मूल दत्तक घेतलं, तर ते 'सर्वस्वी दुसऱ्याचं' लेकरू असणार! ते कसं निघेल, याचा नेम नाही.

दुसरी प्रतिक्रिया अशी असते, "आमच्याच स्त्रीबीज आणि शुक्राणूंपासून गर्भधारणा झाली तर बघा ना, डॉक्टर. नाही तर लेकरू नाही झालं, तरी चालेल; पण ते दुसऱ्याचे शुक्राणू आपल्या शरीरात टाकायला नको वाटतं बघा."

●●●

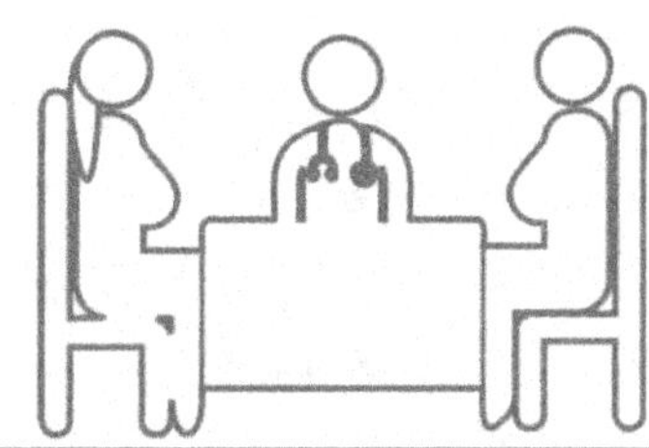

३.

गर्भधारणा ही पूर्वनियोजितच असायला हवी

पार्श्वभूमी

आपल्या समाजात, कामजीवनाचा आनंद न घेताच अनेक महिला गर्भवती होतात. बन्याच नवदांपत्यांची एकमेकांशी ओळख फक्त शारीरिक स्तरावरच होते. मानसिक स्तरावर ओळख होण्यापूर्वी आणि पती-पत्नीचं नातं काय असतं, हे समजण्याच्या आतच 'ती' गर्भवती होते. तोवर नवन्याची आणि सासरच्या मंडळींची नीट ओळखही झालेली नसते. गेल्या एकदोन दशकांत मुलींच्या शिक्षणाचं प्रमाण वाढलं आहे. पूर्वीच्या तुलनेत जास्त संख्येने स्त्रिया नोकरी-व्यवसाय करताना दिसतात. असं असलं, तरी अजूनही परिस्थिती अशी आहे, की स्त्रियांपेक्षा पुरुषांच्या करिअरला जास्त प्राधान्य दिलं जातं. समाजातील हे चित्र बदलायचं असेल, तर गर्भधारणा पूर्वनियोजित असली पाहिजे आणि त्यासाठी नवविवाहित दांपत्यांना गर्भधारणेपूर्वी डॉक्टरचा सल्ला घेण्याची सवय लागली पाहिजे.

प्रसूतिशास्त्राच्या पुस्तकांत एक अतिशय समर्पक वाक्य लिहिलेलं असतं, 'Ideally, a child should be born because it is wanted and not because it cannot be prevented.' म्हणजे, बाळाचा जन्म आपल्याला अपत्य हवं असताना व्हावा; अन्यथा नाही. गर्भधारणेवर प्रतिबंध घालता येत नाही, म्हणून अपत्यजन्म व्हायचे, तो जमाना गेला. आजच्या युगात

पती आणि पत्नी शारीरिकदृष्ट्या, मानसिकदृष्ट्या, आर्थिकदृष्ट्या आणि मनुष्यबळाच्या दृष्टीने सक्षम आहेत, याची खात्री करूनच गर्भधारणेचं नियोजन झालं पाहिजे. ही काळाची गरज आहे. वैद्यकीय दृष्टिकोनातूनही, गर्भवती महिलेचं आरोग्य संपूर्णपणे स्थिर राहावं. नऊ महिन्यांत शक्यतो कुठली गुंतागुंत होऊ नये; झालीच तर वेळीच त्यावर उपचार करता यावेत. तिच्या जिवावर बेतू नये आणि बाळंतपण सुखरूप होऊन, धडधाकट बाळ जन्माला यावं. नऊ महिन्यांच्या तपश्चर्येचा शेवट गोडच व्हावा. हे साध्य होण्याकरिता प्रत्येक गर्भधारणा ही पूर्वनियोजितच असायला हवी.

गर्भधारणेच्या पूर्वी डॉक्टरकडे जाऊन, "आम्हाला आता गर्भधारणा हवी आहे. तत्पूर्वी आम्ही सर्व दृष्टिकोनांतून सक्षम आहोत किंवा कसं, याबद्दल आम्हाला मार्गदर्शन करा," अशी चर्चा करून मग गर्भधारणेचा निर्णय घेणाऱ्या जोडप्यांची संख्या आपल्या देशात खूप कमी आहे. ते प्रमाण वाढलं पाहिजे. याचं कारण, त्याचा थेट संबंध माता मृत्युदर आणि नवजात बालक मृत्युदर यांच्याशी आहे. आपल्या देशाचा माता मृत्युदर १०३पर्यंत खाली आला आहे. मात्र, विकसित देशांमध्ये हा दर १०पेक्षाही कमी आहे. ही तफावत असण्यामागं अनेक कारणं असली, तरी विकसित देशांमध्ये जवळपास प्रत्येक गर्भधारणा ही पूर्वनियोजित असते आणि आपल्याकडे गर्भधारणा झाल्यानंतर डॉक्टरकडे जाण्याची पद्धत आहे, हे त्यामागचं महत्त्वाचं कारण आहे. या पद्धतीत बदल होऊन, गर्भधारणेसाठी आपण सर्वार्थाने 'फिट' आहोत की नाही, याची चिकित्सा करून मगच गर्भ राहू द्यावा, हा नियम समाजात रुळायला हवा.

गर्भधारणा आणि बाळंतपण या स्त्रीजीवनाला कलाटणी देणाऱ्या घटना आहेत. गर्भवती महिलेच्या शरीरातच नव्हे, तर मनातही खूप बदल होत असतात. तिच्या कौटुंबिक आणि सामाजिक आरोग्यावरदेखील परिणाम होत असतो. जीवनात मोठा बदल घडवून आणणाऱ्या या काळाला सामोरं जाणं, ही एक परीक्षाच असते. जर परीक्षेची तयारी नीट केली, तर परीक्षा सोपी जाते आणि परीक्षेचा निकालही चांगला लागतो. गर्भधारणा आणि अपत्यजन्माचंदेखील असंच असतं. गर्भधारणेपूर्वीचं समुपदेशन हे या परीक्षेत यशस्वी होण्याच्या दृष्टीने उचललं जाणारं पहिलं पाऊल आहे.

गर्भधारणापूर्व समुपदेशनाचा उद्देश असा आहे, की महिलेने आपल्या आरोग्याच्या चांगल्या किंवा इष्टतम अवस्थेत असताना गर्भ राहू द्यावा, जेणेकरून

संपूर्ण नऊ महिने तिची प्रकृती उत्तम राहील आणि फलनिष्पत्तीपण चांगल्या दर्जाची होईल. गर्भधारणा आणि बाळंतपण यांच्या बाबतीत आवश्यक ते ज्ञान जोडप्यांना मिळणं, जीवनातील या महत्त्वाच्या प्रसंगाकडे बघण्याच्या त्यांच्या दृष्टिकोनात सुधारणा होणं, गर्भधारणेसाठी अयोग्य असणाऱ्या काही बाबींचं निराकरण होणं आणि पूर्वींच्या गर्भधारणेत काही कटू अनुभव आले असतील, तर त्यांची पुनरावृत्ती होऊ नये यासाठी काळजी घेता येणं, हे सर्व गर्भधारणेपूर्वींच्या समुपदेशनाचे फायदे आहेत.

गर्भधारणेसाठी योग्य वय

लग्नाच्या वेळी मुलीचं वय किमान १८ वर्षं असायला पाहिजे, असा कायदा आपल्या देशात असला, तरी आजही ग्रामीण भागात १८ वर्षांपिक्षा कमी वयात मुलींची लग्नं होत असतात. कमी वयात लग्न करू नये; पण झालंच, तर ठीक आहे; निदान गर्भधारणेची तरी घाई करू नये, हेदेखील त्या जोडप्यांना कळत नाही. कसलं गर्भधारणापूर्व समुपदेशन अन् कसलं काय! पुढचा मागचा विचार न करता त्या जोडप्यांचं लैंगिक जीवन सुरू होतं. बऱ्याचदा लग्नानंतर काही महिन्यांतच गर्भ राहतो. समजा नाही राहिला, तर मुलीचे आई-वडील, "लग्न होऊन सहा महिने झाले; अजून गर्भधारणा का राहत नाही? काहीतरी इलाज करा," असं म्हणत मुलीला डॉक्टरकडे घेऊन येतात, ही वस्तुस्थिती आहे. वयाच्या १५ ते १९ वर्षं या कालावधीत मुलीला गर्भधारणा राहिल्यास ती जोखमीची ठरू शकते. गर्भधारणेच्या कालावधीत आणि बाळंतपणात काही गुंतागुंत होऊन, आई आणि होणाऱ्या बाळाच्या जिवावर बेतू शकतं, हे खेड्यातील लोकांच्या लक्षातच येत नाही. मुलीचं लग्न उरकून तिला लवकरात लवकर एखादं बाळ झालं, की आपली मुलीबद्दलची जबाबदारी संपली, असं त्या आई-बापाला इतक्या प्रकर्षाने वाटत असतं, की त्यापुढं आपल्या मुलीचं आयुष्य आपणच कठीण करून ठेवतो आहोत, हे त्यांच्या गावीही नसतं.

वयाच्या २० ते ३० या वर्षांत स्त्रियांनी गर्भ राहू दिल्यास फार उत्तम. जसजसं वय ३० वर्षांपिक्षा जास्त वाढतं, तसतशी गर्भधारणेच्या बाबतीत आईची आणि बाळाची जोखीम वाढते. वयाच्या ३५ ते ४० या वर्षांत ती जोखीम सर्वाधिक असते. याचं भान ठेवत असताना आपल्या करिअरला महत्त्व देणाऱ्या मुलींचा कोणत्या गोष्टीला प्राथमिकता द्यावी, याबद्दल गोंधळ उडू शकतो. या गोष्टींमध्ये वाढणारं वय, करिअरमधे मिळणारी संधी, आर्थिक स्वावलंबन, मूलबाळ होण्याची

आस यांचा समावेश होतो. ३५ ते ४० वर्षं या वयोगटातील गर्भधारणेसाठी इच्छुक असणाऱ्या महिलांना तंत्रज्ञानाची मदत (उदाहरणार्थ, टेस्टट्यूब बेबी किंवा अन्य) घ्यावी लागण्याची शक्यता जास्त असते.

गर्भधारणा आणि निसर्गनियम

प्रत्येक गर्भधारणेचा शेवट गोडच होईल, असं सांगता येत नाही. माणूस किंवा शेतकरी हा बीज पेरू शकतो. बीज रुजल्यानंतर त्याला छोटेसे अंकुर फुटणं, दोन पानं जमिनीच्या वर येणं, एक रोप तयार होणं, त्याचं रूपांतर एका मोठ्या झाडात होणं, नंतर त्या झाडाला फुलं आणि फळं लागणं हे सर्वकाही निसर्ग करतो. माणूस ते करू शकत नाही. कधीकधी खूप पाऊस पडतो आणि पीक वाहून जातं. कधी पाऊसच पडत नाही आणि पीक वाळून जातं. उद्या पीक कापून धान्य घरी आणायचं ठरलेलं असतं आणि अचानकपणे रात्रीतून गारपीट होऊन पिकाचं नुकसान होतं. निसर्गाचे हे सर्व नियम मानवातील गर्भधारणा आणि अपत्यजन्माच्या प्रक्रियेलाही लागू होतात. गर्भाची वाढ, आईची प्रकृती या आघाड्यांवर सर्वकाही व्यवस्थित चालू असताना, अचानकपणे काही गुंतागुंत होऊन, आईच्या किंवा बाळाच्या प्रकृतीचं नुकसान होईल अशी परिस्थिती निर्माण होऊ शकते. हा निसर्गनियम मान्य करूनदेखील, नऊ महिन्याच्या तपश्चर्येचा शेवट चांगला व्हावा, याकरिता गर्भधारणेपूर्वीचं समुपदेशन महत्त्वाचं असतं, हे लोकांना समजणं आवश्यक आहे. यामागची कल्पना अशी आहे, की गर्भधारणेसाठी इच्छुक आणि उत्सुक असलेल्या महिलेचं आरोग्य गर्भधारणेसाठी अनुकूल आहे किंवा नाही, याची तपासणी होऊन, ते अनुकूल नसल्यास योग्य ते उपचार केल्यानंतरच 'चान्स' घेण्याचं भान लोकांना असलं पाहिजे.

गर्भधारणा : नवरा, सासू, आई-वडील

गर्भ पत्नीच्या पोटात वाढणं, हा निसर्गनियम आहे; पण त्यात पतीचा जैविक अंश असतो, हे विसरून चालणार नाही. म्हणून पत्नीची प्रकृती गर्भधारणेसाठी योग्य आहे किंवा नाही, हे तपासलं जात असताना पतीनेसुद्धा आपण बाप होणार आहोत, याची जाणीव ठेवली पाहिजे. त्यासाठी आपल्या मनाची तयारी झाली आहे किंवा नाही, हे त्याने स्वतःला विचारून मगच गर्भधारणेचा निर्णय घेतला पाहिजे.

घरात एकीकडे नवरा दारू पिऊन बायकोला मारत असतो आणि दुसरीकडे सासूचा जाच चालू असतो, अशा परिस्थितीतदेखील गर्भधारणा राहू शकते, असं

ग्रामीण भागात काही ठिकाणी पाहायला मिळतं. गर्भवती महिलेला नवरा, सासू आणि कुटुंबातील अन्य सदस्यांकडून पाठबळ मिळाल्यास त्याचा सकारात्मक परिणाम होत असतो, याची जाणीव गर्भधारणेपूर्वींच्या समुपदेशनात करून दिली जाते.

मला आई होण्याची इच्छा आहे, असं स्त्रीला मनापासून वाटलं पाहिजे. तिच्या स्वतःच्या मनाची तयारी झाल्याशिवाय 'चान्स' घेऊ नये. बऱ्याचदा या बाबतीत स्त्रिया द्विधा मनस्थितीत असतात. अशी मानसिक अवस्था जशी पहिल्या खेपेला असू शकते, तशीच ती एका अपत्यानंतर दुसरं कधी होऊ द्यावं, या बाबतीतही असू शकते. नोकरी करणाऱ्या मुलींच्या मनात हा गोंधळ बऱ्यापैकी असतो. या बाबतीत स्त्रीच्या मनात जे असतं, तेच तिच्या पतीच्या, आईच्या किंवा सासूच्या मनात असेल असं नाही. प्रत्येकाची मतं वेगवेगळी असू शकतात. लग्नानंतर लवकरच एखादं मूल होऊ द्यावं, असा घरातील ज्येष्ठ मंडळींचा दृष्टिकोन असतो. 'आधीच उशिरा लग्न झालं आहे. लवकर पहिलं बाळ होऊन जाऊ द्या. नंतर वय वाढत गेलं, की समस्या येऊ शकतात,' अशा अर्थाच्या सूचना घरातील ज्येष्ठांकडून मिळत असतात.

कधीकधी डॉक्टर्सना गंमतीशीर अनुभव येतात. एखादं नवदांपत्य, 'आम्हाला आत्ताच गर्भधारणा नको; नियोजन कसं करायचं?' यावर चर्चा करण्यासाठी जेव्हा डॉक्टरकडे येतं, तेव्हा त्यांच्याबरोबर आलेली आई अथवा सासू त्या दांपत्याच्या माघारी दबक्या आवाजात डॉक्टरना सांगते, "त्यांना लवकर 'चान्स' घ्यायला सांगा. आम्हाला नातवाचं तोंड बघायची इच्छा आहे. तुम्ही सांगितलं, तर ते ऐकतील. आमचं म्हणणं तर ते उडवूनच लावतात." नवदांपत्यानं या सूचनांचा अनादर न करता, ज्येष्ठ मंडळींना विश्वासात घेऊन, त्यांना अपत्यजन्माच्या बाबतीत जो काही निर्णय दांपत्यानं घेतला आहे, तो समजावून सांगितला पाहिजे. फक्त नवविवाहित जोडप्यांनाच नव्हे, तर त्यांचे आई-वडील, सासू-सासरे यांनादेखील पूर्वनियोजित गर्भधारणेच्या बाबतीत समुपदेशनाची गरज असते.

गर्भधारणा लग्नानंतर लगेच राहू द्यायची की काही कालावधीनंतर, हा निर्णय सर्वस्वी पती-पत्नीचा असतो. या बाबतीत पती-पत्नीदरम्यानच्या संवादाचा अभाव बऱ्याच सुशिक्षित जोडप्यांमध्येदेखील आढळतो. आपल्याला आता बाळ पाहिजे, अशी मनाची (आणि शरीराची) तयारी झाल्यानंतर प्रसन्न चित्ताने गर्भ वाढवला पाहिजे. "माझ्या मनात फारसं नव्हतं; पण काय करणार? नवऱ्याच्या मर्जीपुढं आपलं काय चालतंय," अशा प्रकारे उघडपणे नाराजी बोलून दाखवणाऱ्या

स्त्रिया मला भेटल्या. कधी नवऱ्यामुळे, कधी सासूबाईंचा 'आदेश' म्हणून, तर कधी आई-वडिलांची इच्छा म्हणून गर्भ वाढवला जातो. असं होत असतं, हे काही वाचकांना खरं वाटणार नाही; पण ही वस्तुस्थिती आहे. मोठ्या शहरातील, सुशिक्षित, दोघेही नोकरी करणारे पती-पत्नी आजकाल या बाबतीत सतर्क होताना दिसतात; पण हे प्रमाण अतिशय कमी आहे.

ग्रामीण भागातील किंवा शहरातील झोपडपट्टीत राहणाऱ्या नवरा-बायकोचं एकमेकांशी फारसं पटत नाही. नवरा तिच्यावर अन्याय करत असतो; दारू पिऊन मारत असतो. सासू छळ करत असते. तरीदेखील तिला त्याच्यापासून गर्भधारणा हवी असते. ही मानसिकता अजब आहे; न समजण्यासारखी आहे. आमच्या रोजच्या अनुभवांतून असं लक्षात येतं, की आपल्याला या आघाडीवर भरपूर काम करायचं आहे. या संदर्भात आलेला एक अनुभव वाचकांना सांगावासा वाटतो.

गौतम नावाचा एक तरुण. वय २३ वर्षं. दहावीपर्यंत शिक्षण झालेलं; तरीही नीट लिहिता-वाचता न येणारा. शहरात राहणारा; पण ना नोकरी ना व्यवसाय. वडील सेवानिवृत्त चतुर्थश्रेणी कर्मचारी. त्यांना मिळणारी पेन्शन हाच काय तो कुटुंबाच्या उत्पन्नाचा स्रोत. अशा या गौतमने लग्न केलं. लग्नानंतर सहा महिन्यांतच बायकोची पाळी चुकली. गर्भ आहे किंवा नाही, हे ठरवण्यासाठी लघवीची तपासणी केली गेली. रिपोर्ट निगेटिव्ह आला. पाळी का चुकली असेल, हे विचारण्यासाठी गौतम बायकोला घेऊन माझ्याकडे आला. मी विचारलं, "गर्भ नाही, हे ठीक आहे; पण गर्भ असावा, असं तुला वाटतं का?" यावर ती— अक्षरओळखदेखील नसलेली— नवविवाहित तरुण मुलगी काहीच बोलेना.

मी पुनःपुन्हा विचारल्यानंतर ती अतिशय दबक्या आवाजात एकच वाक्य म्हणाली, "आपल्या मनावर काय असतं?" "तुला आत्ता लगेच गर्भधारणा पाहिजे का?" या मी विचारलेल्या प्रश्नाला तिनं 'नको,' असं उत्तर दिल्यावर मात्र मी बाहेर थांबलेल्या गौतमला आत बोलावून विचारलं, "तुझी काय इच्छा आहे? गर्भ राहिला, तर तुला चालेल का?" या प्रश्नाचं उत्तर त्यानं चक्क 'हो,' असं दिल्यानंतर मी चमकलोच. "बायकोशी इतक्या दिवसांत या विषयावर कधी बोललास का? गर्भधारणा लगेच पाहिजे की नको, यावर तिच्याबरोबर काही चर्चा केलीस का?" असं विचारल्यावर त्यानं 'नाही,' असं उत्तर दिलं. त्या परिस्थितीत, गौतमच्या बायकोची पाळी चुकली, तरी ती गर्भवती नव्हती, हे एका दृष्टीने चांगलंच झालं, असं मला वाटून गेलं. सगळंच अजब! समजण्याच्या पलीकडचं. कोणत्याच

नवऱ्यानं आपल्या बायकोचं मत विचारात घेतल्याशिवाय तिच्यावर गर्भधारणा लादू नये, असं या निमित्ताने सुचवावंसं वाटतं. या पुस्तकाच्या वाचकांसाठी या सूचनेची गरज नाही, असं मी समजतो! वाचकांनी आपल्या संपर्कात येणाऱ्या अशा इतर 'गौतमां'ना त्यांच्या बेफिकीर वागण्याने त्यांच्या बायकोवर जन्मभराचा अन्याय होतो, असं मनापासून समजावून सांगावं, ही अपेक्षा.

काही वैद्यकीय समस्यांचा विचार गर्भधारणेपूर्वींच व्हावा

डॉक्टर किंवा गर्भधारणापूर्व समुपदेशक त्यांच्याकडे येणाऱ्या जोडप्यांची प्रामुख्याने दोन गटांत विभागणी करतात. पहिला गट म्हणजे पूर्वी एकदाही गर्भधारणेचा अनुभव न घेतलेली जोडपी आणि दुसरा गट म्हणजे गर्भधारणेच्या किंवा अपत्यजन्माच्या संदर्भात काही अप्रिय घटनांचा अनुभव घेतलेली जोडपी. ज्या जोडप्यांना लग्न होऊन एकदोन वर्षं होऊनसुद्धा गर्भधारणा झालेली नाही, त्यांच्या केसमध्ये वंध्यत्वासंदर्भात काही तपासणी अथवा उपचार झाले आहेत किंवा नाहीत, याची माहिती घेतली जाते. दुसऱ्या गटाच्या बाबतीत, पूर्वी वारंवार गर्भपात झाले होते का, पूर्वींचं सिझेरियन सेक्शन, पूर्वींच्या गर्भधारणेत रक्तदाब वाढला होता का, पूर्वींचं एखादं बाळंतपण नववा महिना लागायच्या आतच झालं होतं का, अशी सगळी माहिती घेऊन पुढच्या गर्भधारणेचं नियोजन करावं लागतं.

रक्तक्षय (ॲनिमिया) किंवा हिमोग्लोबिनची कमतरता ही भारतीय महिलांमधील सार्वत्रिक समस्या आहे. कितीतरी महिला या अवस्थेतच गर्भवती होतात. रक्तक्षयामुळे आईच्या प्रकृतीला तर धोका असतोच; शिवाय बाळाचीही वाढ खुंटते. कमी दिवसांचं आणि कमी वजनाचं बाळ जन्माला येऊ शकतं. म्हणून गर्भधारणेपूर्वींच प्रत्येक महिलेनं आपलं हिमोग्लोबिन तपासलं पाहिजे. त्याची पातळी कमी असल्यास, लोह आणि फोलिक ॲसिडमिश्रित गोळ्या घेऊन, आहारात आवश्यक ती सुधारणा करून, मगच गर्भधारणा राहू दिली पाहिजे.

गर्भधारणेपूर्वींच्या चिकित्साभेटीत जी उद्या आई होणार आहे तिची आणि तिच्या माहेरच्या कुटुंबातील सदस्यांविषयीची माहिती विचारली जाते. उदाहरणार्थ, तिच्या आई-वडिलांपैकी कुणाला मधुमेह अथवा उच्च रक्तदाबाची समस्या आहे का, हे पाहिलं जातं. तिला स्वतःला मधुमेह, उच्च रक्तदाब किंवा थायरॉइडचा आजार आहे का, याची तपासणी केली जाते. असल्यास त्यावर उपचार करून घेऊन मगच गर्भधारणेसाठी प्रयत्न करण्याचा सल्ला दिला जातो.

रक्तदाब वाढलेला असल्यास बाळाची वाढ खुंटते ; तसंच आईला झटके येण्याची शक्यता असते. मधुमेहावर इलाज न केल्यास जन्मदोष असलेलं बाळ जन्माला येऊ शकतं. थायरॉइडची समस्या असताना गर्भ राहिल्यास आणि आईला या बाबतीत वेळीच योग्य उपचार न मिळाल्यास बाळाच्या बौद्धिक वाढीवर परिणाम होऊ शकतो. या प्रकारच्या आरोग्यविषयक समस्या असूनही, जर त्यांची कल्पना रुग्णाला किंवा डॉक्टरला नसेल आणि गर्भ राहिला, तर अपत्यजन्मासंबंधी गुंतागुंत निर्माण होऊ शकते. कुटुंबात याआधी एखादं मतिमंद बाळ जन्माला आलं आहे का, कुटुंबात कुणाला वंध्यत्वाची समस्या होती का, ही माहितीदेखील समुपदेशनाच्या दृष्टिकोनातून महत्त्वाची असते. गर्भधारणेपूर्वी चिकित्सेसाठी किंवा समुपदेशनासाठी आलेल्या जोडप्यांच्या कुटुंबांत कुणाला थॅलेसेमिया, सिकल सेल ॲनिमिया, डाउन्स सिंड्रोम यांसारखे आनुवंशिक आजार आहेत का, याचीदेखील चौकशी केली जाते. असल्यास जोडप्यातील कुणाला यांपैकी एखादा आजार नाही ना, याची तपासणी करून मगच गर्भधारणेसाठी 'परवानगी' दिली जाते.

गर्भधारणेसाठी इच्छुक स्त्री जर लठ्ठ असेल, तर तिनं अगोदर वजन कमी करावं आणि मगच गर्भ राहू द्यावा. गर्भवती स्त्री जर लठ्ठ असेल, तर गर्भधारणेच्या कालावधीत रक्तदाब वाढणं, मधुमेह होणं, बाळाचं वजन वाढणं, रक्तात गुठळ्या तयार होऊन गुंतागुंत निर्माण होणं, यांची शक्यता वाढते. अशा महिलांमध्ये सिझेरियन प्रसूती होण्याचीही शक्यता जास्त असते. हे टाळण्यासाठी वजन कमी करून मगच 'चान्स' घेणं योग्य. वजनाने खूप कमी असलेल्या महिलांनादेखील, 'तुमचं स्वतःचं वजन वाढवा आणि नंतर गर्भ राहू द्या,' अशी सूचना द्यावी लागते. गर्भधारणेपूर्वी, लग्न जवळच्या नात्यात झालं आहे का, हेसुद्धा पाहिलं जातं. रक्ताच्या नात्यात झालेल्या लग्नानंतर होणाऱ्या गर्भधारणेत जन्मदोषांसहित बाळ जन्माला येण्याचं प्रमाण अधिक असतं. अशा केसेसमध्ये काही विशेष तपासण्या कराव्या लागतात.

वरील विवेचनावरून असं लक्षात येईल, की गर्भधारणेपूर्वीच्या सल्लामसलतीत पतीच्या तुलनेत पत्नीच्या आरोग्याला जास्त महत्त्व दिलं जातं. किंबहुना, ते तसं दिलं गेलं पाहिजे. असं असलं, तरी पती हा बाप होण्यासाठी सर्वार्थाने सक्षम आहे किंवा नाही, हेदेखील पाहिलं जातं. तो शारीरिक, मानसिक आणि भावनिक दृष्टीने फिट आहे किंवा नाही, हे पाहणं महत्त्वाचं असतं. काही

पुरुषांना लैंगिक संबंधांतून होणारे आजार असू शकतात. या संदर्भातील माहिती घेऊन, तसा आजार असल्यास त्याच्यावर उपचार करून घेऊन, मगच गर्भधारणा राहू द्यावी, असा सल्ला दिला जातो.

अन्य काही महत्त्वाच्या सूचना

काही बाळांचा जन्म जन्मदोषांसहित होत असतो. मेंदूशी किंवा मज्जारज्जूशी संबंधित जन्मदोषांसह निर्माण झालेला गर्भ एक तर टिकत नाही किंवा टिकलाच, तरी जन्मतःच बाळाचा मृत्यू संभवतो. मातेच्या शरीरात फोलिक ॲसिडची कमतरता असेल, तर असं घडू शकतं. असा गर्भ निर्माण होऊ नये म्हणून महिलेने गर्भधारणेच्या दोन ते तीन महिने आधी फोलिक ॲसिडच्या गोळ्या घेतल्या पाहिजेत.

'हिपॅटायटिस बी' हा आजार होऊ नये म्हणून प्रतिबंधात्मक लस गरोदरपणाच्या अगोदर घेतली आहे का, याची खात्री प्रत्येक महिलेनं केली पाहिजे. रुबेला लसीकरणालाही हा नियम लागू आहे. रुबेलाच्या बाबतीत आणखी एक गोष्ट लक्षात ठेवली पाहिजे आणि ती म्हणजे, रुबेलाची लस घेतल्यानंतर किमान एक महिना तरी गर्भधारणा राहू देऊ नये.

आपल्या देशात धूम्रपानाचं आणि दारूचं व्यसन असणाऱ्या स्त्रियांचं प्रमाण खूप कमी आहे. आजकाल मोठ्या शहरांतून, नोकरी करणाऱ्या मुली धूम्रपान करतात किंवा 'ड्रिंक्स' घेतात, असं पाहण्यात येतं. अशी काही सवय असल्यास ती गर्भधारणेच्या आधी बंद करणं योग्य.

लग्न ठरल्यापासून ते लग्न होईपर्यंतचा कालावधी महत्त्वाचा

या निमित्ताने, ज्या तरुण मंडळींचं लग्न होण्याच्या बेतात आहे, त्यांना सांगावंसं वाटतं, की अपत्यजन्माचं नियोजन लग्नापूर्वी किमान एक महिना तरी अगोदर करा. एकदा लग्न ठरलं, की आपण बाकी सर्व तयारी जोरदार करतो; पण वैवाहिक जीवनाचा अविभाज्य भाग असलेल्या लैंगिक संबंधांबद्दल आणि होणाऱ्या गर्भधारणेच्या बाबतीत बोलायचं संकोचामुळे टाळतो. या बाबतीत बोलून लग्नापूर्वीच निर्णय घेणं, हा लग्नाच्या तयारीचाच एक महत्त्वाचा भाग आहे. साखरपुडा झाल्यापासून ते लग्न होईपर्यंतच्या काळाला 'प्रियाराधनेचा काळ' किंवा 'कोर्टशिप पीरिअड' (Courtship period) असं म्हणतात. हा काळ या विषयासंबंधी मोकळेपणाने बोलण्यासाठी योग्य कालावधी आहे. असं बोलणं

झालं, तर नवविवाहित जोडपी गर्भधारणेच्या बाबतीत 'घोळ' घालणार नाहीत. विवाहपूर्व समुपदेशनाने अपत्यजन्माच्या नियोजनात एक शिस्तबद्धता येईल. मुलामुलींच्या आई-वडिलांनी ही बाब लक्षात घेऊन त्याकरिता पुढाकार घेतला पाहिजे. लग्नापूर्वी मुलामुलींना, 'एकदा डॉक्टरकडे जाऊन या,' असं सांगितलं पाहिजे. लग्नानंतर लगेच गर्भधारणा नको असल्यास त्याबद्दलचं नियोजन जोडप्यांं पहिल्या रात्रीच्या किमान एक महिना तरी अगोदर करणं जास्त योग्य.

तयारी... पहिल्या रात्रीची

लग्न ठरल्यानंतर घरातील सर्व मंडळी उत्साहाने कामाला लागतात. लग्न थाटामाटात करायचं, तर मंगल कार्यालय भारी आणि सर्व सोयींनी सुसज्ज असं पाहिजे असतं. त्या कार्यालयात अमुक सोय आहे; पण तमुक सोय आहे की नाही, हे सगळं बारकाईने बघितलं जातं. जेवणाचं कंत्राट कुणाला द्यायचं, मेनू काय ठेवायचा, याबद्दलची 'स्वादिष्ट आणि रुचकर' चर्चा होऊन निर्णय घेतले जातात. लग्नाचे कपडे आणि दागिने यांची खरेदी हा नातेवाइकांत चर्चेचा विषय असतो. या सर्व गोष्टींवर अफाट खर्च होत असतो. बऱ्याचदा तो बजेटच्या बाहेर जातो; तरीही त्यात एक वेगळा आनंद असतो. या सगळ्या गोष्टींवर योग्य तेवढा वेळ आणि पैसा जरूर खर्च करावा. किंबहुना, लोक तसं करतातच; पण वैवाहिक जीवनाच्या 'पहिल्या रात्री'ची तयारी करताना मात्र चुका करतात. नवदांपत्यासाठी बेडरूमची सजावट नक्कीच 'भारी' केली जाते. आपली पहिली रात्र मदमस्त, शृंगारिक आणि अविस्मरणीय असावी, असं स्वप्न रंगवत असताना गर्भधारणेच्या शक्यतेचं भान बहुतांश जोडप्यांना नसतं. ते भान राखणं खूप महत्त्वाचं असतं. नाही तर पश्चात्तापाची वेळ येऊ शकते.

मला आठवतं आहे, की एका पदव्युत्तर पदवीधर डॉक्टरचा विवाह एका डॉक्टर नसणाऱ्या पदवीधर मुलीशी झाला. तिच्याशी गर्भधारणेच्या बाबतीत चर्चा न करताच, कोणतंही साधन न वापरता, 'पहिल्या रात्रीचा आनंद' घेतला गेला. आपल्या डॉक्टर असणाऱ्या नवऱ्याशी लग्न झाल्याच्या रात्री ती काय बोलणार? लग्न झाल्याच्या दुसऱ्याच महिन्यात तिची पाळी चुकली, तेव्हा तिला धक्का बसला. इतक्या लवकर असं काही होईल, असं तिला वाटलं नाही. त्यासाठीची तिची मानसिक तयारीच नव्हती. पहिली गर्भधारणा असल्यामुळे, 'नको' म्हणून गर्भपात करण्याचा काही प्रश्नच नव्हता. मनाची तयारी नसताना गर्भ वाढवणं खूप

त्रासदायक गोष्ट असते. सहावा महिना लागल्यानंतर तिला रक्तस्राव सुरू झाला. डॉक्टरांनी 'बेड रेस्ट' सांगितली. नववा महिना लागताच पुन्हा रक्तस्राव. सिझेरियन करावं लागलं. रक्ताच्या तीन बाटल्या द्याव्या लागल्या. बाळ कमी वजनाचं, सतत रडणारं होतं. त्याची विशेष काळजी घेणं गरजेचं होतं. या सर्व गोष्टी सहन करणं तिला कठीण होत होतं; पण पर्याय नव्हता. तिचं पदव्युत्तर पदवीचं शिक्षण कायमचं रखडलं. तिच्या करिअरवर परिणाम झाला. कोणतीही गोष्ट करण्यासाठीचा तिचा आत्मविश्वास कमी झाला. ती निराश झाली. लग्नानंतरच्या वर्षभरात, वैवाहिक जीवनाची नीट ओळख होण्याच्या आत, कामजीवनाचा पुरेपूर आनंद कसा असतो हे कळेपर्यंत, आयुष्य इतकं अचानक बदलून जाईल, याची कल्पनासुद्धा तिने केली नव्हती. त्यापेक्षा गर्भधारणेचा निर्णय व्यवस्थित नियोजन करून घेतला असता, तर...? गर्भधारणेसाठी मनाची तयारी नसेल, तर आयुष्याची अशा पद्धतीने अक्षरशः वाट लागू शकते. यासाठी पती-पत्नी दोघांनीही अगदी पहिल्या रात्रीपासून सतर्क राहिलं पाहिजे. एक डॉक्टर नवरा जर असं बेजबाबदारपणे वागू शकतो, तर अन्य लोकांबद्दल न बोललेलंच बरं. कामजीवनाचा आनंद घेत गर्भधारणा कशी टाळता येऊ शकते, हे लग्न होऊ घातलेल्या जोडप्यांं पहिल्या रात्रीच्या अगोदरच एखाद्या डॉक्टरकडून माहीत करून घेतलं पाहिजे. तात्पर्य काय तर, मनाविरुद्ध झालेल्या गर्भधारणेचे आणि अपत्यजन्माचे लगेचचे तसेच दूरगामी परिणाम त्या महिलेवर आयुष्यभरासाठी होतात.

लग्न ठरल्यानंतर किंवा लग्नानंतर लगेच, पण पहिल्या रात्रीपूर्वी, आपल्या डॉक्टरची भेट घेऊन त्याच्याशी चर्चा केली पाहिजे. आपल्याकडची खरी अडचण म्हणजे अनेक जोडप्यांमध्ये लग्नापूर्वी अथवा पहिल्या रात्रीपूर्वी गर्भधारणेच्या बाबतीत बातचीतच होत नाही. तो संकोच टाळून, या विषयावर दोघांमध्ये चर्चा होणं गरजेचं आहे. गर्भधारणेच्या बाबतीत आपला जो काही विचार आहे, तो डॉक्टरला सांगितला पाहिजे. जोडपं आई-बाबा होण्यासाठी शरीराने आणि मनाने तयार आहे की नाही, हे डॉक्टर तपासून सांगतात.

गर्भधारणेनंतरची द्विधा मनस्थिती

जोडप्यांमध्ये पहिल्या रात्रीची उत्तेजना आणि उत्सुकता इतकी असते, की गर्भधारणेच्या शक्यतेच्या चर्चेविनाच बरीच जोडपी 'काहीही न वापरता' कामजीवनाचा आनंद घेऊन मोकळी होतात. असं झाल्यास गर्भधारणेची शक्यता

गर्भधारणेचा 'चान्स' घेण्यापूर्वी, डॉक्टरकडे जाऊन चर्चा करून निर्णय घेण्याच्या प्रक्रियेला गर्भधारणापूर्व समुपदेशन म्हणतात. गर्भधारणा आणि अपत्यजन्म यांच्या संदर्भात संबंधित महिलेच्या शारीरिक, मानसिक, आर्थिक, कौटुंबिक, सामाजिक आरोग्याचा विचार करून, अंतिमतः फलनिष्पत्ती सुखरूप व्हावी, या उद्देशाने गर्भधारणेची योग्य वेळ ठरवली जाते. अपत्यजन्माकडे या दृष्टिकोनातून बघून निर्णय घेण्याचा शिरस्ता पाश्चिमात्य देशांत आहे. आपल्या देशात ही पद्धत अजूनही बाल्यावस्थेत आहे. या बाबतीत आपल्याकडे जनजागरण होण्याची गरज आहे.

जास्त असते. पाळी चुकल्यानंतर लघवीची तपासणी 'किट'वर केली जाते. गर्भ आहे, असं लक्षात आल्यानंतर मग चर्चा सुरू होते. "मला इतक्या लवकर गर्भधारणा नको होती," असं ती म्हणते. "नको होती, हे ठीक आहे; पण आता गर्भ राहिला आहे ना?" असं त्याचं म्हणणं. "हो; पण मला आत्ताच नको," असं तिचं म्हणणं. 'का नको?' या प्रश्नाचं नीट पटेल असं उत्तर त्या नवविवाहित मुलीकडे नसतं. पर्याय काय? एक तर मनाविरुद्ध गर्भ वाढवणं, नाही तर गर्भपात करणं. मग तिला अजिबात न आवडणारी चर्चा कुटुंबात सुरू होते. नवरा एकदा म्हणतो, "बघ बाबा, तुझ्या मनावर!" लगेच याला जोडून तो म्हणतो, "आपल्याला काय कळतं? डॉक्टर जे काही सांगतील, त्याप्रमाणं करू." असं म्हणताना त्याला, तिने हा गर्भ वाढवायला हरकत नाही, असंही सुचवायचं असतं. दरम्यान ही बातमी जर आईपर्यंत किंवा सासूपर्यंत गेली, तर त्या खूष होतात. इकडे नववधूच्या मनात प्रचंड भीती. द्विधा मनस्थितीतून तिची कुचंबणा सुरू होते. शेवटी काहीतरी एक निर्णय होतो, ही गोष्ट वेगळी. पण हा सगळा मनस्ताप टाळता येण्यासारखा असतो ना?

अगदीच महत्त्वाचं कारण असल्याशिवाय पहिलटकरणीने गर्भपात करू नये, असं डॉक्टर सुचवतात, ते योग्य आहे. याचं कारण, क्वचित प्रसंगी गर्भपात करत असताना काही गुंतागुंत झाल्यास पुन्हा गर्भ राहण्यात समस्या येऊ शकते. कशाला जोखीम घ्यायची, म्हणून बऱ्याचदा हाच गर्भ मनाविरुद्ध वाढवला जातो आणि अपत्यजन्म होतो. यातील सखेद आश्चर्याचा भाग म्हणजे, असे प्रकार सुशिक्षित नवविवाहित जोडप्यांमध्ये (ही मंडळी गूगल, यू-ट्यूब वगैरे नियमित पाहणारी आणि महिन्याला लाखात पगार मिळवणारी असतात) आढळण्याचं प्रमाण जास्त

आहे. पहिल्या रात्रीचा आनंद घेण्यापूर्वी पती-पत्नीमध्ये चर्चा होऊन जर निर्णय झाला असता, तर ही वेळच आली नसती, हे त्यांना वेळ निघून गेल्यानंतर लक्षात येतं. ग्रामीण भागातील अशिक्षित किंवा कमी शिकलेल्या नवविवाहित जोडप्यांच्या आयुष्यात असे प्रसंग फारसे येत नाहीत. त्यांना आणि त्यांच्या कुटुंबियांना लग्नानंतर काही महिन्यांतच 'गुड न्यूज' हवी असते. उलट लग्नानंतर लगेचच काही महिन्यांत गर्भ न राहिल्यास त्यांना अपत्यप्राप्तीची ओढ लागते. किंबहुना, त्यांच्यात काही त्रुटी आहे की काय, अशी कुजबूज सुरू होते. 'आधीच आपलं लग्न कमी वयात झालं आहे. त्यात पुन्हा लगेच गर्भधारणा झाली, तर त्या गोष्टीचे आपल्या आयुष्यावर दूरगामी परिणाम होतील. आयुष्याचं वेळापत्रकच बदलून जाईल,' याची त्यांना जाणीवदेखील नसते. ग्रामीण भागातील जोडप्यांचं हे अज्ञान दूर करून, पहिलं अपत्य लग्नानंतर किमान दोन वर्षांनंतर व्हावं, हा नियम त्यांना पाळायला लावणं आणि शहरी भागातील, सुशिक्षित जोडप्यांना अपत्यजन्माच्या नियोजनाकडे अधिक गांभीर्याने पाहायला शिकवणं, ही महिलांच्या सुदृढ शरीराचा आणि मनाचा पाया रचण्यासाठीची प्राथमिक गरज आहे.

•••

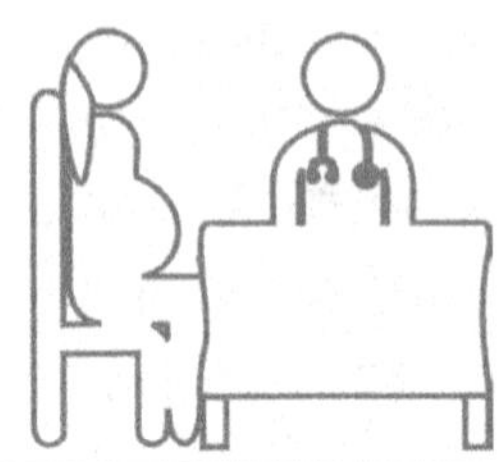

४.

गर्भवती महिलांच्या सर्वसाधारण समस्या

एखादी गर्भवती महिला जेव्हा डॉक्टरकडे नियमित तपासणीसाठी येते, तेव्हा तिला आणि तिच्याबरोबर येणाऱ्या नातेवाइकांना, 'सगळं काही ठीक आहे ना डॉक्टर? काही प्रॉब्लेम तर नाही ना?' हा धागा धरून बरंच काही विचारायचं असतं. आईच्या आणि होणाऱ्या बाळाच्या तब्येतीबद्दल काही बारीकसारीक तक्रारी असतात. गर्भवतीने काय खावं, काय खाऊ नये, कोणती कामं करावीत, कोणती करू नयेत, अशा सर्वसाधारण प्रश्नांपासून ते प्रसूती नैसर्गिक होईल की सिझेरियन सेक्शन लागेल, इथपर्यंत खूप प्रश्न असतात. दोन जिवांची काळजी असते, म्हणून पुनःपुन्हा तेच तेच प्रश्न विचारून, 'सगळं काही व्यवस्थित आहे ना,' याची त्यांना डॉक्टरकडून खात्री करून घ्यायची असते. अशा, सर्वसामान्यपणे विचारल्या जाणाऱ्या प्रश्नांची उत्तरं देणं गरजेचं आहे.

व्यायाम

गर्भधारणेच्या पूर्वी स्त्री जो व्यायाम करत असेल, तो तिने सुरू ठेवायला हरकत नाही. मात्र, नव्याने एखादा— शारीरिक ताण पडेल असा— व्यायाम सुरू करण्याची गरज नाही. चालण्याच्या व्यायामाला ही अट लागू नाही. गर्भवती

महिलेने दररोज किमान २० ते ३० मिनिटं चालण्याचा व्यायाम केला पाहिजे. आजकाल गर्भसंस्कार केंद्रात जाण्याची पद्धत सुरू झाली आहे. बाळंतपण 'नॉर्मल' व्हावं, यासाठी काही केंद्रांत व्यायाम सुचवले जातात, तर काही केंद्रांत ते करून घेतले जातात. बाळंतपणाच्या नैसर्गिक प्रक्रियेत ओटीपोट, कटिप्रदेश आणि योनीमार्गाशी संबंधित स्नायूंचा वापर होत असतो. ते स्नायू मजबूत असणं गरजेचं असतं. त्या स्नायूंच्या बळकटीसाठी सुचवलेले व्यायाम निश्चितपणे केले गेले पाहिजेत. मात्र, असे व्यायाम नियमित केल्यामुळे बाळंतपण 'नॉर्मल'च होईल, असं खात्रीलायकपणे सांगता येत नाही, हेदेखील लक्षात ठेवलं पाहिजे. ग्रामीण भागामध्ये, घरातील ज्येष्ठ महिला, गर्भवती महिलेकडून साधारणतः आठवा-नववा महिना लागल्यानंतर बाळंतपण 'नॉर्मल' होण्यासाठी मुद्दाम कष्टाची कामं करून घेतात. शहरांतही काही सासवा आपल्या सुनेवर सिझेरियनची वेळ येऊ नये, यासाठी मुद्दाम मोलकरीणला कामावरून कमी करून, सुनेकडून धुणं-भांडी, केर-फरशी यांसारखी कामं करवून घेण्याचा अतिरेक करतात. ते योग्य नाही.

आराम, झोप, थकवा, प्रवास

गर्भवती महिलेला रात्री किमान सहा ते आठ तास झोप आणि दुपारी एक ते दोन तास विश्रांती मिळाली पाहिजे. जास्त दगदग होईल अशी कामं तिने करू नयेत; पण अगदीच झोपून राहावं, असंदेखील नाही. एकदा एक गर्भवती महिला नियमित तपासणीसाठी आली होती. ती आल्या आल्या माझ्या तोंडातून शब्द बाहेर पडले, "काय म्हणता? कशी काय आहे तब्येत? वजन बरंच वाढलेलं दिसतंय!" त्यावर तिनं काही प्रतिक्रिया देण्याच्या आत तिच्याबरोबर आलेला नवरा म्हणाला, "वजन न वाढायला काय झालं? खाणं आणि आराम यांखेरीज तिसरं काहीच चालू नाहीये. मागच्या महिन्यात तुमच्याकडे तपासायला आणलं होतं, त्या दिवसानंतर आजच हिला घराच्या बाहेर काढलं आहे." स्वतःच्या पत्नीच्या बाबतीत त्यांनी केलेला शब्दप्रयोग खटकण्यासारखा होता. त्याकडे दुर्लक्ष करून मी म्हटलं, "असं का? महिनाभर घरातच?" तो म्हणाला, "हो, आम्ही तिसऱ्या मजल्यावर राहतो. लिफ्टची सोय नाही. पायऱ्या चढण्या-उतरण्याचा त्रास कशाला?" खरं पाहिलं, तर गर्भवती महिलेच्या पायऱ्या चढण्या-उतरण्यावर काही बंधन नसतं. त्या गोष्टीचा अतिरेक होऊ नये, इतकंच. एखाद्या महिलेचं गरोदरपण जोखमीचं असेल, तर डॉक्टर 'बेड रेस्ट' घेण्याचा सल्ला देतात.

बहुतेक गर्भवती महिलांवर नऊ महिन्यांच्या कालावधीत किमान दोन वेळेला तरी प्रवास करण्याची वेळ येत असते. डोहाळजेवणासाठी, बाळंतपणासाठी माहेरी जायचं असतं. त्यामुळे 'प्रवास केला तर चालेल ना?' हा प्रश्न विचारला जातोच. सर्वसाधारणपणे पहिल्या तीन महिन्यांत आणि नवव्या महिन्यात प्रवास टाळलेला बरा. प्रवास करायचाच झाला, तर ट्रेनला प्राधान्य दिलं पाहिजे. रस्ता चांगला नसल्यास कारने अथवा बसने प्रवास करू नये. गरोदरपणात विमानाने प्रवास करायला हरकत नाही. शेवटच्या महिन्यात मात्र तोही टाळला पाहिजे. कारने, बसने अथवा विमानाने प्रवास करताना, अनेक तास बसून राहिल्याने, पायाकडून हृदयाकडे अशुद्ध रक्त वाहून नेणाऱ्या रक्तवाहिनीत रक्ताची गुठळी तयार होण्याची शक्यता असते. म्हणून असा प्रवास टाळायचा असतो.

छातीत जळजळ

गर्भवती महिलांच्या छातीत बऱ्याचदा जळजळ होत असते. जठरातील अन्नपदार्थ पचनक्रियेनंतर पुढं ढकलले जाण्याऐवजी ते, अन्ननलिकेचा खालचा भाग थोड्या प्रमाणात सैल झाल्यामुळे, परत येतात. आकाराने वाढलेल्या गर्भाशयाचा दाब खालून जठरावर पडल्याने जठराचं आकारमान तात्पुरतं कमी होतं; त्यामुळे असा त्रास होत असतो. एकदाच पोटभर जेवण्याऐवजी, कमी प्रमाणात, पण जास्त वेळेला (दिवसातून चारपाचदा) जेवल्याने ही समस्या कमी होऊ शकते. पाठीवर झोपण्यापेक्षा एका कुशीवर झोपल्यानेही हा त्रास कमी होण्यास मदत होते. जाडजूड उशीचा उपयोग करून, डोक्याकडचा भाग उंच करून पाठीवर झोपलं, तरीसुद्धा हा त्रास कमी होऊ शकतो.

पोट दुखणं

'अधूनमधून पोट दुखतंय,' किंवा 'पोटात गच्च होतंय; नेमकं काय होतंय ते सांगता येत नाही,' अशा भाषेत काही रुग्ण तक्रार करतात. गरोदरपणात ज्या ज्या वेळेस पोटात दुखतं, त्या त्या प्रत्येक वेळेस ते दुखणं गर्भधारणेशी संबंधितच असतं, असं नाही. पोटात अशी अस्वस्थता पचनक्रिया बिघडल्यामुळेदेखील निर्माण होऊ शकते. काही रुग्णांना रक्तवाढीसाठी म्हणून दिली गेलेली लोहाची (आयर्न) गोळी सहन होत नाही. त्या गोळीमुळे त्यांची अॅसिडिटी वाढू शकते; बद्धकोष्ठतेचा त्रास होऊ शकतो; शौचास पातळ होऊ शकते. ती गोळी घेणं थांबवल्यानंतर पोटाचा

त्रास कमी होतो. गर्भ राहिल्यापासून ते बाळंतपण होईपर्यंत गर्भाशय आखडणं आणि सैल होणं, ही एक नैसर्गिक प्रक्रिया सुरू असते. या प्रक्रियेची जाणीव प्रत्येक वेळेला रुग्णाला होतेच, असं नाही. जेव्हा गर्भाशय अधिक तीव्रतेने आखडतं, तेव्हा रुग्णाला पोट गच्च झाल्यासारखं वाटू शकतं. गर्भाशयाच्या अशा आखडण्याने अथवा गच्च होण्याने गर्भाशयाचं मुख उघडलं जाऊन बाळंतपणाची सुरुवात होत नसते. बोलीभाषेत याला 'कच्च्या कळा' असं म्हणतात. खऱ्याखुऱ्या बाळंतपणाच्या कळा आणि कच्च्या कळा यांमध्ये फरक असतो. कच्च्या कळा पहिलटकरणींत जास्त असतात. त्या बाळंतपणाच्या खऱ्याखुऱ्या कळांच्या दोनतीन आठवडे अगोदर येतात आणि जातात. नववा महिना पूर्ण होण्याच्या सुमारास असा त्रास वारंवार होत असल्यास डॉक्टर 'आतून' तपासणी करून गर्भाशयाचं मुख उघडलं गेलं नाही ना, याची खात्री करून घेत असतात. क्वचित प्रसंगी नऊ महिने पूर्ण होण्याअगोदर, अशा प्रकारे पोट गच्च होऊन, गर्भाशयाचं मुख उघडलं जाऊन बाळंतपण सुरू होऊ शकतं.

पाठदुखी आणि कंबरदुखी

भारतीय स्त्रियांमध्ये त्यांच्या रोजच्या कामाच्या पद्धतीमुळे आणि व्यायामाच्या अभावामुळे पाठदुखी आणि कंबरदुखीची समस्या सर्वसामान्यपणे आढळते. गर्भवती असताना— विशेषतः शेवटच्या तीन महिन्यांत— कंबर दुखत नाही, असं सहसा होत नाही. त्याचं कारण म्हणजे, गर्भामुळे पोटाचा आकार वाढतो आणि त्याचा ताण पाठीच्या आणि कमरेच्या मणक्यांवर पडल्यामुळे गर्भवतीचा चालतानाचा आणि उभं राहतानाचा पवित्रा बदलतो. त्यामुळे पाठदुखीची आणि कंबरदुखीची तक्रार सतत सुरू राहते. खाली पडलेली वस्तू समोर वाकून उचलण्यापेक्षा ती खाली बसून उचलल्याने किंवा बसताना पाठीला आणि कमरेला आधार देण्यासाठी उशी घेतल्याने ही तक्रार आटोक्यात राहते. पाठ, कंबर दुखत असल्यास किंवा एकच पाय कमरेपासून ते घोट्यापर्यंत तीव्रतेने दुखत असल्यास अस्थिरोगतज्ज्ञाचा सल्ला घेऊन उपचार करावेत.

पाय दुखणं

गर्भवती महिलांची तपासणी करताना डॉक्टर विचारतात, "काय म्हणते तब्येत? काही त्रास तर नाही ना?" या प्रश्नाचं उत्तर सहसा, "त्रास तर तसा काही विशेष

नाही; पण रात्री पाय फार दुखतात," असं असतं. बऱ्याच गर्भवती महिलांच्या पोटऱ्या रात्री दुखत असतात. काही जणींना त्यामुळे झोप लागत नाही. बहुदा रक्तातील कॅल्शिअमचं प्रमाण कमी झाल्यामुळे पाय दुखतात. मॅग्नेशिअम, पोटॅशिअमसारख्या क्षारांचं प्रमाण कमी झाल्यानेदेखील पाय दुखू शकतात. कॅल्शिअमच्या गोळ्या, लिंबू सरबत, ताज्या फळांचा रस घेण्याने हा त्रास कमी होतो.

आहार

गर्भावस्थेमध्ये काय खावं आणि काय खाऊ नये, याची चर्चा घराघरांतून होत असते. घरात कुणीतरी कुठं तरी काही वाचलेलं असतं. आजकाल तर जवळपास प्रत्येक सुशिक्षित व्यक्ती 'गूगल' करून माहिती मिळवत असते. त्या माहितीच्या आधारे गर्भवती महिलेला खाण्यापिण्याच्या बाबतीत सूचना दिल्या जातात. त्या सर्व योग्य असतीलच, असं नाही. पहिल्या तीन महिन्यांत बऱ्याच गर्भवती महिलांना मळमळ-उलट्यांचा त्रास होतो. काहीही खावंसं वाटत नाही. अन्नाकडे बघावंसंदेखील वाटत नाही. या परिस्थितीत घरातील आई किंवा सासू काळजीच्या सुरात सांगतात, "हिला पाणीसुद्धा पचत नाही; काहीतरी करा." यावर डॉक्टरांनी जो काही उपाय आणि आहारासंबंधीची पथ्यं सांगितली असतील, ती नातेवाइकांनी गर्भवतीला पाळायला लावली पाहिजेत. पहिल्या तीन महिन्यांत मळमळ-उलट्यांचा त्रास असणाऱ्या महिलांनी सकाळी उठल्यावर दात घासून उपाशीपोटी डॉक्टरांनी दिलेली गोळी घोटभर पाण्यासोबत घ्यावी. त्यानंतर काही वेळाने दिवसाची सुरुवात एखाद्या कोरड्या खाद्यपदार्थाने करावी, उदाहरणार्थ, (गोड) बिस्किट्स किंवा शक्य असल्यास सुका मेवा. पोहे, उपमा, इडली हे नाश्त्याचे सर्वसाधारण पदार्थ टाळावेत. शिळं काही खाऊ नये. पाणी, ताक, लिंबू सरबत, नारळाचं पाणी किंवा अन्य कोणत्याही फळाचा रस अगदी सावकाशपणे प्यावा. गटागटा पिऊ नये; अन्यथा उलटी होऊ शकते.

हे उपाय करूनही काही महिलांचा मळमळ-उलट्यांचा त्रास पूर्णपणे कमी होत नाही. काही प्रमाणात तो शिल्लक राहतो. तो चौथ्या महिन्यानंतर आपोआप कमी होतो. क्वचित प्रसंगी मळमळ-उलट्यांचा त्रास नेहमीच्या उपचारांनी कमी होत नाही. सतत उलट्या सुरूच राहतात. अशा वेळी गर्भवतीला रुग्णालयामध्ये दाखल करून उपचार करावे लागतात. मनावर ताण असलेल्या गर्भवती महिलांचा मळमळ-उलट्यांचा त्रास लवकर कमी होत नाही, असं लक्षात आलं आहे.

गर्भधारणा राहिल्या राहिल्या लगेचच त्या महिलेने खूप काही पौष्टिक खाल्लं पाहिजे, असं नसतं. वास्तविक पाहता, गर्भाच्या वाढीसाठी जो काही ज्यादा आहार दिला पाहिजे, त्याची गरज चौथ्या महिन्यानंतर असते. तोवर मळमळ-उलट्यासुद्धा आपोआप कमी झालेल्या असतात. त्यामुळे गर्भवती व्यवस्थित जेवण आणि आवश्यक तो आहार घेऊ शकते.

बाळाच्या वाढीसाठी लागणारा रक्तपुरवठा हा गर्भवती महिलेला स्वतःच्या रक्तातून करावा लागतो. वेगळ्या शब्दांत सांगायचं तर, 'आईचं रक्त शोषून' बाळ आईच्या पोटात वाढत असतं. बाळामुळे वाढलेली ही रक्ताची मागणी पूर्ण करण्याकरिता निसर्ग आईच्या रक्ताच्या साठ्यात योग्य त्या प्रमाणात वाढ करत असतो. ही वाढ व्यवस्थित व्हावी आणि योग्य प्रमाणात बाळाला रक्तपुरवठा व्हावा, या निसर्गाच्या व्यवस्थेला पूरक आहाराची गरज असते. अर्थात, आईचं हिमोग्लोबिन वाढावं यासाठी आहारात काही अन्नपदार्थांचा समावेश मुद्दाम करावा लागतो.

सामान्यपणे, गूळ, शेंगदाणे, बीट जास्त प्रमाणात खावेत, असा समज समाजात आहे. रक्तवाढीसाठी लोहाबरोबरच 'क' जीवनसत्त्व, 'ब-१२' जीवनसत्त्व या घटकांचीही गरज असते. गूळ-शेंगदाण्याच्या लाडवांपेक्षा बाजरी-सोयाबीनमध्ये लोहाचं प्रमाण जास्त असतं. उदाहरणार्थ, १०० ग्रॅम बाजरीमध्ये ८ मिलिग्रॅम लोह असतं. १०० ग्रॅम गुळामध्ये ३ मिलिग्रॅम आणि १०० ग्रॅम शेंगदाण्यांत ४.५८ मिलिग्रॅम इतकं लोह असतं. १०० ग्रॅम बाजरीच्या दोन भाकरी एखादी व्यक्ती सहज खाऊ शकते; पण १०० ग्रॅम गूळ आणि १०० ग्रॅम शेंगदाणे दररोज खाणं अवघड आहे. म्हणून 'हिमोग्लोबिन वाढण्यासाठी दररोज बाजरीच्या भाकरी खात जा,' असा सल्ला आम्ही देतो. असा सल्ला दिल्याबरोबर क्षणाचाही विलंब न करता, 'बाजरी तर उष्ण असते ना हो, डॉक्टर!' अशी प्रतिक्रिया जवळपास १०० टक्के वेळेला येते. वास्तविक पाहता, आधुनिक वैद्यकशास्त्रात आहारातील एखादा पदार्थ उष्ण किंवा थंड असणं ही संकल्पनाच नाही. त्यामुळे बाजरीच्या भाकऱ्या खायला हरकत नाही.

गर्भवती महिलांना पौष्टिक आहार म्हणून कौतुकाने सुका मेवा दिला जातो. काजू-बदामांपेक्षा मनुका-खजूर खाल्ल्यानं जास्त प्रमाणात लोह मिळतं, हे लक्षात ठेवलं पाहिजे. आवळा, लिंबू, चिंच, संत्री या फळांमध्ये 'क' जीवनसत्त्वाचं प्रमाण जास्त असतं; म्हणून रक्तवाढीच्या गोळ्यांसोबत या आंबट फळांचा आहारात समावेश करावा. 'ब-१२' जीवनसत्त्वासाठी पालेभाज्या, दही-दूध, अंकुरित मूग-

मटकी यांचा समावेश आहारात असावा. गर्भवती महिलांनी पाणीपुरी, पावभाजी, मंचूरियन, पिझ्झा यासारखं 'जंक फूड' खाणं टाळावं. याचं कारण, या पदार्थांमध्ये एक तर पोषक घटकांचा समावेश नसतो आणि 'बाहेरच्या' अन्नपदार्थांतून जंतुसंसर्ग होऊन पोट बिघडू शकतं.

पायावर सूज

"डॉक्टर, आजकाल पायावर सूज येत आहे," अशी तक्रार रुग्णाने करताच, डॉक्टरने काही उत्तर देण्याच्या आत, रुग्णाबरोबर आलेली आई किंवा सासू, "गरोदर बायकांना पायावर सूज येतच असते गं, त्यात काय एवढं?" असं म्हणून टाकते. बऱ्याचदा पायावर थोडीफार सूज आल्यास काळजीचं कारण नसतं. हे जरी खरं असलं, तरी पायावर सूज येण्याबद्दलची अधिकची माहिती सर्व संबंधितांना असली पाहिजे. गर्भवती महिलेच्या पायावर किंवा चेहऱ्यावर सूज येणं, ही नित्याच्या तक्रारींपैकी एक आहे. वास्तविक पाहता, बऱ्याच गर्भवती महिलांच्या पायावर सातव्या महिन्यानंतर सूज येत असते. काही महिलांच्या चेहऱ्यावर सकाळी उठल्या उठल्या सूज दिसते आणि काही वेळानंतर ती कमी होते. काही महिलांच्या पायावर संध्याकाळच्या सुमारास सूज येते. पायावर किंवा चेहऱ्यावर येणारी सूज ही बऱ्याचदा एक सामान्य बाब असू शकते.

गर्भधारणेमुळे शरीरात जे अनेक बदल होतात त्यांपैकीच एक म्हणजे शरीरात पाणी साचून राहणं. गर्भारपणात शरीरात एकंदरीतच पाणी साचून राहण्याची वृत्ती बळावते. पाय सुजतात; पण रक्तदाब सामान्य असेल, तर फारशी काळजी करण्याचं कारण नसतं. पाय सुजले आहेत आणि रक्तदाबदेखील वाढला आहे, अशा परिस्थितीत ठरावीक उपचार करावे लागतात. गर्भवतीच्या शरीरात हिमोग्लोबिनचं प्रमाण कमी असेल (ॲनिमिया), तरीसुद्धा तिच्या पायावर सूज येऊ शकते. ॲनिमियामध्ये बऱ्याचदा लघवीवाटे शरीरातून प्रथिने बाहेर टाकली जातात. त्यामुळेदेखील चेहऱ्यावर आणि पायावर सूज येऊ शकते.

आकाराने वाढत जाणाऱ्या गर्भाशयाचा दाब शरीरातील मुख्य रक्तवाहिनीवर पडल्यामुळेदेखील पायावर सूज येऊ शकते. त्याला उपचारांची फारशी गरज नसते. डाव्या किंवा उजव्या कुशीवर झोपल्यास हा दाब कमी होऊन सूज ओसरायला मदत होते. 'गर्भवतीच्या पायावर सूज तर येतच असते; त्यासाठी लगेच डॉक्टरकडे जाण्याची काय गरज,' असं म्हणून घरी बसणं अयोग्य आहे.

कोणती सूज 'नॉर्मल' आहे आणि कोणती नाही; सुजेबरोबर रुग्णाचा रक्तदाब वाढला आहे का; लघवीत दोष निर्माण झाला आहे का, आदी बाबी डॉक्टरकडे जाऊन तपासणी केल्याशिवाय कळत नाहीत.

वजनवाढ

गर्भधारणेच्या कालावधीत गर्भवती महिलेचं वजन नियमितपणे वाढत आहे की नाही, हे पाहण्याची उत्सुकता रुग्णाला आणि नातेवाइकांना खूप असते. जन्मणाऱ्या बाळाचं वजन योग्य असावं; किंबहुना, जन्मल्यानंतर ते गुटगुटीत दिसावं, ही प्रत्येक गर्भवतीची इच्छा असते. गर्भधारणेच्या दुसऱ्या-तिसऱ्या महिन्यापासूनच वजन वाढलंय की नाही, हे पाहण्याची तिची इच्छा असते. वास्तविक पाहता, पहिल्या तीन महिन्यांत बऱ्याच गर्भवतींना मळमळ-उलट्यांचा त्रास होत असल्यामुळे, त्यांचा रोजचा आहारच कमी झालेला असतो. त्यामुळे पहिल्या तीन महिन्यांत वजन वाढण्याऐवजी कमी होतं. असं झाल्यास, वजन वाढलं नाही म्हणून काळजी करायची गरज नसते. चौथ्या महिन्यापासून वजन वाढायला सुरुवात होते.

नऊ महिन्यांच्या कालावधीत सरासरी ११ किलोग्रॅम वजन वाढत असतं. पहिल्या तीन महिन्यांत १ किलोग्रॅम, तर दुसऱ्या आणि तिसऱ्या तिमाहीत प्रत्येकी पाच किलोग्रॅम असं वजनवाढीचं सर्वसाधारण गणित असतं. गर्भधारणेच्या कालावधीत नियमितपणे (महिन्यातून एकदा) वजन तपासून पाहिलं पाहिजे. चौथ्या-पाचव्या महिन्यानंतर वजन दर महिन्याला २ किलोग्रॅमपेक्षा जास्त वाढत असेल, तर गर्भधारणेच्या संदर्भात काही समस्या निर्माण होण्याची शक्यता असते. अपेक्षेप्रमाणं वजन वाढत नसेल, तर ते बाळाची वाढ जशी व्हायला पाहिजे तशी होत नसल्याचं लक्षण असू शकतं. गर्भधारणेच्या आधी वजन किती होतं, हे माहीत असेल, तर गर्भधारणेच्या कालावधीत वजन योग्य प्रमाणात वाढत आहे की नाही, हे नीट समजू शकतं.

श्वेतप्रदर

काही गर्भवती महिला श्वेतप्रदरामुळे (White discharge) वैतागलेल्या असतात. प्रत्येक स्त्रीच्या योनीमार्गात थोडासा ओलावा हा असतोच. गरोदरपणात, संप्रेरकांमध्ये बदल झाल्यामुळे, गर्भाशयाच्या मुखात असलेल्या ग्रंथी चिकट असा एक द्रवपदार्थ थोड्या जास्त प्रमाणात तयार करतात. त्यामुळे गर्भवती महिलांना

गर्भवती महिलांचं डॉक्टरकडे जाऊन तपासणीचं एक सर्वसाधारण वेळापत्रक असतं. सुरुवातीला पाळी चुकल्यानंतर गर्भधारणा आहे किंवा नाही; असेल तर ती गर्भाशयातच आहे की नाही; गर्भात हृदयाची हालचाल चालू झाली आहे की नाही, या निदानाच्या संदर्भात डॉक्टरकडे जावं लागतं. त्यानंतर गर्भ १२ आठवड्यांचा झाल्यानंतर (तीन महिन्यांनंतर) एक सोनोग्राफी करणं अनिवार्य असतं. गर्भवती महिलेचं हिमोग्लोबिन किती आहे, रक्तगट कोणता आहे, तिला मधुमेह किंवा थायरॉइडची समस्या आहे किंवा नाही याच्या आणि अन्य काही रक्ताच्या तपासण्या केल्या जातात. तीन महिन्यांनंतर सातव्या महिन्यापर्यंत दर महिन्याला डॉक्टरकडे जाऊन तपासणी करणं अपेक्षित असतं. गर्भ सर्वसाधारणपणे १८ ते २० आठवड्यांचा (पाच महिन्यांचा) झाल्यानंतर एक सोनोग्राफी केली जाते, तीदेखील अनिवार्य असते. या कालावधीपर्यंत बाळाचे सर्व अवयव तयार झालेले असतात, असं म्हणायला हरकत नाही. गर्भाच्या एखाद्या अवयवात जन्मदोष तर नाही ना, याचा शोध या सोनोग्राफीत घेतला जातो. सातव्या महिन्यानंतर दर १५ दिवसांनी आणि नववा महिना लागल्यानंतर दर आठवड्याने डॉक्टरकडे तपासणीसाठी जाणं अपेक्षित असतं. पाचव्या महिन्याची सोनोग्राफी 'नॉर्मल' असल्यास पुढील सोनोग्राफी डॉक्टर आवश्यकतेप्रमाणं करायला सांगतात.

श्वेतप्रदराची जाणीव होत असते. या त्रासासाठी सहसा उपचाराची गरज नसते. खूप जास्त प्रमाणातील, दुर्गंध येणाऱ्या श्वेतप्रदरावर उपाय करावे लागतात.

स्ट्रेच मार्क्स

डॉक्टर्सच्या दृष्टिकोनातून कमी महत्त्वाची, परंतु गर्भवती महिलांसाठी संवेदनशील बाब म्हणजे स्ट्रेच मार्क्स. गरोदरपणात शरीरात चरबीचं प्रमाण वाढत असतं. गर्भाशयाचा आकार वाढत असल्यामुळे पोटाच्या त्वचेखालील वाढलेल्या चरबीवर ताण येतो आणि तिथं सूक्ष्म अशी इजा होते. तिचंच रूपांतर 'स्ट्रेच मार्क्स'मध्ये होतं. असा बदल फक्त पोटावरच्या त्वचेमध्येच होतो असं नाही; तर स्तनांवरच्या, मांड्यांवरच्या त्वचेमध्येदेखील तो झालेला आढळतो. पोटावरचे स्ट्रेच मार्क्स अर्थातच सौंदर्याच्या दृष्टिकोनातून मान्य होण्यासारखी बाब नाही.

बाजारात उपलब्ध असलेल्या कोणत्याही मलमाचा वापर करून स्ट्रेच मार्क्स पडण्यावर प्रतिबंध घालता येत नाही. बाळंतपणानंतर सर्वसाधारणपणे सहा आठवड्यांत, गर्भावस्थेत झालेले शारीरिक बदल पूर्वपदावर येतात. तसंच स्ट्रेच मार्क्सदेखील गायब होतात. बाळंतपणानंतर डॉक्टरच्या सल्ल्याने फिटनेस कार्यक्रम सुरू केला, तर स्ट्रेच मार्क्स लवकर गायब होण्यास मदत होते.

गर्भधारणा आणि स्मार्टफोनचा वापर

गर्भधारणा असो अथवा नसो, स्मार्टफोनचा वापर सगळ्यांनीच मर्यादित प्रमाणात केला पाहिजे. असं असलं, तरी गर्भधारणेच्या कालावधीत स्मार्टफोनच्या अती वापराचा होणाऱ्या बाळाच्या आरोग्यावर विपरीत परिणाम होऊ शकतो, असं अजून सिद्ध झालेलं नाही.

नोकरी/व्यवसाय आणि गर्भधारणा

शिक्षणाचं प्रमाण वाढल्यामुळे पूर्वीच्या तुलनेत महिलांमध्ये नोकरी किंवा व्यवसाय करणाऱ्यांची संख्या वाढत आहे. मोठ्या शहरांतून अनेक महिला वैद्यकीय, अभियांत्रिकी, कायदा, शिक्षण अशा विविध क्षेत्रांत काम करतात. ग्रामीण भागातील काही गर्भवती महिलांना तर शेतात काम करावं लागतं. त्यांची शारीरिक आणि मानसिक ओढाताण होत असते. ज्यांना 'वर्क फ्रॉम होम'ची सुविधा आहे, त्यांचं ठीक आहे; पण ज्यांना ऑफिसमध्ये किंवा कंपनीत जावं लागतं, त्यांचे काही ठरलेले प्रश्न असतात. उदाहरणार्थ, 'मी दुचाकी चालवू शकते का?', 'वर्गात ४० मिनिटं उभं राहून शिकवावं लागतं, ते चालेल ना?', 'अनेक तास लॅपटॉपसमोर बसून राहावं लागतं. त्यामुळे पायावर सूज येईल का?' आदी गर्भधारणेशी संबंधित काही जोखीम नसेल, तर दुचाकी चालवायला, ४० मिनिटं उभं राहून शिकवायला किंवा शेतात काम करायलाही काही हरकत नसते. काही ठरावीक केसेसमध्ये, उदाहरणार्थ, पूर्वी गर्भपात झाला असेल, आत्ताच्या गर्भधारणेत रक्तदाब वाढला असेल, वगैरे परिस्थितींत डॉक्टर काही सूचना देतात; *त्या पाळायच्या असतात.*

●●●

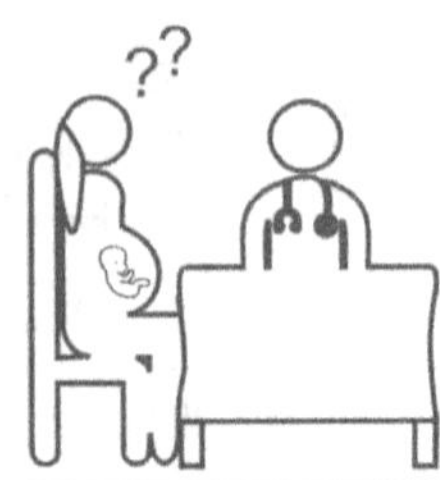

५.

'बाळ सुरक्षित आहे ना?'

'बाळ सुरक्षित आहे ना?' या एका प्रश्नाच्या अनुषंगाने अनेक उपप्रश्न गर्भवती महिला आणि तिच्या नातेवाइकांकडून विचारले जात असतात. या प्रश्नाचं उत्तर नीट आणि सविस्तर दिलं पाहिजे, असं मला वाटतं. साधारणपणे तीस-पस्तीस वर्षांपूर्वी सोनोग्राफीचा आणि रक्ताच्या विविध तपासण्यांचा वापर सर्रास सुरू झाला नव्हता. त्या काळात 'बाळाची वाढ व्यवस्थित होत आहे की नाही?' या प्रश्नाचं उत्तर डॉक्टरांना केवळ शारीरिक तपासणी करूनच द्यावं लागत असे. आता गरोदरपण आणि बाळंतपणाच्या नैसर्गिक प्रक्रियेची माहिती डॉक्टरांना आणि रुग्णांना अधिक सविस्तरपणे समजू शकते.

बाळाची होणारी हालचाल आणि त्याची होणारी जाणीव ही गर्भवती महिलेसाठी कुतूहलाची बाब आहे, तसाच तो एक अद्भुत असा अनुभवही आहे. गर्भाशयात बाळ जिवंत आहे, याचा रुग्ण तसंच डॉक्टरांसाठीचा तो एक संकेत आहे. एकदा एका पहिलटकरणीने विचारलं, "माझ्या पोटात बाळाची जी हालचाल होतीये ना, त्यामुळे माझं पोट दुखतंय. काही होणार तर नाही ना?" मी विचारलं, "कितवा महिना आहे?" ती म्हणाली, "तिसरा." तिसऱ्या महिन्यात गर्भाच्या काही सूक्ष्म हालचाली होतात; पण त्या जाणवत नाहीत. पहिलटकरणीला बाळाच्या हालचालींची अनुभूती पहिल्यांदा पाचव्या महिन्यात होऊ शकते. बाळाने हालचाल केल्यामुळे पोटात दुखत नसतं.

"बाळ रोज जसं फिरतं, तसं या एकदोन दिवसांत फिरत नाहीये, डॉक्टर. जरा कमी फिरतंय. काही प्रॉब्लेम तर होणार नाही ना?' असा प्रश्न जेव्हा गर्भवती विचारते, तेव्हा डॉक्टरला सतर्क व्हावं लागतं. अशा वेळेस सर्वप्रथम डॉक्टर स्टेथोस्कोपने बाळाचे ठोके ऐकतात किंवा डॉप्लर नावाच्या यंत्राने बाळाचे ठोके रुग्णाला आणि नातेवाइकांना ऐकवतात. बाळ कमी फिरत आहे, हे एक वेळेस ठीक आहे; पण अजिबातच फिरत नाही, अशी तक्रार घेऊन जेव्हा रुग्ण डॉक्टरकडे येतो, तेव्हा बाळाच्या हृदयाचे ठोके ऐकायला येईपर्यंत, डॉक्टरच्याही जिवात जीव नसतो!

आता जमाना सोनोग्राफीचा आहे. डॉक्टर सोनोग्राफी आणि डॉप्लर (कलर सोनोग्राफी) तात्काळ करून बाळ सुरक्षित आहे की नाही, हे सांगू शकतात. आज जरी सोनोग्राफीची सुविधा उपलब्ध झाली असली, तरी प्रत्येक वेळेस सोनोग्राफी करणं शक्य होत नाही. त्याऐवजी ठरावीक पद्धतीने बाळाच्या हालचालींची नोंद ठेवण्याने बाळाच्या सुरक्षिततेचा अंदाज येऊ शकतो. उदाहरणार्थ, सकाळी नऊ वाजल्यापासून ते रात्री नऊ वाजेपर्यंतच्या १२ तासांत किती वेळा बाळाची हालचाल जाणवली, याची नोंद गर्भवती महिला ठेवू शकते. असं सलग दोन दिवस करायचं. बारा तासांत जर १०पेक्षा कमी वेळा बाळ फिरलं असेल, तर सोनोग्राफी करायला हरकत नाही. गर्भावस्थेच्या २८ आठवड्यांनंतर, बारा तासांत एकदाही हालचाल न जाणवल्यास, दुसऱ्या दिवसाची वाट पाहायची नाही. लगेच सोनोग्राफी करायची.

बाळाची हालचाल पूर्णपणे बंद झाल्यानंतर, बाळ गर्भाशयात 'गेलं' असण्याची शक्यता दाट असली, तरी हृदयाचे ठोके बंद पडण्यासाठी साधारणतः २४ तासांचा अवधी लागतो. डॉक्टरच्या दृष्टिकोनातून, बाळाचे प्राण वाचवण्याचे प्रयत्न करण्यासाठी हा वेळ महत्त्वाचा असतो. बाळाची हालचाल कमी जाणवते, याचा अर्थ प्रत्येक वेळेला परिस्थिती गंभीरच असते, असं नाही. काही कारणांमुळे बाळाच्या भोवतालच्या पाण्याचं (गर्भजलाचं) प्रमाण कमी झालं असेल, तर बाळ नेहमीपेक्षा कमी फिरतं. गर्भजल कमी असल्यामुळे बाळाला हालचाल करण्यासाठी जागा कमी पडते. अर्थात, हे सर्व सोनोग्राफी करूनच नक्की करावं लागतं. गर्भजल का कमी झालं, याचं उत्तर शोधून त्यावर उपचार करावे लागतात. नक्की कारण प्रत्येक वेळेला सांगता येईलच, असं नाही.

बाळ गर्भाशयात सुरक्षित आहे किंवा नाही, हे तपासण्यासाठी आजकाल सोनोग्राफीशिवाय आणखी एक तपासणी केली जाते. तिचं नाव आहे, इलेक्ट्रॉनिक मॉनिटरिंग ऑफ फीटल हार्ट रेट (नॉन-स्ट्रेस टेस्ट). या तपासणीत, २० मिनिटांसाठी

बाळाच्या हृदयाच्या गतीवर बाळाच्या हालचालींचा कसा परिणाम होतो, याचा आलेख मुद्रित होतो. त्या आलेखाचा अभ्यास करून बाळ पोटात सुरक्षित आहे किंवा नाही, याचा अंदाज बांधला जातो.

गरोदरपणात सोनोग्राफी करून बाळाच्या सुरक्षिततेच्या दृष्टीने माहिती मिळवणं, हे एक वरदानच आहे, यात शंका नाही. मात्र, सोनोग्राफीचे रिपोर्ट्स वाचून, काही वेळेला रुग्ण आणि नातेवाईक गोंधळून जातात आणि विनाकारण काळजी करतात, ही सोनोग्राफीबद्दलची अडचणदेखील आहे. उदाहरणार्थ, शेवटची पाळी कोणत्या तारखेला आली होती, यावरून बाळंतपणाची अपेक्षित तारीख काढण्याचं एक सूत्र आहे. त्याप्रमाणं डॉक्टर अपेक्षित तारीख अमुक आहे, असं सांगतात. मात्र, सोनोग्राफीच्या रिपोर्टप्रमाणं बाळंतपणाची एक वेगळीच तारीख दिली जाते. मग कोणती तारीख नक्की समजावी, असा प्रश्न पडतो. वास्तविक पाहता, कोणत्याही पद्धतीने काढलेली तारीख ही नक्की नसते आणि ती तशीच असणं अपेक्षित असतं. दोन तारखांमध्ये जर १० किंवा त्यापेक्षा कमी दिवसांचं अंतर असेल, तर काळजी करण्याचं कारण नसतं. मात्र, दहा दिवसांपेक्षा अधिक अंतर असेल, तर मग सोनोग्राफीच्या तारखेत एवढा फरक का, याचं कारण शोधावं लागतं.

सोनोग्राफीच्या रिपोर्टनुसार, बाळाच्या भोवतालचं पाणी कमी झालं असेल, तर मग काय होईल, ही चिंता रुग्ण आणि नातेवाइकांना लागून राहते. याबद्दल असं सांगता येईल, की गर्भाभोवतालचं पाणी योग्य प्रमाणात आहे की नाही, याचं मोजमाप सोनोग्राफीद्वारे केलं जातं. 'ॲम्निऑटिक फ्लुइड इंडेक्स' तपासला जातो. तो ५ सेंटिमीटर किंवा त्यापेक्षा कमी असेल, तर गर्भजल कमी झालंय, असं म्हणतात. तो जर ५ ते ८ सेंटिमीटरच्या दरम्यान असेल, तर सावधानतेचा एक इशारा आपल्याला मिळतो. त्याप्रमाणं उपचार सुरू करता येतात. उपचारातील मुख्य भाग म्हणजे, गर्भवती महिलेने भरपूर पाणी पिणं. चहा, दूध, कॉफी, ताक, सरबत, साधं पाणी, नारळाचं पाणी वगैरे मिळून २४ तासांत किमान ३ ते ४ लिटर द्रवपदार्थ तिने घेतले पाहिजेत.

सोनोग्राफी रिपोर्ट वाचल्यानंतर आणखी एका बाबतीत लोकांच्या मनात प्रश्न निर्माण होतो. ती बाब म्हणजे, 'बाळाच्या गळ्याभोवती नाळेचा वेढा आहे, त्यामुळे बाळाच्या जिवाला काही धोका नाही ना?' याबाबतीत असं सांगता येईल, की गर्भजलामध्ये बाळाची सतत हालचाल सुरू असते. या हालचालीदरम्यान नाळेचा वेढा बाळाच्या गळ्याभोवती पडू शकतो. तो बाळाच्या हालचालींमुळे

सोनोग्राफी तंत्रज्ञानाच्या शोधामुळे आईच्या पोटात बाळ सुरक्षित आहे किंवा नाही, याबद्दलची माहिती मिळण्याच्या आघाडीवर क्रांती झाली. या तंत्रज्ञानाला अनन्यसाधारण महत्त्व प्राप्त झालं आहे. 'ब्लॅक अँड व्हाइट'बरोबर आता सोनोग्राफीच्या पडद्यावर रंगही दिसतात. सोनोग्राफिच्या बाबतीत, बाळ सुरक्षित आहे की नाही, हे बघण्यासाठी 'साधी' सोनोग्राफी करावी का 'कलर?' असा प्रश्न विचारला जातो. साधी म्हणजे साधी आणि 'कलर' म्हणजे भारीची, असा अर्थ लोक काढतात. वास्तविक पाहता सोनोग्राफी करताना पडद्यावर जे 'कलर' दिसतात, त्यावरून बाळाला आईकडून होणारा रक्तपुरवठा योग्य पद्धतीने होत आहे किंवा नाही, याबद्दल जास्तीची माहिती मिळते. याला शास्त्रीय भाषेत 'कलर डॉप्लर' असं म्हणतात.

सुटूही शकतो. गळ्याभोवती नाळेचा वेढा आहे, याचा अर्थ सोनोग्राफी करताना तशी अवस्था होती. समजा काही तासांनंतर पुन्हा सोनोग्राफी केली, तर कदाचित नाळेचा वेढा असणारदेखील नाही. बाळंतपणाच्या अपेक्षित तारखेच्या महिना-दोन महिने अगोदर केलेल्या सोनोग्राफीमध्ये गळ्याभोवती नाळेचा वेढा दिसत असेल, तर त्याकडे विशेष लक्ष देण्याची गरज नाही. बाळंतपणाची नैसर्गिक प्रक्रिया सुरू असताना जर नाळेचा वेढा पडला असेल, तर बाळाच्या जिवाला धोका निर्माण होऊ शकतो. अर्थात, गळ्याभोवती नाळेच्या वेढ्यासहित, चांगल्या अवस्थेत, बाळ जन्माला येऊ शकतं. अपवादात्मक परिस्थितीत बाळ श्वास गुदमरलेल्या अवस्थेत जन्माला येऊ शकतं. केवळ बाळाच्या गळ्याभोवती नाळेचा वेढा आहे, म्हणून सिझेरियन केलं पाहिजे, असं नाही. मात्र, आजकाल रुग्ण, नातेवाईक आणि डॉक्टर यांपैकी कुणालाच जोखीम घ्यायची नसते. म्हणून, या कारणाकरिता सिझेरियन केलं जातं.

•••

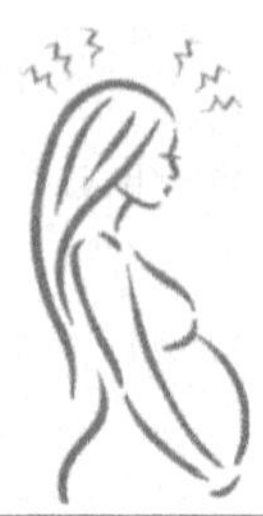

६.

भीती जन्मदोषाची

प्रसंग अपत्यजन्माचा. बाळ जन्माला आलं; व्यवस्थित रडलं. आई सुखरूप आहे; आनंदी आनंद आहे. प्रसंग तोच; पण जन्माला आलेल्या बाळात काही जन्मदोष किंवा व्यंग आहे. मग? आनंदी वातावरणाचं रूपांतर गंभीर वातावरणात होऊन जातं. कुटुंबात एक प्रकारची बेचैनी निर्माण होते. जन्मदोष असलेलं बाळ कुणालाही नको असतं. मुलगा की मुलगी, यात आपल्या काय हातात आहे? ते दैवाच्या स्वाधीन. काहीही झालं तरी चालेल; पण बाळ चांगलं असावं, बाळात काही दोष असू नये, अशी अपेक्षा असते. जन्मदोष असलेलं बाळ जन्माला येण्याची नैसर्गिक शक्यता किमान २ ते ३ टक्के असते.

'गर्भवती महिलेने ग्रहण पाहू नये; इतकेच नव्हे, तर ग्रहणाचे वेध लागल्यापासून ग्रहण सुटेपर्यंत तिने घराच्या बाहेर पडू नये. नाही तर बाळामध्ये जन्मदोष निर्माण होतात,' हा गैरसमज लोकांच्या मनातून अद्यापही म्हणावा त्या प्रमाणात गेलेला नाही. ग्रहणाच्या दिवशी किंवा अमावस्या असेल त्या दिवशी गर्भवती महिला डॉक्टरकडे तपासणीसाठी जायचं टाळतात, हे खरं आहे. त्या दिवशी शासकीय रुग्णालयांच्या प्रसूतिशास्त्र विभागांच्या बाह्यरुग्ण विभागात आणि खासगी रुग्णालयांतदेखील बऱ्यापैकी शुकशुकाट असतो. "तुमच्या तपासणीचा दिवस कालचा होता; काल का आला नाहीत?' असं विचारल्यानंतर उत्तर मिळतं, "काल ग्रहण होतं. मग हिला कसं घेऊन येणार?" त्यावर, "अहो, तसं काही नसतं. गर्भवती महिलेने ग्रहण पाहिल्यामुळे काही बिघडत नसतं.

बाळामध्ये व्यंग वगैरे काही निर्माण होत नसतं," असं डॉक्टरने सांगितल्यावर त्यांची थंड प्रतिक्रिया असते, "नसेलही; पण ग्रहण पाळल्याने काही नुकसान तर होत नाही ना? उगाच जोखीम कशाला?"

खरं तर अशा परिस्थितीत रुग्णाला आणि नातेवाइकांना ग्रहण म्हणजे सूर्य, पृथ्वी, चंद्र यांच्या सावल्यांचा खेळ असतो; त्याचा आणि जन्मदोषाचा दूरदूरपर्यंत संबंध नसतो; जन्मदोषाची कारणं ही वेगळी असतात, या गोष्टी डॉक्टरने समजावून सांगणं गरजेचं असतं. ग्रहण धोकादायक नसतं. ग्रहणामुळे कोणतेही धोकादायक किरण निर्माण होत नाहीत. अन्नपाणी दूषित होत नाही. गर्भामध्ये व्यंग निर्माण होत नाही. जन्मदोष हे जनुकीय किंवा गुणसूत्रांच्या दोषामुळे किंवा अन्य काही घटकांच्या कमतरतेमुळे निर्माण होतात. पहिल्या दोन महिन्यांत घेतलेल्या काही औषधांमुळेसुद्धा जन्मदोष निर्माण होतात. ही महत्त्वपूर्ण माहिती मध्यंतरी एका ग्रहणाच्या वेळेला, सांगली येथील महाराष्ट्र अंधश्रद्धा निर्मूलन समितीने, पृथ्वी, चंद्र आणि सूर्याच्या रंगीत आकृतींसह समाजमाध्यमांतून हजारो लोकांना पाठवली. या संस्थेने अपत्यजन्माचं समाजभान अशा पद्धतीने राखलं, हे आवर्जून नमूद केलं पाहिजे.

जन्मदोषाचा आणि गर्भवती असताना घेतल्या जाणाऱ्या औषधांचा संबंध कसा असतो, याबद्दलही इथं विवेचन केलं पाहिजे. पाळणा लांबवण्याचं कोणतंही साधन वापरलेलं नसताना जेव्हा एखाद्या महिलेची पाळी चुकते, तेव्हा डॉक्टरकडे जाऊन पाळी गर्भधारणेमुळे चुकली की अन्य काही कारणांमुळे, याची तपासणी करून त्यानुसार पुढील निर्णय घ्यायचा असतो. त्याऐवजी काही महिला, 'कदाचित दिवस गेले नसणार,' असा स्वतःच समज करून घेऊन, औषधाच्या दुकानात जाऊन पाळी येण्याच्या गोळ्या घेतात. पाळी येण्याची वाट पाहतात. गोळ्या घेऊनही पाळी आली नाही, तर डॉक्टरकडे येतात. डॉक्टर सोनोग्राफी करतात आणि सांगतात, "अमुक आठवड्यांचा गर्भ आहे. त्यामुळे गोळ्या घेऊनदेखील पाळी आलेली नाही." त्यावर ती म्हणते, "तसं तर काही झालं नव्हतं. शक्यच नाही; पण सांगता येत नाही. कदाचित एकदा… ठीक आहे. मग आता काय करायचं?" हा प्रश्न विचारल्यावर डॉक्टर सांगतात, "तुम्ही ठरवा. तुम्हाला पाहिजे असल्यास तुम्ही हा गर्भ वाढवू शकता." त्यावर ती म्हणते, "डॉक्टर, पण मी पाळी येण्यासाठी गोळ्या घेतल्या होत्या. गर्भ वाढवला, तर त्या गोळ्यांचा गर्भाच्या वाढीवर परिणाम तर होणार नाही ना?" या प्रश्नाचं सरळ उत्तर असं

आहे, "सहसा काही परिणाम होत नाही. तुमची इच्छा असल्यास तुम्ही गर्भ वाढवू शकता." थोडंसं सविस्तर उत्तर द्यायचं झाल्यास, पाळी येण्यासाठी जर 'माला-डी'सारखी इस्ट्रोजेन-प्रोजेस्टेरॉनमिश्रित गोळी घेतली असेल, तर काही होत नाही. मात्र, टेस्टोस्टेरॉन या संप्रेरकाचे काही गुणधर्म असलेली गोळी घेतली असेल, तर तो गर्भ स्त्रीजातीचा असल्यास गर्भाच्या बाह्य लैंगिक अवयवांवर परिणाम होण्याची अल्पशी शक्यता असते. काही अभ्यासांत हे आढळून आलं आहे. असं होईलच, असं नाही. गर्भधारणेनंतर ३१ दिवसांपासून ७१ दिवसांपर्यंतचा कालावधी हा बाळाच्या शरीरातील विविध अवयव तयार होण्याचा एक अतिशय महत्त्वाचा काळ असतो. या कालावधीत एखादं 'न चालणारं' औषध गर्भवती महिलेला दिलं गेलं, तर त्याचा गर्भधारणेवर विपरीत परिणाम होऊन, बाळामध्ये जन्मदोष निर्माण होऊ शकतो. गर्भधारणेच्या कोणत्या टप्प्यावर, कोणतं औषध, किती कालावधीसाठी दिलं गेलं आहे आणि त्यातील किती त्या गर्भापर्यंत पोहोचलं असण्याची शक्यता आहे, यावर जन्मदोष निर्माण होणं अवलंबून असतं.

हिवताप (मलेरिया) आणि क्षयरोग या दोन्ही आजारांचं प्रमाण आपल्या देशात लक्षणीय आहे. मलेरियासाठी दिल्या जाणाऱ्या क्लोरोक्विनच्या गोळ्या गरोदरपणात घेऊ नयेत; कारण त्यामुळे गर्भपात होऊ शकतो, असे पूर्वीच्या अभ्यासाचे निष्कर्ष होते. मात्र, या गोळ्या घेतल्याने गर्भावर काहीही दुष्परिणाम होत नाही, असं अलीकडच्या काळातील अभ्यासात आढळून आलं आहे. गर्भधारणा असताना क्षयरोग झाल्यास त्यासाठी घेतली जाणारी इंजेक्शन्स आणि गोळ्या जन्मदोष निर्माण होण्यासाठी कारणीभूत ठरतात, असं यापूर्वीचं निरीक्षण होतं. ते काही प्रमाणात आजही खरं आहे; पण आता गर्भधारणा असताना 'चालणाऱ्या' औषधांची निर्मिती झाली असल्यामुळे, गर्भवती महिलेच्या क्षयरोगावर उपचार करणं पूर्वीच्या तुलनेत सोपं आणि सुरक्षित झालं आहे.

मागील काही दशकांत सोनोग्राफीचं तंत्रज्ञान भरपूर विकसित झालं. 4D सोनोग्राफीच्या माध्यमातून, गर्भजलचिकित्सेतून गुणसूत्रांची रचना तपासून, जन्मदोषाची जवळपास पक्की खात्री करून घेता येते. तंत्रज्ञान एवढं विकसित होऊनदेखील, अजूनही अशी स्थिती आहे, की प्रत्येक जन्मदोष विसाव्या आठवड्यापर्यंत लक्षात येईलच, असं नाही. गर्भपात करण्याच्या वेगवेगळ्या सरकारमान्य पद्धती आहेत. पूर्वी गर्भावस्थेच्या फक्त विसाव्या आठवड्यापर्यंत (पाचव्या महिन्यापर्यंत) कायद्याने

गर्भपात करण्याची परवानगी होती. या कायद्यात ऑक्टोबर २०२२मध्ये सुधारणा करण्यात आली. नवीन कायद्यानुसार काही विशिष्ट परिस्थितींत चोविसाव्या आठवड्यापर्यंतदेखील गर्भपात करण्याची परवानगी मिळू शकते.

गरोदरपणात सोनोग्राफी करण्याचं महत्त्व जवळपास सगळ्यांना माहीत आहे; तरीही काही— विशेषतः ग्रामीण भागातील— लोकांना, बाळातील जन्मदोष लक्षात येण्यासाठी सोळाव्या ते विसाव्या आठवड्यापर्यंत विस्तृत सोनोग्राफी (Anomaly scan) करून घ्यायची असते, हे माहीत नसतं. माहीत असलं, तरी खेड्यातून शहरात अगदी त्याच कालावधीत ते पोहोचू शकतीलच, असं नाही. नेमक्या अशा एखाद्या गर्भवती महिलेच्या सोनोग्राफीत २४ आठवड्यांनंतर जर बाळाचं जगणं अशक्य ठरवणारा जन्मदोष आढळून आला, तर कायद्याने गर्भपात करून देता येत नाही. म्हणून, काही अपवादात्मक परिस्थितींत, २४ आठवड्यांनंतरही कायदेशीर गर्भपात करण्याची परवानगी दिली जाऊ शकते, असा बदल वैद्यकीय गर्भपाताच्या कायद्यात करण्यात आला आहे. तशी परवानगी मिळवण्यासाठीची कायदेशीर प्रक्रिया जरा किचकट आहे. असा जन्मदोष आहे, हे उशिरा लक्षात आल्यानंतर तो गर्भ वाढवताही येत नाही आणि कायद्याने गर्भपातही करता येत नाही, अशी पंचाईत होते.

एका ४२ वर्षांच्या प्रौढाचं ३९ वर्षांच्या प्रौढेशी लग्न झालं. लग्नानंतर चार-सहा महिन्यांतच तिला गर्भधारणेचे वेध लागले. तपासण्या सुरू झाल्या. निसर्गाची कृपा झाली आणि पाळी चुकली. आनंदी आनंद. मात्र, गर्भ दोन महिन्यांचा झाल्यानंतर 'डाग' लागला. पुन्हा सोनोग्राफी. सर्व काही ठीक. तिसऱ्या महिन्याच्या सोनोग्राफीत बाळाला 'डाउन्स सिंड्रोम' (वाढ खुंटलेलं, मतिमंद बाळ) झाला असावा, अशी शंका. खात्री करून घेण्यासाठी आणखी एक, 'डबल मार्कर' नावाची, रक्ताची महागडी तपासणी. तिच्या रिपोर्टनुसार 'डाउन्स सिंड्रोम' झाला असण्याची दाट शक्यता. १००% खात्री व्हावी, यासाठी दोन पर्याय होते. एक तर गर्भजलचिकित्सा करायची किंवा नॉन-इनव्हेजिव्ह प्रीनेटल टेस्ट (NIPT) नावाची रक्ताची तपासणी करायची. मग साधारणतः २५,००० खर्चाची ही तपासणीसुद्धा केली गेली. रिपोर्ट नॉर्मल. डाउन्स सिंड्रोम नाही. चला, देव पावला.

साधारणतः पाचव्या महिन्यात विस्तृत सोनोग्राफी (Anomaly scan) केली गेली. त्यात सगळं काही ठीक आहे, असं आढळलं; पण बाळाच्या उजव्या हाताच्या कोपऱ्यापासून मनगटापर्यंतचा भागच विकसित झालेला नव्हता.

शेवटी तंत्रज्ञान ते तंत्रज्ञानच. कितीही अचूकता आणावी म्हटलं, तरी काही उणिवा राहून जातात आणि— अल्प संख्येने का होईना— जन्मदोष असलेली बाळं जन्माला येतातच. अशा बाळांचं संगोपन करणं सोपं नसतं, हे माहीत असूनसुद्धा जड अंतःकरणाने त्यांचा स्वीकार करावा लागतो. शारीरिक जन्मदोष घेऊन जन्माला येणाऱ्या बाळांसंबंधी आधुनिक तंत्रज्ञान आणि संशोधन हे कौतुक करण्याइतपत विकसित झालेलं असताना, मानसिक जन्मदोषांवरील उपचारांचं तंत्र मात्र अद्याप म्हणावं तसं विकसित झालेलं नाही. अर्थात, यावर भविष्यात मानवी बुद्धी काही ना काही तोडगा काढेल, यात शंका नाही.

खांद्यापासून कोपऱ्यापर्यंतचा हात व्यवस्थित होता; पण कोपऱ्याच्या तिथंच हाताला बोटं होती. पुन्हा संकट. असा जन्मदोष असलेल्या बाळाला जन्म द्यायचा, की वैद्यकीय गर्भपात करायचा? रुग्णाची इच्छा गर्भपात करावा, अशी होती. नातेवाईक म्हणत होते, की डॉक्टर म्हणतील तसं करू. बाळ तसं सर्वार्थाने निरोगी होतं; पण उजवा हातामध्ये हे व्यंग. या व्यंगासहित बाळ जन्माला आल्यास त्याच्या जिवाला धोका असणार, असं काही नव्हतं. गर्भवती महिलेचं वय जवळपास ४० वर्षांचं. या कारणासाठी गर्भपात केला आणि पुन्हा गर्भधारणाच झाली नाही, तर? मग, हाताच्या व्यंगासहित बाळ जन्माला येऊ द्यायचं आणि जन्मानंतर, हाताच्या विशेषज्ञांचं मत घेऊन, तो जन्मदोष दुरुस्त करता येईल का ते बघायचं, असा निर्णय झाला. नऊ महिन्यांनंतर सिझेरियन करण्यात आलं. खणखणीत रडणारं, ३ किलोग्रॅम वजनाचं बाळ हाताच्या जन्मदोषासहित जन्माला आलं.

•••

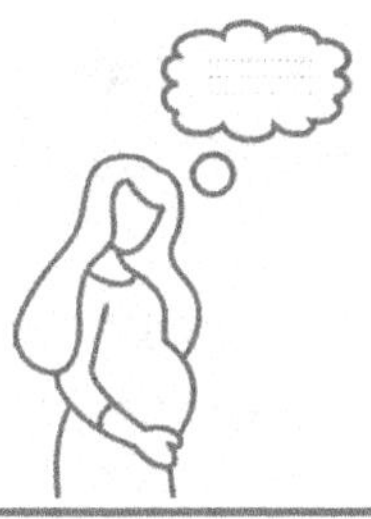

गर्भवती महिलेचं मन

गर्भधारणेच्या नऊ महिन्यांच्या लांबलचक कालावधीत, प्रत्यक्ष बाळंतपणाच्या आणि स्तन्यपानाच्या वेळेस स्त्रीच्या शरीरात जसे अनेक बदल घडून येत असतात, तसे तिच्या मनातदेखील बदल घडतात. या कालावधीत तिच्या मनात काय चालू आहे, हे पाहणं तिच्या आरोग्याच्या दृष्टीने तितकंच महत्त्वाचं असतं. या बदलाचे आपल्या जीवनशैलीवर लगेचच आणि दूरवर काय परिणाम होतील, याबद्दल जशी त्या स्त्रीच्या मनात उत्सुकता असते, तशीच तिला भीतीदेखील वाटत असते. गर्भवती महिलांना तपासत असताना, डॉक्टर्स बाळाची वाढ व्यवस्थित होत आहे की नाही आणि महिलेची शारीरिक प्रकृती समाधानकारक आहे की नाही, या दोन महत्त्वाच्या गोष्टींकडे लक्ष देतातच. त्याचबरोबर डॉक्टर्सनी तिची मानसिक अवस्था कशी आहे, हे जाणून घेऊन त्याबाबत तिला सल्ला देण्याइतपत वेळ राखून ठेवला पाहिजे, असं मला वाटतं.

काही वर्षांपूर्वी गर्भवती महिलेच्या मनाची अवस्था काय असते, याचा वेध घेण्यासाठी आम्ही एक छोटासा अभ्यास केला. त्या अभ्यासाचे निष्कर्ष आणि प्रत्यक्ष आलेले काही अनुभव वाचकांसमोर ठेवत आहे.

गर्भवती महिलांच्या मनाच्या अंतरंगाचा वेध घेण्यापूर्वी प्रथम त्यांची गर्भधारणेच्या आधीची मानसिक स्थिती समजून घेणं गरजेचं असतं. एखाद्या गर्भवतीला गर्भधारणा नकोच होती; पण नवरा, आई-वडील, सासू-सासरे यांच्या किंवा अन्य कुणाच्या तरी दबावामुळे ती गर्भ वाढवत आहे, अशी परिस्थिती तर

नाही ना, हे सर्वप्रथम जाणून घेतलं पाहिजे. ज्या गर्भवतींना मनाविरुद्ध गर्भ वाढवावा लागतो, त्यांची मनस्थिती अर्थातच गर्भधारणा आनंदाने स्वीकारलेल्यांच्या तुलनेत स्थिर असण्याची शक्यता कमी असते.

अभ्यासलेल्या महिलांची आम्ही पुढील तीन गटांत विभागणी केली :

१) पहिलटकरीण - गर्भधारणेचा अगदी पहिलाच अनुभव घेणारी महिला,

२) अनुभवी गर्भवती महिला,

३) अशी गर्भवती महिला जिला पूर्वी गर्भधारणेच्या किंवा अपत्यजन्माच्या वेळी काही त्रासदायक अनुभवातून जावं लागलं होतं. उदाहरणार्थ, पूर्वीचे वारंवार झालेले गर्भपात, पूर्वीचं सिझेरियन, बाळाचा गर्भावस्थेत असतानाच मृत्यू, एकापेक्षा जास्त गर्भधारणा आणि बाळंतपणांचा अनुभव; पण एकही बाळ जिवंत नाही अशी परिस्थिती, वगैरे. या तिन्ही गटांतील गर्भवती महिलांची मानसिक अवस्था वेगवेगळी असू शकते, हे गर्भवती महिलेच्या कुटुंबियांनी तसंच डॉक्टरांनी लक्षात घेतलं पाहिजे.

सुरुवातीला आपण पहिल्या गटातील म्हणजे पहिलटकरीण महिलांची मनस्थिती समजावून घेण्याचा प्रयत्न करू. कोणत्याही गोष्टीचा पहिला अनुभव हा बऱ्याचदा आयुष्यभर लक्षात राहतो. पहिली गर्भधारणादेखील या नियमाला अपवाद ठरू नये. नव्याने लग्न झालेल्या मुलींच्या मनावर सहसा तीन कारणांमुळे ताण येत असतो. पहिलं म्हणजे, सासरच्या अनोळखी अशा मंडळींशी जुळवून घेण्याचा ताण. दुसरं म्हणजे, शारीरिक संबंधाबद्दल वाचलेलं आणि ऐकलेलं असतं; पण हा— तसा हवाहवासा वाटणारा— अनुभव प्रत्यक्षात कसा असेल, याबद्दलची कुतूहलवजा भीती.

तिसरं म्हणजे, या दोन गोष्टींशी जुळवून घेतलं जायच्या आतच जर दिवस गेले, तर निर्माण होणारा ताण. या परिस्थितीत मनात संमिश्र भावना असतात. एकीकडे गर्भधारणेचा आनंद आणि दुसऱ्या बाजूला जबाबदारीचं ओझं. लग्नानंतर काही महिन्यांत, पाहता पाहता एका बिनधास्त आयुष्य जगणाऱ्या तरुण मुलीचं रूपांतर एका जबाबदार महिलेत— किंबहुना आईमध्ये— होण्यास सुरुवात होते. या बदलेल्या भूमिकेचा ती कितपत मनापासून स्वीकार करते, यावर गर्भारपणातील तिची मनस्थिती अवलंबून असते. आजकाल नवविवाहित तरुणींना गर्भधारणा आणि करिअर यांमधून एकाची निवड करताना प्रचंड मानसिक त्रास होतो, असं दिसून येतं. कधी ना कधी गर्भधारणेच्या अनुभवातून जायचंच आहे, असं म्हणून तिला मन मारून करिअरशी तडजोड करावी लागते. सगळं काही सुखरूप पार

पडेल की नाही, याची हुरहूर पहिलटकरणीला शेवटपर्यंत असते. गरोदरपणाच्या पहिल्या तीन महिन्यांत सर्वसाधारणपणे ५०% महिलांना मळमळ, उलटी, चक्कर येणं, वास सहन न होणं असे त्रास होतात. या त्रासांचं प्रमाण अनुभवी गर्भवती महिलांच्या मानाने पहिलटकरणींत थोडं जास्त असतं. हे त्रास का होतात, याचं नक्की कारण सांगता येत नाही. गर्भावस्थेत वाढलेली संप्रेरकांची पातळी किंवा ब-६ जीवनसत्त्वाची कमतरता हे कारण असावं, असं म्हणतात. ज्या गर्भवती महिलांच्या मनावर कोणत्याही कारणांमुळे ताण असतो किंवा त्यांच्या मनात सतत एक प्रकारची बेचैनी असते, अशा महिलांमध्ये मळमळ आणि उलट्यांचं प्रमाण जास्त असतं, असं आढळून आलं आहे. कधीकधी त्यांना हा त्रास खूप जास्त प्रमाणात होतो आणि पहिल्या तीन महिन्यांनंतरही तो सुरू राहतो.

लग्नानंतर अनेक वर्षांनी दिवस गेले असलेल्या महिलांना अर्थातच अत्यानंद होतो. भावनेची ही उत्तेजित अवस्थादेखील मळमळ-उलट्या जास्त प्रमाणात होण्यासाठी कारणीभूत ठरते. चंद्रकला सोनवणे नावाच्या गर्भवती महिलेच्या बाबतीत मला असाच अनुभव आला. लग्न होऊन १० वर्षं झाली, तरी तिला गर्भ राहत नव्हता. सर्व प्रकारच्या तपासण्या करून आणि उपचार घेऊनही तिला काही उपयोग झाला नाही. आपल्याला आता मुलाबाळाशिवायच आयुष्य काढावं लागणार, या भावनेने ती नेहमी उदास राहत असे. एके दिवशी निसर्गाने चमत्कार दाखवला आणि तिची पाळी चुकली. तपासणी करून पाहिल्यानंतर तिला दिवस गेल्याचं स्पष्ट झालं.

काही दिवसांतच तिला मळमळ-उलट्यांचा त्रास सुरू झाला. त्यासाठी तिच्यावर आवश्यक ते उपचार करण्यात आले. उलट्यांचा त्रास केलेल्या उपचाराला जुमानत नव्हता, म्हणून तिला रुग्णालयात दाखल करून, रक्त-लघवीच्या काही तपासण्या केल्या गेल्या. सर्व रिपोर्ट्स नॉर्मल. उपचार बदलून पाहिले, तरी उलट्या थांबत नव्हत्या. मग एक प्रयोग म्हणून आम्ही तिच्यावरचे सर्व उपचार (इंजेक्शन्स, सलाइन वगैरे) बंद करून, तिला मन शांत होण्यासाठीच्या गोळ्या सुरू केल्या. साधारणपणे २४ तासांत उलट्यांचं प्रमाण कमी झालं आणि ४८ तासांत तर उलट्या पूर्णपणे बंद झाल्या. गर्भ राहिल्याचं कळताच चंद्रकलाच्या मनाच्या अवस्थेत आकस्मिक बदल झाला होता. तिचं मन उदासीन अवस्थेतून अचानक अत्यानंदाच्या अवस्थेत गेलं होतं. हा बदल तिच्या मनाला झेपला नाही. मन अशांत झाल्यामुळे उलट्या सुरू होत्या आणि जेव्हा मन— गोळ्यांमुळे का होईना— शांत झालं, तेव्हा उलट्या थांबल्या.

आम्ही अभ्यासलेल्या महिलांपैकी ४८% या पहिलटकरीण होत्या. मळमळ-उलट्यांचं प्रमाण याच गटात सर्वाधिक होतं. या आकडेवारीचा अभ्यास केला असता, मळमळ-उलट्यांचा त्रास आणि गर्भवती महिलेच्या मनाच्या स्थिरतेवर विपरीत परिणाम करणारे काही घटक यांचा परस्परसंबंध असू शकतो, असं लक्षात आलं. ज्या गर्भवतींना असा त्रास झाला, त्यांपैकी ७५% महिलांच्या मनात 'आपल्याला बाळंतपणाच्या कळा सहन होतील की नाही,' अशी भीती होती. अगदी बारीकसारीक कारणावरून चटकन भावनावश होऊन डोळ्यात पाणी येण्याचा स्वभाव असणाऱ्या ६६% महिलांना मळमळ-उलट्यांचा त्रास होत होता. ज्यांना विशेष कौटुंबिक आधार नव्हता, काही कारणांमुळे ज्यांची झोप अपुरी होत होती आणि ज्या आपल्या मनाविरुद्ध गर्भ वाढवत होत्या, अशा रुग्णांमध्ये मळमळ-उलट्यांचं प्रमाण अधिक होतं. त्यांचं दुखणं नेहमीच्या औषधोपचाराला जुमानत नव्हतं. काही रुग्णांमध्ये हा त्रास पहिल्या तीन महिन्यांपेक्षा अधिक कालावधीसाठी होता.

मानसिक ताण हा गर्भावस्थेतील पहिल्या तीन महिन्यांत आणि शेवटच्या तीन महिन्यांत जास्त असतो, असं आढळून आलं आहे. शेवटच्या तीन महिन्यांत गर्भवतीच्या मनात आपलं बाळंतपण नैसर्गिक होईल की सिझेरियन करावं लागेल, याबद्दलचा गोंधळ असतो. आमच्या अभ्यासात, जवळपास ५७% पहिलटकरणींच्या मनात असा गोंधळ होता, असं आढळून आलं. गर्भावस्थेत कुटुंबातील कोणती व्यक्ती मानसिक आधाराच्या दृष्टीने तुम्हाला जवळची वाटते, या प्रश्नाचं उत्तर 'नवरा,' असं बहुतांश पहिलटकरणींकडून मिळालं. या व्यक्तींच्या यादीत आईचा क्रमांक नवऱ्याच्या नंतर आणि सासूबाईंचा सगळ्यात शेवटी होता, असंही आमच्या अभ्यासात आढळून आलं!

अनुभवी गर्भवती महिलांची मानसिक अवस्था पहिलटकरणीपेक्षा निराळी असते. बाळंतपणाच्या कळांची भीती नसतेच, असं नाही. ती बऱ्याच अंशी कमी झालेली असते. पूर्वी नैसर्गिक प्रसूती झालेली आहे, आतादेखील तसंच होणार, अशी त्यांची मनोधारणा असते. 'नॉर्मल की सिझेरियन' हा गोंधळ त्यांच्या मनात नसतो. मात्र, मुलगा होईल की मुलगी, हा गोंधळ पहिल्या खेपेच्या तुलनेत वाढलेला असतो. पहिली मुलगी असेल, तर आता मुलगा व्हावा, असं हमखास वाटत असतं, तर पहिला मुलगा असेल, तर आता मुलगी व्हावी, असं वाटत असतं. पहिल्या दोन मुली असतील, तर या खेपेला मुलगाच झाला पाहिजे, याचं अक्षरशः दडपण असतं.

प्रसूतिपूर्व तपासणीत बऱ्याचदा डॉक्टर्सकडून यांत्रिक पद्धतीचा अवलंब होताना दिसतो. शारीरिक तपासणीबरोबरच गर्भवतीच्या मनात चालणाऱ्या खळबळीचा अंदाज डॉक्टरला घेता आला पाहिजे.

एकीकडे सगळं काही सुखरूप होईल की नाही, अशी हुरहूर, तर दुसरीकडे लवकरच मातृत्व प्राप्त होणार असल्याचा आनंद; मुलगा होणार की मुलगी याबद्दलची उत्सुकता; नैसर्गिक प्रसूती होणार की सिझेरियन याविषयीचा गोंधळ, अशा चमत्कारिक मानसिक अवस्थेतून गर्भवती महिलेला जावं लागतं.

तिसरा गट हा पूर्वीचे त्रासदायक अनुभव असलेल्या गर्भवती महिलांचा. गरोदरपणाच्या कालावधीत आणि बाळंतपणाच्या वेळेस आलेल्या पूर्वीच्या काही कटू अनुभवांमुळे, या वेळेस तरी सगळं व्यवस्थित होईल ना, या काळजीत त्या असतात. निदान ही गर्भधारणा तरी नऊ महिने टिकावी आणि एखादं तरी निरोगी बाळ— मग ते मुलगा असो वा मुलगी— पदरात पडावं, या अपेक्षेचं ओझं भरपूर असतं. मग त्याकरिता देवाची विविध पद्धतीने उपासना केली जाते; नवस बोलले जातात. एखाद्या साध्या कारणामुळे थोडंसं जरी पोटात दुखलं, की लगेच 'या वेळेसदेखील गर्भपात होईल की काय,' अशी भीती या गटातील महिलांना वाटत असते. 'डॉक्टर, पुन्हा एकदा सोनोग्राफी करून, सगळं काही ठीक आहे ना, हे बघून घ्यायचं का,' असं त्या स्वतःच सुचवत असतात. पोटात वाढणाऱ्या बाळाच्या प्रकृतीविषयी त्या अनेकदा तेचतेच प्रश्न विचारतात. अशा वेळेस डॉक्टरचीही गोची होते. रुग्णाला आणि नातेवाइकांना 'सगळं काही व्यवस्थित आहे; काही काळजी करू नका,' असं उत्तर अपेक्षित असतं आणि हे उत्तर प्रत्येक केसमध्ये डॉक्टर ठामपणे देऊ शकत नाही.

या बाबतीत मला इथं एक प्रसंग सांगावासा वाटतो. स्वतः डॉक्टर असलेल्या एका गर्भवती महिलेच्या बाबतीत घडलेला हा प्रसंग आहे. तिला एक ६ वर्षांचा मुलगा होता; प्रसूती 'नॉर्मल'. दुसऱ्या खेपेला नवव्या महिन्यात तिच्या पोटातील बाळ दुर्दैवाने दगावलं. त्या परिस्थितीत तिची प्रसूती नैसर्गिक मार्गाने व्हावी म्हणून आम्ही खूप प्रयत्न केले. जवळपास ४८ तास वाट पाहिली; पण यश आलं नाही. नाइलाजास्तव आम्हाला सिझेरियन करावं लागलं. तिसऱ्या गर्भधारणेच्या वेळेस तिला मधुमेह झाल्याचं लक्षात आलं. गर्भावस्थेत मधुमेह झाल्यास आणि त्यावर

नियमित उपचार न झाल्यास असं बाळ पोटात दगावण्याची शक्यता असते. आमच्या या डॉक्टरीणबाईंना जाम टेन्शन आलं. मागच्या खेपेसारखं आता पुन्हा बाळ दगावणार तर नाही ना, असा विचार त्यांच्या मनात येत होता. आठवा महिना लागल्यापासून अनेकदा 'डॉक्टर, माझं बाळ फिरतच नाही,' अशी तक्रार घेऊन त्या तपासणीसाठी येत होत्या. प्रत्येक तपासणीत सर्व काही 'नॉर्मल'. मात्र, नववा महिना लागल्यानंतर 'मला अजिबात जोखीम घ्यायची नाही,' असं म्हणून त्यांनी सिझेरियनच करून घेतलं.

काही गर्भवती महिलांना डोहाळे लागतात. डोहाळे का लागतात, या प्रश्नाचं नक्की उत्तर अद्याप सापडलेलं नाही. ज्या अन्नपदार्थांमध्ये फारसे पोषक गुण नाहीत, असे पदार्थ काही गर्भवती महिलांना खूपच खावेसे वाटतात. उदाहरणार्थ, आंबट चिंचा, लोणचं, चाट, बर्फाचा गोळा, माती, खडू, वगैरे. असे पदार्थ खाण्याची त्यांची इच्छा फार तीव्र असू शकते. असं काहीतरी खाऊन आपल्या मनाचं तात्पुरतं सांत्वन करण्याचा त्यांचा प्रयत्न असतो. माती, खडू यांसारखे पदार्थ खावेसे वाटणं, हे त्या गर्भवतीला रक्तक्षय (ॲनिमिया) झाला असल्याचं लक्षण मानलं जातं. आमच्या अभ्यासात जवळपास ५०% गर्भवती महिलांमध्ये डोहाळे लागण्याचा प्रकार आढळून आला. 'मला आजकाल गोड पदार्थ खूप खावेसे वाटतात,' असं सांगणाऱ्या गर्भवतींची संख्या जास्त होती.

●●●

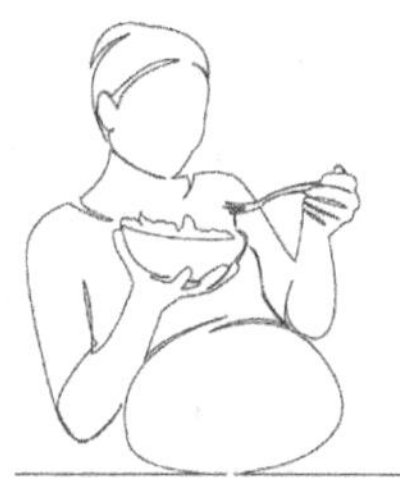

८.

प्रथा, रूढी, परंपरा जपताना...

अर्धवट ज्ञान आणि गप्पा मारत बसण्याची सवय यांमुळे गैरसमज लवकर पसरतात. अपत्यजन्माच्या संदर्भात ही बाब विशेष लागू पडते. बऱ्याच जणांना अनाहूत सल्ला देण्याची सवय असल्याचं आपण पाहतो. अशा स्वभावाची मंडळी एखाद्याच्या घरी अन्य काही कारणासाठी गेलेली असताना, त्यांच्याकडे गर्भवती महिला आहे, असं लक्षात आल्यानंतर, तिच्या प्रकृतीबद्दल फारशी काही माहिती नसतानाही, सूचना द्यायला सुरुवात करतात.

आमचे पुण्याचे मित्र वैद्य धनंजय कुलकर्णी म्हणतात, "कोणत्याही रूढी-परंपरेच्या मागं एक शास्त्र असतं; एक युक्तिवाद असतो. पूर्वी जेव्हा ज्ञानाचं भांडार लिहून ठेवण्याची पद्धत नव्हती, तेव्हा ते मुखोद्गत करून, एका पिढीकडून दुसऱ्या पिढीकडे सोपवलं जात असे. तोंडी पद्धतीमुळे त्या ज्ञानाच्या तत्त्वांमध्ये— मर्यादित प्रमाणात का होईना— बदल होण्याची शक्यता होतीच. रूढी-परंपरांच्या बाबतीत नेमकं असंच घडलं असणार आहे. शास्त्र मागं पडून केवळ रूढीचं आंधळेपणाने पालन करण्याची सवय लोकांना लागली. त्या रूढीमागचं तत्त्व उलगडून बघायचं असतं, एवढंसुद्धा समजण्याची कुवत काही लोकांत नव्हती. अशा परिस्थितीत तर्काचा आधार नसणाऱ्या प्रथा नाही पडल्या, तरच नवल. अपत्यजन्माच्या संदर्भातील काही अनाकलनीय प्रथांच्या बाबतीतदेखील असंच झालेलं आहे, असं मला वाटतं."

या संदर्भात प्रत्यक्ष अनुभवायला मिळालेली काही उदाहरणं नमूद करावीशी वाटतात. पदव्युत्तर शिक्षण झालेली, शहरात राहणारी एक मुलगी वैष्णवी देलमाडे

गरोदरपणात तपासणीसाठी आली. तिनं तक्रार केली, "डॉक्टर, मला आंबा खूप आवडतो; पण माझी आई मला आंबा खाऊ देत नाही." मी कारण विचारल्यावर तिच्याबरोबर आलेली, पदव्युत्तर शिक्षण झालेली तिची आई म्हणाली, "आंबा तर उष्ण असतो; मग कशाला द्यायचा?" खेड्यात राहणारी एक अशिक्षित, मुस्लीम महिला होती आयेशा बेगम. ती म्हणाली, "मेरी ननंद बोलती है, की खरबूज और ककडी नक्को खाऊं। नारियल पानी नक्को पीऊं। वो ठंडा रहता। सर्दी होकर बच्चे को झटके आ सकते। इतना ही नही, अंडा भी मत खाओ। वो गरम रहता। ऐसा बोले तो मेरे को डर लग रहा। फिर मैं क्या खाऊं, क्या नक्को खाऊ आपहीच बोलो।" आंध्र प्रदेशात राहणाऱ्या माझ्या बहिणीने तिच्या सुनेचं सिझेरियन झाल्यानंतर तिला एक महिनाभर, टाके दुखतील म्हणून, भात खायला दिला नाही. या तिन्ही उदाहरणांची जरा मीमांसा केली, तर असं लक्षात येतं, की वैष्णवीच्या आईने काय किंवा आमच्या बहिणीने काय, फारसा विचार न करता आंबा किंवा भात खायला विनाकारण मनाई केली.

वास्तविक पाहता, आयुर्वेदानुसार आंबा हा उष्ण नसून शीत असतो, तर कैरी उष्ण असते. उष्ण म्हणजे वाईट आणि शीत म्हणजे चांगलं, असं काही नसतं. एखाद्या व्यक्तीच्या प्रकृतीची आयुर्वेदिक पद्धतीने चिकित्सा करून, तिची प्रकृती वात, पित्त आणि कफ यांपैकी कोणत्या प्रकारात मोडते याचं विश्लेषण करून, मग त्या व्यक्तीसाठी आंबा खाणं योग्य की अयोग्य ते ठरवणं, ही झाली शास्त्रीय पद्धत. आंब्यासारख्या फळांच्या राजाला सरसकट उष्ण म्हणणं योग्य होणार नाही. गैरसमजापोटी आंबा न खाल्ल्याने, आंब्यापासून मिळणाऱ्या अनेक पोषक तत्त्वांना आणि आंबा खाल्ल्याच्या आनंदाला आपण मुकतो, हे मात्र नक्की. भात खाण्याचा आणि सिझेरियनचे टाके दुखण्याचा काहीही संबंध नाही.

वैष्णवीची आई आणि आमची बहीण दोघीही सुशिक्षित आणि शहरात राहणाऱ्या महिला; पण अशी बंधने घालण्यापूर्वी त्यांना आपल्या डॉक्टरला विचारून निर्णय घ्यावा, असं वाटलं नाही. याउलट, ती खेड्यात राहणारी, अशिक्षित आयेशा बरी, जिनं असं विचारण्याची समज दाखवली, "लोक असं असं म्हणताहेत; पण मला तुम्ही सांगा, डॉक्टर साहेब, की मी काय खाऊ नि काय नको." शहरी, सुशिक्षित वर्गात आणि खेड्यापाड्यांतील अशिक्षित वर्गात थोड्याफार फरकाने असे प्रकार घडतात. एखाद्याला एखादा अन्नपदार्थ 'चालतो' अथवा 'चालत नाही', हे व्यक्तिपरत्वे बदलत असतं. कोणत्या व्यक्तीची प्रकृती

कशी आहे, ते तपासून डॉक्टर याविषयी ठरवत असतात; त्यामुळे स्वतःच्या मनाने किंवा केवळ रूढी म्हणून असे सल्ले देऊ नयेत.

घरोघरी छोट्या बाळाला स्नान घालणाऱ्या तथाकथित अनुभवी बायका स्वतःला सिद्ध करण्याच्या नादात अनेक चुका करतात. बाळाला अंघोळ घालण्यापूर्वी बाळाच्या नाकात आणि कानांत तेलाचे थेंब टाकतात. अंघोळ घालत असताना बाळाचे हातपाय ओढतात. बाळाच्या नाकात तेल टाकल्यामुळे, श्वसनमार्गात तेल जाऊन बाळाचा जीव गुदमरू शकतो. कानांत तेल टाकल्यामुळे जंतुसंसर्ग होऊ शकतो. अंघोळ घालत असताना नाक ओढल्याने नकटं नाक सरळ होत नसतं. बाळाचे हातपाय ओढल्याने बाळाची उंची वाढत नसते; उलट त्यामुळे हातापायाला इजा पोहोचू शकते, याची कल्पना या बायकांना नसते. असे प्रसंग टाळता येऊ शकतात. बाळाला अंघोळ घालताना ठरावीक कंपनीच्या 'बेबी सोप'चा वापर करायची गरज नसते. आपण दररोज जो साबण वापरतो, तोच बाळालासुद्धा वापरायला हरकत नाही. साबणाऐवजी डाळीच्या पिठात हळद मिसळून त्या मिश्रणाचा साबणासारखा वापर करणं, हेदेखील चुकीचं नाही.

अपत्यजन्मानंतर बाळंतिणीला भेटायला गेलेल्या मंडळींनी एक प्रश्न विचारणं अगदी स्वाभाविक असतं, 'नॉर्मल की सिझेरियन?' सिझेरियन म्हटलं, की 'लूज टॉक' करण्याची काही लोकांना सवय असते. 'आजकाल जिचं पाहावं, तिचं सिझेरियनच झालेलं असतं. सिझेरियन करण्याची फॅशनच निघाली आहे,' असे शेरे मारणं सुरू होतं. वास्तविक पाहता, सिझेरियन करण्याची फॅशन अजिबात नाही; कारण ती फॅशन करण्यासारखी बाबच नाही. उलट सिझेरियन का केलं गेलं, हे समजून न घेता, डॉक्टरांना नावं ठेवण्याची मात्र फॅशन निघाली आहे, असं मला वाटतं.

आपली मुलगी किंवा सून गर्भवती आहे, हे समजल्यापासून आईच्या किंवा सासूच्या (किंवा बऱ्याचदा दोघींच्या) सूचनांचा भडिमार सुरू होतो. आई, सासू, आजी, काकू, मावशी, आत्या या तमाम मंडळींची माफी मागून मला त्यांना एक गोष्ट सांगावीशी वाटते, की गर्भवती असताना आणि बाळंतपणानंतर तिच्यावर सूचनांचा भडिमार करू नका. तिने काय खावं आणि काय खाऊ नये या बाबतीत डॉक्टरचा सल्ला जास्त महत्त्वाचा असतो, हे मान्य करून त्यात लुडबूड करू नका. तुम्हाला असलेल्या अनुभवाचा उपयोग त्यांना झाला पाहिजे, हे नक्की; पण सूचनांचा अतिरेक टाळला पाहिजे. तुमच्या

सूचनांना तर्काचा आणि शास्त्राचा आधार असायला हवा; जेणेकरून सूचना म्हणजे किरकिर असं वाटायला नको. आयटी क्षेत्रात इंजिनिअर म्हणून काम करणाऱ्या, महिन्याला लाखो रुपयांचं 'पॅकेज' असणाऱ्या आणि प्रत्येक गोष्ट 'गूगल' करून शहानिशा करणाऱ्या मुलींचंदेखील या 'अनुभवी' आया-सासवांच्या गैरलागू सूचनांपुढं काहीही चालत नाही.

आपल्याला एक गोरंपान, सुंदर, गुटगुटीत बाळ व्हावं, असं सगळ्यांना वाटत असतं. बाळाची कांती गोरी व्हावी आणि त्याच्या डोक्यावर भरपूर केस असावेत, यासाठी गर्भवतीला दूध-भाकरी किंवा केशरयुक्त दूध देण्याने बाळाच्या त्वचेचा रंग बदलत नसतो. आई-वडील जर रंगाने काळेसावळे असतील, तर होणारं बाळ गोरं असण्याची शक्यता खूपच कमी असते. गर्भधारणा होत असताना जी जनुकीय परिस्थिती असते, तिच्यानुसार होणाऱ्या बाळाचे शारीरिक आणि बौद्धिक गुणधर्म निश्चित होत असतात. दूध-भाकरी खाल्ल्याने किंवा केशरयुक्त दूध प्यायल्यामुळे बाळाची कांती गोरी होत नसते.

बाळंतपणाच्या साधारणतः दीड महिना अगोदर एका विशिष्ट पद्धतीने शारीरिक व्यायाम केल्यास नैसर्गिक प्रसूती होण्याची शक्यता अधिक असते, असे काही अभ्यासांचे निष्कर्ष आहेत. फार पूर्वी गर्भवती महिलांनी दळणं, कांडणं यांसारखे व्यायाम केले पाहिजेत, अशी प्रथा होती. त्यानंतर काही वर्षांनी, घर झाडून काढणं, फरशी पुसणं असे व्यायाम सासू/आई आपल्या गर्भवती सुनेकडून/ मुलीकडून नैसर्गिक प्रसूती होण्यासाठी मुद्दाम करून घेऊ लागल्या. एखाद्या सुनेने असे व्यायाम केले नाहीत आणि नेमकं काही कारणांमुळे तिचं सिझेरियन करायची वेळ आली, तर "किती वेळा सांगितलं होतं, की घरकाम कर म्हणून. आता आली ना वेळ सिझेरियनची!" असा टोमणा सासू मारू शकते. शहरी, सुशिक्षित वर्गातील गर्भवती महिला आजकाल आपली प्रसूती नैसर्गिक व्हावी म्हणून योगासनांच्या वर्गांना जाताना दिसतात. वास्तविक पाहता, नियमित योगासनं करणं, हा प्रत्येकाच्याच जीवनाचा अविभाज्य भाग झाला पाहिजे. केवळ प्रसूती नैसर्गिक व्हावी, या दृष्टिकोनातून योगासनं करणं आणि 'योगाभ्यास करूनदेखील काहीच उपयोग झाला नाही; शेवटी सिझेरियनच करावं लागलं,' इतका मर्यादित अर्थ काढणं असं योगासनांच्या बाबतीत करू नये.

बाळंतपण नैसर्गिक होवो अथवा सिझेरियन पद्धतीने, बाळंतिणीच्या कानात कापसाचे बोळे ठेवण्याची आणि तिच्या कानांभोवती एक विशिष्ट कानपट्टी

बाळंतपणानंतर भेटायला आलेले नातेवाईक चुकीच्या माहितीच्या आधारावर, गप्पांच्या ओघात जे काही सांगतात, ते योग्य असतंच असं नाही. बाळंतपणानंतर आहार-विहाराच्या बाबतीत काही शंका असल्यास त्यांचं निरसन डॉक्टरकडून करून घ्यावं. नातेवाइकांकडून किंवा मित्रमंडळींकडून नव्हे. रुग्णासाठी डॉक्टरांनी दिलेल्या सूचना महत्त्वाच्या असतात. बाळंतपणानंतर भेटायला गेलेल्या प्रत्येक नातेवाइकाला याचं भान असेलच असं नाही.

काळाच्या ओघात शास्त्राचा विसर पडला आहे. बदलत्या काळानुसार जुन्या रूढींमागची तत्त्वं तपासून पाहण्याची समज सगळ्यांना नसते. त्यामुळे रूढींची उकल न करता किंवा त्या समजावून न घेता, फक्त रूढी पाळणे एवढंच शिल्लक राहतं.

बांधण्याची प्रथा आहे. थंड हवा सुटलेली असताना कानांना मफलर बांधणं, हे मी समजू शकतो; पण कानात वारं गेल्याने बाळंत झालेली बाई फुगू नये अथवा लठ्ठ होऊ नये म्हणून, प्रचंड उकडत असतानाही, तिला कानपट्टी बांधण्याची सक्ती करून, तिच्या चेहऱ्याचं पुरतं 'सोंग' करण्याची प्रथा अजबच म्हणावी लागेल.

घरातील ज्येष्ठ महिला बाळंतिणीला पाणीदेखील कमी प्यायला देतात. का, तर जास्त पाणी प्यायल्याने ती लठ्ठ होईल म्हणून. खरं म्हणजे, ती लठ्ठ होत असते, ते सुका मेवा घालून केलेला साजूक तुपातील शिरा, खूप साखर घालून केलेली खीर आणि तुपाने थबथबलेले डिंकाचे लाडू खाऊन! व्यायामाचा अभाव त्यात भर घालत असतो. कानात बोळे घालण्याचा किंवा न घालण्याचा आणि भरपूर पाणी पिण्याचा लठ्ठ होण्याशी काही संबंध नसतो.

•••

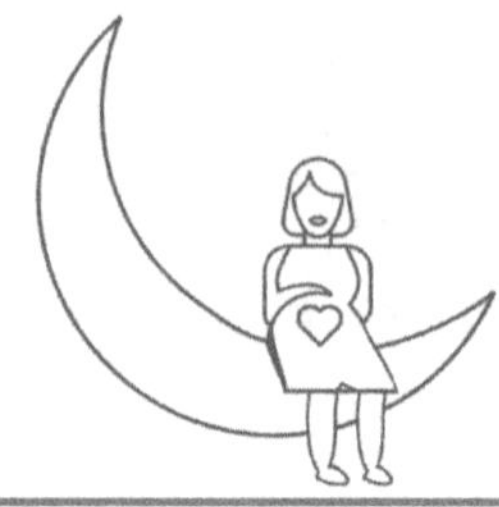

९.

डोहाळे आणि डोहाळजेवण

'डोहाळे'. रोजच्या जीवनात बोलताना बन्याचदा उपहासाने वापरला जाणारा शब्द. "अरे, अमुक हा असा का वागतोय? किंवा बोलतोय?" असं मी एका मित्राबद्दल दुसऱ्याला विचारल्यानंतर तो म्हणाला, "काही नाही. त्याला आमदार होण्याचे (किंवा पद्मश्री मिळण्याचे) डोहाळे लागले आहेत." थोड्याफार याच अर्थाने, गर्भवती महिलेच्या बाबतीत, त्या महिलेला काहीतरी निराळं, वेगळं, काही वेळेस विचित्र वाटावं असं खाण्याची तीव्र इच्छा होण्याला 'डोहाळे लागले' असं म्हणण्याचा प्रघात आहे. भारतीय गर्भवती महिलांनाच डोहाळे लागतात असं नसून परदेशातील गर्भवती महिलांनाही डोहाळे लागतात, हे आपल्याला माहीत असायला हवं.

सगळ्या गर्भवती महिलांना डोहाळे लागतातच असं नाही. डोहाळे लागल्यावर गर्भवती महिलेला सहसा आंबट, गोड, झणझणीत (उदाहरणार्थ, ठेचा) पदार्थ खाण्याची इच्छा होते. नवविवाहित महिला जेव्हा, 'मेरा खट्टा खाने का दिल कर रहा है,' असं म्हणते, तेव्हा ती गर्भवती असण्याचे संकेत देत आहे, असं पूर्वीच्या हिंदी चित्रपटांतून अनेकदा सूचित केलं जात असे. थोडक्यात, नको तेव्हा काहीतरी वेगळं खाण्याची (किंवा करण्याची) तीव्र इच्छा होण्याला डोहाळे लागणं असं म्हणतात. गर्भवती महिलेला— विशेषतः सुरुवातीच्या काही महिन्यांतच— डोहाळे का लागतात, याचं नक्की कारण सांगता येत नाही.

गर्भधारणा म्हणजे एका जिवात दुसरा जीव वाढणं. ही खूपच गुंतागुंतीची आणि अचंबित करून टाकणारी नैसर्गिक प्रक्रिया आहे. त्या नऊ महिन्यांदरम्यान

गर्भवतीमध्ये शारीरिक आणि मानसिक स्तरावर अनेक बदल घडत असतात. या बदलांसंदर्भातील शास्त्रीय माहिती प्रसूतिशास्त्राच्या पुस्तकांतून मिळते. मात्र, ज्या काही बदलांची उकल अद्यापही होऊ शकलेली नाही, त्यांपैकीच एक म्हणजे डोहाळे लागणं. गर्भधारणेच्या काळात संप्रेरकांत होणाऱ्या बदलांमुळे डोहाळे लागतात, असं काहीजणांचं म्हणणं आहे, तर काहीजणांच्या मते, डोहाळे हे मनाचे खेळ आहेत. या विषयाचा अभ्यास करणाऱ्या लोकांनी वेगवेगळे निष्कर्ष काढले आहेत. काहीजणींना फक्त लोणचंच खावंसं वाटत असतं; काहींना आईस्क्रीम, तर काहींना नुसता बर्फ. जेव्हा एखाद्या गर्भवतीला अन्नपदार्थांशिवाय दुसऱ्या काहीतरी गोष्टी (उदाहरणार्थ, माती, खडू) खाव्याशा वाटतात, तेव्हा तिच्या शरीरात काही पोषक गोष्टींची कमतरता असते, असं लक्षात आलेलं आहे. जिच्या रक्तात हिमोग्लोबिनचं प्रमाण कमी आहे, अशा गर्भवतीला माती किंवा खडू खावासा वाटतो. मातीत असणाऱ्या खनिजांतून (Minerals) गर्भधारणेसाठी आवश्यक असणारी मूलद्रव्यं गर्भवतीला मिळू शकतात, अशी एक मांडणी आहे.

घरी तयार होणाऱ्या पोळीभाजी, वरणभाताऐवजी काहीतरी चटपटीत (उदाहरणार्थ, पाणीपुरी, पावभाजी, वडापाव) खावंसं वाटणाऱ्या गर्भवती महिलांची संख्या भरपूर असते. त्याच वेळेस डॉक्टर सांगतात, "बाहेरचं काही खाऊ नका. बाहेरच्या खाण्याने— पाण्यातून किंवा अन्नातून— जंतुसंसर्ग होऊ शकतो." अशा वेळी त्या गर्भवती महिलांची गोची होते. थोडक्यात काय, तर तिचे डोहाळे म्हणजे तिची शारीरिक किंवा मानसिक गरज असू शकते.

घरातील महिलेची गर्भधारणा हा इतर सगळ्यांसाठीच एक कौतुकाचा विषय असतो. गर्भवती महिला घरातील अतिमहत्त्वाची व्यक्ती असते. तिने वेळीअवेळी केलेली, प्रसंगी अजब वाटणाऱ्या पदार्थांची मागणी तिचे लाड करण्याच्या उद्देशाने पुरवली जाते. तिचे लाड करणं, कौतुक करणं, तिला सर्वार्थानं आरामात ठेवणं याचाच एक भाग म्हणजे डोहाळजेवण. आजकाल जसं सातव्या महिन्याच्या दरम्यान डोहाळजेवणाचा एकच मोठा समारंभ किंवा 'इव्हेंट' साजरा केला जातो, तसं पूर्वी होत नव्हतं. डोहाळजेवणाला पूर्वीच्या काळात 'चोळी घालण्याचा कार्यक्रम' म्हणत असत. ती 'चोळी' फक्त एकदाच नव्हे, तर नऊ महिन्यांत अनेकदा, टप्प्याटप्प्याने, वेगवेगळ्या रंगांत, वेगवेगळ्या उद्देशाने घातली जात असे. त्या काळात आपली पाळी चुकली, ही बातमी नवऱ्यालादेखील सांगण्यात गर्भवतीला संकोच वाटत असे. एक अनाहूत भीतीदेखील वाटून जात असे. मग

सांगायचं कुणाला, तर सासूला. बातमी सांगितल्यावर सासू तिला आनंदाने एक खण द्यायची, त्या प्रसंगाला 'चोरचोळी' म्हणत असत. गर्भधारणेबद्दलचं ते सुरुवातीचं कौतुक असायचं. चोरचोळीनंतर, साधारणतः पाचव्या महिन्यात, सूर्योदयाची किंवा तांबडफुटीची म्हणजे केशरी किंवा लाल रंगाची चोळी देऊन गाजर, बीट यांसारख्या लाल रंगाच्या गोष्टींनी गर्भवतीची ओटी भरली जात असे. नंतर पौणिमेची, अमावस्येची, नावेमधील, अष्टांगुळ चोळी असे एकापाठोपाठ एक चोळी घालण्याचे कार्यक्रम होत असत. असं म्हणतात, की पूर्वीच्या या प्रथांमागं एक शास्त्रीय विचार होता. त्या काळी लोह (आयर्न) आणि कॅल्शिअमच्या गोळ्या, प्रोटीन पावडर वगैरे पूरक स्वरूपातील औषधं (Supplements) देण्याबद्दलची जागरूकता नव्हती. गर्भवतीच्या प्रकृतीसाठी आणि तिच्या बाळाच्या वाढीसाठी पौष्टिक आहार दिला पाहिजे, एवढंच माहीत होतं. तिचं भरणपोषण व्हावं आणि तिचं मन स्थिर राहावं, हा उद्देश असायचा.

पौणिमेच्या दिवशी गर्भवतीला सगळं काही पांढरं (पांढरी चोळी, तूप, भात, दही, तीळ, वगैरे) दिलं जायचं. पौणिमेच्या चोळीचं रूपांतर, कोणत्याही एका सोयीच्या दिवशी, चंद्राच्या कोरीवर गर्भवती महिलेला बसवून डोहाळजेवणाचा कार्यक्रम करण्यात झालं. अमावस्येच्या चोळीच्या वेळी काळ्या रंगाच्या खणानं आणि कारळं, उडीद अशा गोष्टींनी गर्भवतीची ओटी भरली जायची. कारळं हा लोहाचा, तर उडीद हा प्रथिनांचा स्रोत. लोह आणि प्रथिनं, जे आज आपण आयर्नच्या गोळ्या आणि प्रोटीन पावडरच्या स्वरूपात देतो, ते त्या काळी अस्सल पद्धतीने दिलं जात असे.

आज नावेत बसवून डोहाळजेवण केलं जातं, त्यामागं फक्त कौतुक आहे. नावेतील चोळीचं महत्त्व वेगळं आहे. मासे खाणाऱ्या गर्भवती महिलांना त्यातून 'अ' जीवनसत्त्व आणि ओमेगा फॅटी ॲसिडसारखी आवश्यक पोषकतत्त्वं मिळावीत, हा नावेतील चोळीमागचा उद्देश असावा, असं म्हटलं जातं. एखाद्या महिन्यात गर्भवती महिलेची शेतात घेऊन जाऊन ओटी भरली जात असे. निसर्गाच्या सान्निध्यात तिचा विहार व्हावा, असा त्यामागचा विचार होता. शेतात उपलब्ध असणाऱ्या हिरव्या पालेभाज्या, वाटाणा-तुरीच्या शेंगा आणि हिरव्या रंगाची चोळी यांनी तिची ओटी भरली जात असे. अष्टांगुळ चोळी किंवा उंबराची चोळीदेखील अशाच उद्देशाने दिली जात असे. उंबराचं फळ आणि अंजीर हे लोहखनिजाचे उत्तम स्रोत.

गर्भवती महिलेच्या आहारात तिच्या आरोग्यासाठी आणि बाळाच्या वाढीसाठी प्रामुख्याने प्रथिनं (Proteins), खनिजं (Minerals) आणि

डोहाळजेवणाच्या किंवा 'चोळी घालण्याच्या' कार्यक्रमातून गर्भवती महिलेला प्रेमाने जपणं, तिची काळजी घेणं या गोष्टी घडून येतात. गरोदरपणाच्या आणि बाळंतपणाच्या दिव्यातून जाणं, ही काही सोपी गोष्ट नव्हे. या कार्यक्रमाच्या निमित्ताने तिला कुटुंबियांकडून आणि नातेवाइकांकडून आधार मिळाल्यामुळे निसर्गाने दिलेली प्रजननाची जबाबदारी पाडताना तिचं मन खंबीर राहण्यास मदत होत असते. अर्थात, डोहाळजेवणामधून तिची तुष्टी आणि पुष्टी होणं अपेक्षित असतं. आजकाल साजरे केले जाणारे डोहाळजेवणाचे कार्यक्रम पाहिले, तर त्यांना एका मोठ्या समारंभाचं स्वरूप आलेलं दिसतं. बडेजाव करण्याच्या नादात डोहाळजेवणाच्या किंवा 'चोळी घालण्याच्या' कार्यक्रमाचा मूळ उद्देश विसरला जात आहे, असं वाटतं.

जीवनसत्त्वं (Vitamins) यांचा समावेश करण्याची गरज असते. खनिजांमध्ये मुख्यत्वेकरून लोह (आयर्न), कॅल्शिअम, झिंक, मॅग्नेशिअम, आयोडिन यांचा समावेश होतो. कॉपर, सेलेनियम, क्रोमियम आणि मँगनीज ही खनिजंसुद्धा अल्प प्रमाणात लागतात. 'अ', 'ड', 'क' आणि 'ब' गटातील विविध जीवनसत्त्वांचा समावेश गर्भवतीच्या आहारात असला पाहिजे. हे सर्व घटक आज गर्भवती महिलेला रोजच्या आहाराबरोबर गोळ्या आणि औषधांच्या स्वरूपात दिले जातात. पूर्वी अशा स्वरूपाच्या कुठल्याच गोळ्या उपलब्ध नव्हत्या. तरीसुद्धा गर्भवतीला वेगवेगळ्या प्रकारच्या 'चोळी घालण्याच्या' कार्यक्रमांतून ही सर्व पोषकतत्त्वं पूरक म्हणून दिल्यामुळे खनिजे आणि जीवनसत्त्वं मिळण्याची व्यवस्था आपोआप होत असे. विशेष म्हणजे, ही सर्व खनिजं आणि जीवनसत्त्वं तिला त्यांच्या मूळ नैसर्गिक स्वरूपात मिळत असल्यामुळे जैवउपलब्धतेच्या (Bioavailability) बाबतीत काही तडजोड होत नसे.

•••

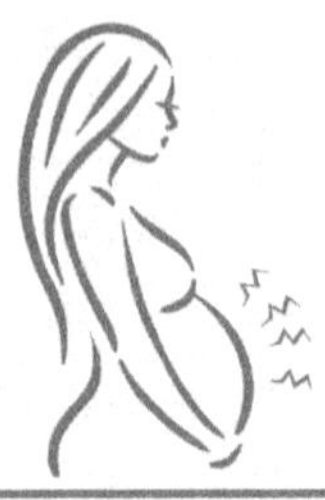

१०.

नैसर्गिक प्रसूती :
अनिवार्य वेदनेनंतरचं समाधान

'बाळंतपण' या शब्दाचा उपयोग आजकाल खऱ्याखुऱ्या बाळंतपणासाठी न होता, आयुष्यातील एखाद्या किचकट, गुंतागुंतीच्या, त्रासदायक प्रसंगातून बाहेर पडण्याच्या प्रक्रियेसाठीच होताना दिसतो. खऱ्याखुऱ्या बाळंतपणासाठी 'डिलिव्हरी' हा इंग्लिश शब्दच रूढ झालेला आहे. खरंच, बाळंतपण हे 'बाळंतपण' म्हणण्याइतपत जिकिरीचं आहे का ? या प्रश्नाचं उत्तर 'होय' असंच आहे.

नैसर्गिक मार्गातून बाळाचा जन्म झाला म्हणजे प्रसूती 'नॉर्मल' झाली, असा एक सर्वसाधारण समज आहे. नैसर्गिक प्रसूती म्हणजे काय, या प्रश्नाचं उत्तर प्रसूतिशास्त्राच्या पुस्तकात नमूद केलेल्या व्याख्येच्या आधारे समजून घेऊ या. नैसर्गिक प्रसूती झाली, असं म्हणण्यासाठी काही बाबींची पूर्तता होणं आवश्यक असतं. पूर्ण दिवस भरलेले असणं; जन्मताना बाळ डोक्याकडून बाहेर येणं; बाळंतपणासाठी म्हणून कोणत्याही औषधाचा अथवा कळा येण्यासाठी सलाइनद्वारे दिल्या जाणाऱ्या इंजेक्शन्सचा किंवा कुठल्याही साधनांचा (उदाहरणार्थ, चिमटा) उपयोग केलेला नसणं; कोणत्याही प्रकारची गुंतागुंत (उदाहरणार्थ, सरासरीपेक्षा जास्त रक्तस्राव, वार बाहेर पडण्यासाठी अपेक्षेपेक्षा जास्त वेळ लागणं वगैरे) निर्माण न होणं आणि जिवंत, खणखणीत रडणारं बाळ जन्माला येणं अशा प्रकारे होणाऱ्या बाळंतपणाला 'नैसर्गिक प्रसूती' असं म्हणतात. बाळंतपणाच्या कळा सहन केल्याशिवाय प्रसूती नैसर्गिक होत नसते.

"डॉक्टर, नऊ महिने तुम्ही म्हणाल त्या वेळेला आम्ही तपासणीसाठी येत होतो. तुम्ही ज्या ज्या वेळेस रक्त-लघवीच्या तपासण्या सांगितल्या, सोनोग्राफी करा असं सांगितलं, त्या त्या वेळेस सगळं काही केलं. तुम्ही प्रत्येक वेळेला सगळं काही 'नॉर्मल' आहे, असंच सांगितलंत, त्यामुळे आम्हाला प्रसूतीपण 'नॉर्मल' होईल असं वाटत होतं. आणि, आत्ता ऐन वेळेला तुम्ही सांगता आहात, की सिझेरियन करावं लागेल ?" असं म्हणणारे नातेवाईक नेहमीच भेटतात. अपत्यजन्म ही एक जोखमीची बाब आहे, हे समाजाला माहीत करून देणं आवश्यक आहे. 'सर्व रिपोर्ट्स तर नॉर्मल आहेत; मग प्रसूती नॉर्मल का नाही,' या प्रश्नाचं उत्तर देणं कठीण नाही. मात्र, ते उत्तर रुग्णाला आणि नातेवाइकांना पुरेसा वेळ देऊन, त्यांना समजेल अशा भाषेत सांगणं कठीण आहे.

मला तर असं वाटतं, की 'नैसर्गिक प्रसूती' या संज्ञेमधील 'नैसर्गिक' या शब्दामुळेच सगळा गोंधळ निर्माण झाला आहे. आंतरराष्ट्रीय स्तरावर मान्यताप्राप्त असलेल्या प्रसूतिशास्त्राच्या पाठ्यपुस्तकांपासून ते ग्रामीण भागातील अशिक्षित महिलांच्या बोलीभाषेपर्यंत सगळीकडे नैसर्गिक मार्गाने, सुलभ प्रसूती होण्याच्या प्रक्रियेला 'नॉर्मल' असं अनेक वर्षांपासून म्हटलं गेलं आहे.

गर्भाची नऊ महिने वाढण्याची प्रक्रिया आणि बाळंतपणाची प्रक्रिया या दोन्हींवर अनिश्चिततेची टांगती तलवार असते. या संदर्भातील अभ्यासामधून पूर्वीच्या संकल्पनांत झालेले बदल वेळोवेळी जगासमोर येत असतात. झपाट्याने होणाऱ्या तंत्रज्ञानाच्या विकासामुळे तर साधारणतः ३०-४० वर्षांपूर्वीपर्यंत गूढ वाटणाऱ्या गोष्टींचा आज उलगडा झाला आहे. त्या उलगड्याने जग स्तिमित झालं आहे. असं असूनदेखील, गरोदरपण आणि बाळंतपण यांच्याशी संबंधित काही बाबी आजही अशा आहेत, की निसर्गाच्या मनात नेमकं काय आहे, हे डॉक्टर्सना प्रत्येक वेळेस सांगता येईलच, असं नाही. उदाहरणार्थ, कोणत्याही बाळंतपणानंतर, २४ तासांच्या आत, अती प्रमाणात रक्तस्राव होऊन मातेच्या जिवावर बेतू शकतं. कोणत्या रुग्णामध्ये ही गुंतागुंत निर्माण होईल, हे आजही सांगता येत नाही. प्रत्येक रुग्णाच्या संदर्भात डॉक्टरांना या बाबतीत तयारीत राहावं लागतं. अशा अतिरक्तस्रावाच्या रुग्णांपैकी जवळपास दोन-तृतीयांश केसेसमध्ये नेमका त्याच रुग्णामध्ये जास्तीचा रक्तस्राव का झाला असावा, याचं कारण सांगता येत नाही. "प्रसूती तर नैसर्गिक झाली. मग असं कसं काय झालं ?" या प्रश्नाचं उत्तर देता देता डॉक्टरची दमछाक होते. नैसर्गिक प्रसूतीनंतर किमान २४ तास तरी बाळंतिणीला

गर्भधारणा आणि बाळंतपण या दोन्ही प्रक्रिया नैसर्गिक आहेत, हे सत्य समजून घेत असताना निसर्गाचे सर्व नियम या प्रक्रियांनासुद्धा लागू आहेत, हे विसरून चालणार नाही. शेतकरी फक्त पेरणी करू शकतो. बीज मातीत मिसळणं, पाण्याच्या आणि हवेच्या मदतीने त्या बीजाला अंकुर फुटून त्याचं रोप तयार होणं, रोपाचं रूपांतर झाडात होणं, त्या झाडाला फुलं-फळं लागणं यांपैकी एकही गोष्ट शेतकरी घडवून आणू शकत नाही. इतकंच नव्हे, तर पिकाची कापणी करून धान्य घरी आणेपर्यंत अवकाळी पावसाने किंवा गारपिटीने हाताशी आलेल्या पिकाचं नुकसान होणार किंवा नाही, यावरही शेतकऱ्याचं काहीही नियंत्रण नसतं. शेतकऱ्याचं काम फक्त पिकाची राखण करण्याचं. डॉक्टरची भूमिका ही या बाबतीत शेतकऱ्यासारखी आहे, असं मला वाटतं. पिकांच्या योग्य वाढीसाठी पाणी देणं, खत घालणं आणि कीड पडली तर तज्ज्ञांच्या सल्ल्याने फवारणी करणं एवढंच शेतकऱ्याच्या हातात असतं. निसर्गाने दिलेल्या 'फळा'चा कधी आनंदाने, तर कधी निराश मनोवृत्तीने स्वीकार करण्याशिवाय पर्याय नसतो. गरोदरपण आणि बाळंतपणरूपी चमत्कार जवळून पाहण्याची संधी डॉक्टर्सना असते. बाळाच्या योग्य त्या वाढीसाठी डॉक्टर्सना आवश्यकतेप्रमाणं औषधरूपी 'खतपाणी' द्यावं लागतं आणि 'फवारणी' करावी लागते.

रुग्णालयात ठेवावं लागतं, ते याच कारणाने. काही वेळा, नैसर्गिक प्रसूती झाल्यानंतर, 'प्रसूती तर झाली; आता दवाखान्यात थांबून काय करायचं,' या विचाराने लगेच रुग्णाला घरी घेऊन जाण्याची घाई नातेवाईक करतात. कित्येक नैसर्गिक प्रसूतींनंतर सगळं काही सुरळीतच होत असल्याचं आपण पाहतो. प्रसूती नैसर्गिक होऊनदेखील, जीवघेणी गुंतागुंत होणारच नाही असं काही नाही, ही या बाबतीतील अनिश्चितता लोकांनी समजून घेतली पाहिजे. पहिलं बाळंतपण नैसर्गिक झाल्यानंतर दुसरं बाळंतपण नैसर्गिक होईल, याचीच शक्यता अधिक असते; पण ते नैसर्गिकच होईल, याची खात्री देता येत नसते. पहिल्या नैसर्गिक प्रसूतीनंतर काही कारणामुळे सिझेरियन करण्याची वेळ येऊ शकते. "पहली नॉर्मल है, तो अब कायका सिझेरियन? डॉक्टर को बोलना, कि नॉर्मल की और कोशिश करो," असा 'आदेश' नातेवाइकांकडून येऊ शकतो. अशा नातेवाइकांना ज्यादा वेळ देऊन, सिझेरियन करण्याची परिस्थिती का उद्भवली, ते समजावून सांगावं लागतं.

कळा सुरू झाल्यानंतर, लवकरात लवकर बाळंतपण होऊन जावं, असं वाटणं साहजिक आहे. बाळंतपणाच्या कळा चालू असताना, जवळजवळ प्रत्येक स्त्री विचारते, "अजून किती वेळ आहे, डॉक्टर?" तिचं विचारणं अयोग्य आहे असं नाही ; पण 'लेबर केस'ची प्रगती कशी होईल, याचा फक्त अंदाजच बांधता येतो. नक्की वेळ सांगता येत नाही. बाळंतपण होईपर्यंत खरंच काही सांगता येत नाही. कधीकधी 'आता दहा-पंधरा मिनिटांत होईल,' असं वाटत असताना तास-दीड ताससुद्धा लागू शकतो. कधीकधी कळा चांगल्या जोरदार असूनसुद्धा काही कारणाने बाळ खाली सरकत नाही. कधीकधी रुग्ण कळा सहन करून करून खूप थकल्यामुळे ऐन वेळेवर पाहिजे तसा 'जोर' पडत नाही.

रुग्णाची ही अगतिकता डॉक्टरांना समजत असते. प्रसववेदना सुसह्य व्हाव्यात याकरिता विविध पद्धती विकसित होत आहेत. काही शहरांतील मोठ्या खासगी रुग्णालयांमधून, प्रत्येक बाळंत होत असलेल्या महिलेबरोबर एक प्रशिक्षित परिचारिका दिली जाते. ती गर्भवती महिलेला प्रत्येक कळ सुसह्य कशी होईल, याचं तंत्र शिकवत, बाळंतपण होईपर्यंत आधार देते. अर्थात या आरामदायी(!) बाळंतपणासाठी मोठी रक्कम मोजावी लागते. वास्तविक पाहता, अशी व्यवस्था रास्त दरामध्ये सर्वत्र उपलब्ध करून देण्याच्या दृष्टीने प्रयत्न झाले पाहिजेत. बाळंतपण सुरू असतानाच्या अवस्थेत त्या महिलेकडे, 'लेबर रूम'मध्ये जाऊन, डॉक्टरच्या नव्हे, तर सामान्य माणसाच्या नजरेतून पाहिलं, तर बाळंतपण ही एक क्लेशदायक आणि महिलांच्या आयुष्यातील अमानवीय घटना आहे, असं वाटू शकतं. बाळंतपणाचं हे स्वरूप बदलता येऊ शकेल.

●●●

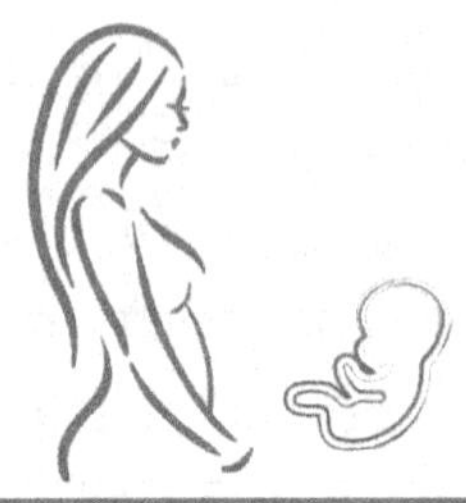

नैसर्गिक प्रसूती 'सुलभ' करताना...

नैसर्गिक प्रसूतीच्या शास्त्रीय व्याख्येत अनेक निकषांचा समावेश आहे. असं असलं, तरी सामान्य माणसाचा समज असाच आहे, की नैसर्गिक मार्गाने होणारं बाळंतपण म्हणजे नैसर्गिक प्रसूती आणि तसं नाही झालं, तर सिझेरियन करावं लागतं. गर्भारपण आणि बाळंतपण यांवर अनिश्चिततेचं सावट पूर्वीही होतं आणि आजदेखील आहे. साधारणतः ५० वर्षांपूर्वींच्या तुलनेत आजच्या परिस्थितीत खूप बदल झाला आहे.

गेल्या काही वर्षांत प्रसूतिशास्त्र विषयात झालेली प्रगती, नवीन औषधांची पडलेली भर, सोनोग्राफी तंत्रज्ञानाचा झालेला उदय, भूलतज्ज्ञांची वाढलेली उपलब्धता, रक्तसंक्रमणाच्या उपलब्ध झालेल्या सोयी, दळणवळणाच्या आघाडीवर झालेल्या सुधारणा यांमुळे अनिश्चित परिस्थिती आटोक्यात आणण्यात यश मिळालं आहे, यात शंका नाही. उदाहरणार्थ, पूर्वी नैसर्गिक बाळंतपणानंतर अतिरक्तस्रावामुळे होणाऱ्या मातामृत्यूंचं प्रमाण खूप जास्त होतं. ते आज, या एकूण सुधारणेमुळे, समाधान वाटावं इतपत कमी झालेलं आहे. पूर्वी बाळंतपण नैसर्गिक मार्गाने व्हायचं; पण काही वेळेला मूल दगावत असे, नाही तर गुदमरलेल्या अवस्थेत जन्म घेत असे. गुदमरलेल्या अवस्थेत जन्म घेतलेल्यांपैकी काही बाळं एक तर काही दिवसांत दगावत असत किंवा मतिमंद होत असत. बाळाच्या बाबतीत होणाऱ्या या गुंतागुंतींचं प्रमाणदेखील पूर्वींच्या तुलनेत आता खूप आटोक्यात आलं आहे.

काही वेळेला नऊ महिने नऊ दिवस होऊन गेले, तरी बाळंतपणाच्या कळा सुरू होत नाहीत. अशा वेळी "आता काय करायचं? काही धोका तर निर्माण

होणार नाही ना ?" असे प्रश्न रुग्णाकडून किंवा नातेवाइकांकडून विचारले जातात. दिलेल्या तारखेच्या दरम्यान केल्या गेलेल्या सोनोग्राफीचा रिपोर्ट नॉर्मल असेल, तर घाई करायची काही गरज नसते. किमान आठवडाभर, नैसर्गिक कळा सुरू होण्याची वाट पाहायला हरकत नसते. जर अपेक्षित तारखेनंतर एक आठवडा उलटून गेला असेल, तर जास्त सतर्क राहावं लागतं. त्या आठवड्यात किमान तीन ते चार दिवसांनी सोनोग्राफी करून, गर्भजलाचं प्रमाण कमी झालं नाही ना, हे तपासून, बाळंतपण सुरू करण्याची प्रक्रिया विचारात घ्यावी लागते.

ज्यांना तारखा लक्षात ठेवायचं भान नसतं अशा, ग्रामीण भागातील अशिक्षित महिला 'अजून कळा सुरूच झाल्या नाहीत, तर आतापासून दवाखान्यात कशाला जायचं,' म्हणून घरीच बसतात. मग एके दिवशी 'बाळ फिरतच नाही,' म्हणत डॉक्टरकडे येतात. त्या वेळी कदाचित उशीर झालेला असू शकतो. असाच काहीसा प्रकार बाळंतपणाच्या अपेक्षित दिवसांत 'अंगावर पाणी जाणं' या घटनेनंतरही होतो. 'फक्त पाणी जातंय; अजून कळा सुरू झाल्या नाहीयेत,' असं म्हणून डॉक्टरकडे जाण्याऐवजी काही रुग्ण अज्ञानापोटी घरी थांबतात, तर काही रुग्ण 'पाणी गेल्यानंतर लगेच डॉक्टरकडे गेलं, तर डॉक्टर नैसर्गिक प्रसूतीची वाट न पाहता ताबडतोब सिझेरियन करून टाकतील,' या गैरसमजापोटी घरीच थांबण्याची चूक करतात.

बाळंतपणाच्या अपेक्षित तारखेपेक्षा एक ते दोन आठवडे उलटून गेल्यानंतर; 'पाणी गेल्यानंतर' साधारणतः १२ ते २४ तासांपर्यंत निसर्गतःच कळा सुरू न झाल्यास; गरोदरपणात रक्तदाब वाढत आहे आणि त्यावर नेहमीच्या गोळ्या देऊनसुद्धा तो कमी होत नाही, अशा आणि अन्य काही कारणांसाठी कळा नसतानाही बाळंतपण करून टाकण्याचा निर्णय घ्यावा लागतो. मातेच्या आणि बाळाच्या सुखरूपतेसाठी तो आवश्यक असतो. कळा सुरू करण्यासाठी पूर्वी सलाइनद्वारे इंजेक्शन देणं, हा एकमेव पर्याय होता. आता मात्र प्रोस्टाग्लँडीन नावाच्या औषधाच्या गोळ्या योनीमार्गात ठेवणं किंवा त्याच औषधाचं मलम गर्भाशयाच्या मुखातून आत सोडणं, असे पर्याय उपलब्ध आहेत. औषधांनी कळा आणण्याची ही प्रक्रिया कोणत्या रुग्णामध्ये यशस्वी होऊ शकते, याचे काही वैद्यकीय निकष असतात. त्या निकषांनुसार डॉक्टरांना निर्णय घ्यावा लागतो. अशा रुग्णाची निवड करून तिला औषध सुरू केल्यानंतर, नैसर्गिक कळांच्या गुणवत्तेच्या कळा सुरू होतीलच आणि अशा प्रत्येक केसमध्ये नैसर्गिक प्रसूती

होईलच, असं नसतं. नातेवाइकांनी ही गोष्ट समजून घेतली पाहिजे. काही रुग्णांमध्ये अपेक्षित परिणाम मिळत नाहीत. कळा कधी संथ गतीने, तर कधी खूपच जलद गतीने येतात. कळांची तीव्रतादेखील कमी-अधिक होऊ शकते. अपेक्षेपेक्षा अधिक तीव्र आणि जलद कळांमुळे बाळाच्या हृदयाच्या गतीवर विपरीत परिणाम होऊ शकतो. अशा वेळेस ही प्रक्रिया थांबवून, ताबडतोब सिझेरियन करण्याचा निर्णय घ्यावा लागतो. औषधांनी कळा सुरू करून बाळंतपण घडवून आणण्यासाठी योग्य रुग्णाची निवड केल्यास आणि औषधाचा अपेक्षित असा योग्य परिणाम झाल्यास नैसर्गिक प्रसूती होऊ शकते.

बाळंतपणाच्या अगदी सुरुवातीच्या अवस्थेत काही वेळेला वेदना भरपूर तीव्र असतात; पण गर्भपिशवीचं तोंड जसं उघडायला पाहिजे तसं उघडत नाही. अशा 'बिनकामाच्या' कळा इंजेक्शन देऊन तात्पुरत्या थंड कराव्या लागतात आणि योग्य त्या तीव्रतेच्या कळा येण्याची काही तास वाट पाहावी लागते. 'चांगल्या येत असलेल्या कळा डॉक्टरांनी इंजेक्शन देऊन मुद्दाम थांबवल्या; कारण त्यांच्या मनात सिझेरियन करायचं असं असणार,' असा नातेवाइकांचा गैरसमज अशा वेळी होऊ शकतो.

बाळंतपणाची नैसर्गिक प्रक्रिया पूर्ण होत आहे, असं वाटत असताना, एका ठरावीक वेळेनंतर, चांगल्या कळा असूनदेखील बाळ पुढं सरकत नसल्यामुळे नाइलाजाने डॉक्टरला सिझेरियन करून बाळ बाहेर काढण्याचा निर्णय घ्यावा लागतो. अशा वेळी रुग्णाच्या बाजूला उभी राहून बऱ्याच वेळापासून तिला धीर देणारी तिची आई किंवा सासू म्हणते, "कशाला सिझेरियनची वेळ आणता, डॉक्टर? बाळाचं डोकं तर दिसतंय. चिमटा लावून काढून घ्या की लेकराला!" चिमटा लावून बाळ बाहेर काढता येतं, हे बऱ्याच रुग्णांना आणि नातेवाइकांना माहीत असतं; पण कोणत्या रुग्णांमध्ये तो लावता येऊ शकतो, याची कल्पना त्यांना नसते. चिमटा लावण्याचे काही निकष असतात. त्या निकषांची पूर्तता झाल्याशिवाय चिमटा लावला गेल्यास आईला किंवा बाळाला किंवा दोघांनादेखील इजा होऊ शकते. सुरक्षित पद्धतीने चिमटा लावून (Forceps delivery) अथवा निर्वात पोकळीचा वापर करून, आईला आणि बाळाला इजा न होऊ देता, अलगद बाळ बाहेर काढणं, ही एक कला आहे. दुर्दैवाने गेल्या काही दशकांपासून हे कौशल्य लोप पावत चाललं आहे. आजही या पद्धतीचा वापर होतो; पण प्रमाण खूप कमी झालं आहे.

नैसर्गिक प्रसूती करावी लागत नाही, तर ती होत असते. अर्थात, ही नैसर्गिक प्रक्रिया 'सुखरूप' चालू आहे किंवा नाही, याकडे डॉक्टरांना लक्ष द्यावं लागतं, ही बाब निराळी. सिझेरियन मात्र डॉक्टरांना करावं लागतं. या दोन कृतींच्या मधला अजून एक प्रकार असतो. नैसर्गिक प्रसूती होत असताना काही वेळेला मातेच्या अथवा बाळाच्या सुखरूपतेसाठी डॉक्टरांना हस्तक्षेप करावा लागतो. डॉक्टरांना निसर्गाच्या साहाय्यकाची भूमिका घ्यावी लागते.

गेल्या काही वर्षांत मोठ्या शहरांतील ठरावीक रुग्णालयांत बाळंतपणाच्या वेदना 'गायब' करून, प्रसूती नैसर्गिक मार्गाने करण्याच्या पद्धतीचा अवलंब केला जात आहे. वेदनारहित नैसर्गिक प्रसूती (Painless normal delivery) हे— विशेषतः पहिलटकरणींसाठी— एक वरदानच आहे. वेदनारहित बाळंतपण हे भूलतज्ज्ञ आणि प्रसूतिशास्त्रतज्ज्ञांचं सांघिक काम आहे. असाही एक गैरसमज आहे, की वेदनारहित बाळंतपणाचा अवलंब केल्यास सिझेरियन करण्याचं प्रमाण वाढतं.

लोकांना काय हवं असतं, तर प्रसूती शक्यतो नैसर्गिक मार्गाने व्हावी आणि बाळदेखील सुखरूप जन्माला यावं. नैसर्गिक प्रसूतीच्या शास्त्रीय व्याख्येशी त्यांना विशेष देणंघेणं नसतं. या क्षेत्रात काम करणाऱ्या डॉक्टर्सनी आणि परिचारिकांनी ही गोष्ट लक्षात घेतली पाहिजे.

•••

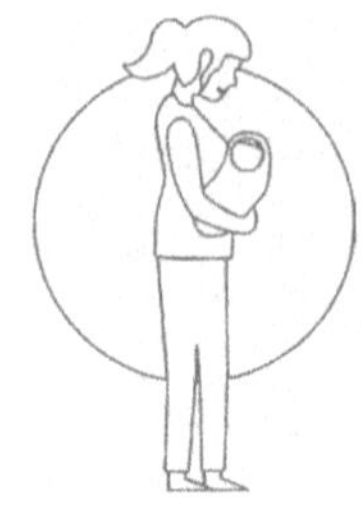

१२.

बाळंतपणाचं बदलतं स्वरूप

पूर्वी, म्हणजे फार पूर्वी नाही, तर फक्त पन्नास-साठ वर्षांपूर्वीपर्यंत आपल्या देशात बहुसंख्य बाळंतपणं ही घरीच होत असत. प्रामुख्याने सुईणी, दाया किंवा घरातील एखादी अनुभवी स्त्री यांच्या मदतीने बाळंतपण केलं जात असे. बाळंतपणं जेव्हा घरी होत असत, तेव्हा मातामृत्युदर आणि नवजात अर्भकांचा मृत्युदर जास्त होता. हा दर कमी व्हावा म्हणून बाळंतपणं ही रुग्णालयांमध्ये झाली पाहिजेत, असा सरकारी फतवा निघाला. मला चांगलं आठवतंय, की मी जेव्हा ऐंशीच्या दशकात, म्हणजे माझ्या करिअरच्या सुरुवातीच्या काळात, वैद्यकीय अधिकारी म्हणून काम करत होतो, तेव्हा आम्हा अधिकाऱ्यांच्या दरमहा होणाऱ्या बैठकीत प्रत्येक अधिकाऱ्याच्या कार्यक्षेत्रात किती प्रसूती घरी आणि किती रुग्णालयांमध्ये झाल्या, याचा आढावा घेतला जायचा. ज्याच्या कार्यक्षेत्रात रुग्णालयांमध्ये जास्त प्रसूती झाल्या असतील, त्या वैद्यकीय अधिकाऱ्याची प्रशंसा होत असे. ज्याच्या कार्यक्षेत्रात रुग्णालयांमध्ये कमी प्रसूती झाल्या असतील, त्याला कामगिरीत सुधारणा करण्याच्या सूचना दिल्या जात असत.

आज बहुतेक सर्व बाळंतपणं ही खासगी रुग्णालयांत अथवा सरकारी दवाखान्यांतच होतात. घरी बाळंतपण करण्याचं प्रमाण शहरी भागात तर शून्यच आहे; पण ग्रामीण भागातदेखील ते नगण्य झालं आहे. याचा परिणाम मातामृत्युदर आणि नवजात अर्भकांचा मृत्युदर कमी होण्यात झाला आहे, ही जमेची बाजू. जसजसं बाळंतपणं (सरकारी अथवा खासगी) रुग्णालयांत होण्याचं प्रमाण वाढलं,

तसतसं हळूहळू सिझेरियन प्रसूतीचं प्रमाण वाढू लागलं. हे प्रमाण इतकं वाढत आहे, की अनावश्यक सिझेरियन प्रसूती होत आहेत की काय, अशी शंका काही ठिकाणी व्यक्त केली जात आहे. काही संशोधनात्मक अभ्यासांतून अनावश्यक सिझेरियनचं प्रमाण वाढलं आहे, असं खात्रीपूर्वक सांगितलं जात आहे. विशेषतः खासगी रुग्णालयांत हे प्रमाण काही ठिकाणी जास्त आहे, तर काही ठिकाणी खूप जास्त आहे. सरकारी रुग्णालयांत सिझेरियनचं प्रमाण खासगी रुग्णालयांच्या तुलनेत कमी असलं, तरी ते जागतिक आरोग्य संघटनेने प्रमाणित केलेल्या आकडेवारीपेक्षा खूप अधिक आहे. एकूण काय, तर सिझेरियनचं प्रमाण पूर्वींच्या तुलनेत खूप वाढलं आहे. कुठं कमी वाढलं आहे, तर कुठं जास्त वाढलं आहे, एवढाच काय तो फरक.

स्त्री-रोग आणि प्रसूतिशास्त्र या विषयात पदव्युत्तर शिक्षण घेताना मी 'सिझेरियन सेक्शन' ही शस्त्रक्रिया करायला शिकलो. शिक्षणाच्या त्या टप्प्यावर असताना, तीन वर्षांत मला ५२ सिझेरियन सेक्शन्स करायला मिळाले होते. आजघडीला, म्हणजे साधारणतः ४० वर्षांनंतर, काय परिस्थिती आहे, याचा अंदाज घेण्यासाठी मी या विषयात सध्या पदव्युत्तर पदवीचं शिक्षण घेणाऱ्या एका विद्यार्थ्याला विचारलं, "तीन वर्षांत तुला किती सिझेरियन सेक्शन्स करायला मिळाले?" त्याचं उत्तर ऐकून मला धक्का बसला. ते उत्तर होतं, "पदव्युत्तर शिक्षण घेताना आजकाल एका विद्यार्थ्याला तीन वर्षांत सरासरी एक हजार सिझेरियन सेक्शन्स करायला मिळतात." ही आकडेवारी शासकीय वैद्यकीय महाविद्यालयातील आहे. या विषयावर कुणी वाद घालेल आणि म्हणेल, की सगळ्या वैद्यकीय महाविद्यालयांत अशीच परिस्थिती आहे, असं नाही. तसं नसेलही. मात्र, पूर्वींसारखा अगदीच ५०-६० सिझेरियन सेक्शन्स करून पदव्युत्तर पदवीचा कुणी विद्यार्थी बाहेर पडत नाही, हे नक्की.

बऱ्याचदा गर्भवतींना, विशेषतः पहिलटकरणींना, बाळंतपणाच्या खऱ्या कळा कशा असतात, याची कल्पना नसते. बाळंतपणाची तारीख जशी जवळ येते, तसं अधूनमधून तिच्या पोटात दुखायला लागतं. खासकरून रात्रीच्या वेळेस पोटात दुखायला लागलं, की रुग्ण आणि नातेवाईक घाबरतात आणि रुग्णालयात जातात. एकदा रुग्णालयात दाखल झालं, की मग त्यांना बाळंतपण केव्हा होईल, याचे वेध लागतात. ती गर्भवती बाळंतपण सुरू होण्याआधीच्या परिस्थितीत असेल, तर ती खऱ्याखुऱ्या, सक्रिय बाळंतपणाच्या परिस्थितीत किती तासांनी जाईल आणि बाळंतपण किती वाजता होईल, याचं उत्तर देणं शक्य नसतं. मग ती समजा २४ तास रुग्णालयात दाखल असेल, तर ती कंटाळून जाते. 'घरी गेलं आणि पुन्हा काही

तासांनी येण्याची गरज पडली, तर?' हो, अशी वेळ येऊ शकते. बाळंतपणाच्या
पूर्वस्थितीतून सक्रिय स्थितीमध्ये जाण्याचा हा काळ त्या रुग्णाकरिता, नातेवाइकांसाठी
आणि डॉक्टर्ससाठी अनिश्चिततेचा असतो. त्यातून रुग्णालयाचे कर्मचारी, नातेवाईक
अथवा डॉक्टर्सनी जाता येता नकारात्मक प्रतिक्रिया दिली, तर पुन्हा भीती वाटायला
लागते. त्याऐवजी डॉक्टर्सनी, "हे बघा, ही अशी परिस्थिती काही तास किंवा काही
दिवस राहू शकते. तुम्ही रुग्णालयात आहात. आईच्या आणि बाळाच्या तब्येतीकडे
आमचं बारीक लक्ष आहे. जरा धीर धरा," असं बोलून आश्वस्त केलं पाहिजे.

आम्ही ज्या सामाजिक आणि आर्थिक वर्गातील लोकांना आरोग्यविषयक
सेवासुविधा देतो, त्यात प्रामुख्याने गरीब आणि मध्यमवर्गीय लोक आहेत.
सिझेरियन सेक्शन मोफत किंवा खिशाला परवडणाऱ्या खर्चात होत असेल, तर
त्यांची त्याकरिता ना नसते. सिझेरियन सेक्शन्स मोफत करून देण्याची सोय
शासकीय किंवा महानगरपालिकेच्या रुग्णालयात असते आणि काही धर्मादाय
रुग्णालयांतून अगदी कमी खर्चात सिझेरियन सेक्शन्स करून दिली जातात; पण
एका शहरातील दोन धर्मादाय रुग्णालयांत काही कारणास्तव नैसर्गिक प्रसूतीची
सोयच नाही, असं पाहण्यात आलं आहे. त्या रुग्णालयांत ती व्यवस्थाच निर्माण
होऊ शकली नाही. या रुग्णालयांत सिझेरियन सेक्शन्स (महात्मा फुले आरोग्य
योजनेअंतर्गत) मोफत किंवा खासगी रुग्णालयांच्या तुलनेत अतिशय नाममात्र
खर्चात होतात, हे समजल्यानंतर 'आमच्या रुग्णाचं सिझेरियन करून द्या. इथं
सिझेरियन सेक्शन्स मोफत होतात, असं कळलं; म्हणून आम्ही इथं आलो,' असं
म्हणत नातेवाईक येतात आणि मग सिझेरियन केलं जातं. अशा परिस्थितीत झालेलं
सिझेरियन योग्य की अयोग्य, हा विचार करण्याची फारशी कुणाची तयारी नाही, असं
लक्षात येतं. अक्षरशः लोक मागणी करतात आणि सिझेरियन सेक्शन्स मोफत किंवा
कमी खर्चात केले जातात. मला वाटतं, की या केसेसमध्ये, 'सिझेरियन सेक्शनची
आवश्यकता नाही, आपण नैसर्गिक प्रसूतीचीदेखील वाट पाहू शकतो. गरज पडली,
तरच सिझेरियन सेक्शन करू,' असं माहीत असूनही म्हणता येत नाही. याचं कारण
त्या रुग्णालयांत नैसर्गिक प्रसूतीसाठी प्रयत्न करून, मग आवश्यकता असेल तर
सिझेरियन सेक्शन करण्याची व्यवस्थाच वर्षानुवर्षं निर्माण होऊ शकली नाही! मग,
'थांबा, आपण नैसर्गिक प्रसूतीची वाट पाहू,' असं म्हणणार तरी कसं?

क्षेत्र खासगी असो किंवा सरकारी; ग्रामीण असो किंवा शहरी; बाळंतपणं ही
घरी न होता रुग्णालयांमध्येच झाली पाहिजेत. खासगी आणि सरकारी क्षेत्रांतील

सर्व रुग्णालयांमधील सिझेरियन सेक्शन्सचं प्रमाण सध्या आटोक्यात आणि नंतर जागतिक आरोग्य संघटनेला अपेक्षित असलेल्या मर्यादेपर्यंत कसं आणता येईल, हे पाहिलं पाहिजे. हा काही नैसर्गिक प्रसूतीचा हट्ट नव्हे. जास्तीत जास्त बाळंतपणं ही नैसर्गिक झाली पाहिजेत आणि ती घरी न होता रुग्णालयांमध्येच झाली पाहिजेत, हे तर अपेक्षितच आहे; पण त्याचबरोबर मातामृत्युदर आणि नवजात अर्भकांचा मृत्युदरसुद्धा कमी होत गेला पाहिजे.

'आम्ही आमच्या दवाखान्यात नैसर्गिक प्रसूती होण्याकरिता जास्तीत जास्त प्रयत्न करतो; पण त्यासाठी अमुक इतके हजार किंवा तितके लाख खर्च येईल,' असंसुद्धा ऐकायला मिळू नये. अमुक इतके हजार, अमुक इतके लाख असा पायंडा असणंदेखील खटकणारी बाब आहे. बाळंतपण खासगी रुग्णालयात व्हावं, अशी इच्छा असणाऱ्या मध्यमवर्गीय आणि उच्च मध्यमवर्गीयांनासुद्धा तो खर्च परवडला पाहिजे. काही लोकांनी आरोग्यविमा घेतलेला असतो, तर काहीजणांच्या बाबतीत ते ज्या कंपनीमध्ये किंवा संस्थेमध्ये काम करतात, तिच्यातर्फे रुग्णालयाचं बिल अदा करण्याची तरतूद असते. सरकारी कर्मचाऱ्यांना मेडिकल आणि रुग्णालयाच्या बिलांची भरपाई मिळते. त्यांचं ठीक आहे; पण ज्यांच्याकरिता अशी कुठलीच सोय नाही, ज्यांनी आरोग्यविमाही घेतलेला नाही आणि ज्यांना बाळंतपणासाठी सरकारी दवाखान्यात जायला नको वाटतं, असा बराच मोठा वर्ग समाजात आहे. या वर्गाचाही विचार झाला पाहिजे. थोडक्यात सांगायचं म्हणजे, खिशाला परवडेल इतपत खर्चात, शक्यतो बाळंतपण नैसर्गिक होऊन, बाळ-बाळंतीण सुखरूप राहिले पाहिजेत. एकंदरीतच खासगी क्षेत्रात दिली जाणारी वैद्यकीय सेवा-सुविधा ही अनियंत्रित आहे. ती सेवा नियंत्रणाखाली आणावी की नाही, त्यासाठी कायदा करावा की नाही, केल्यास काय होईल आणि न केल्यास काय होत राहणार, हा स्वतंत्र चर्चेचा विषय आहे.

सिझेरियनपुरतं बोलायचं, तर खासगी क्षेत्रात केले जाणारे सिझेरियन सेक्शन्स शास्त्रीय कारणासाठी केले जातात की काही प्रमाणात अनावश्यक सिझेरियनदेखील होतात, हे ठरवणारी यंत्रणा अस्तित्वात नाही. ही यंत्रणा काही प्रमाणात वैद्यकीय महाविद्यालयांत अस्तित्वात आहे. कनिष्ठ डॉक्टरने घेतलेला सिझेरियन सेक्शनचा निर्णय योग्य आहे की नाही, याची शहानिशा करण्यासाठी वरिष्ठ डॉक्टर्स असतात; किंबहुना, त्यांची परवानगी घ्यावी लागते, असा प्रोटोकॉल आहे. तिथं 'सेकंड ओपिनियन'ची स्वयंपूर्ण व्यवस्था आहे. मात्र, अभ्यासपूर्ण पद्धतीने त्या निर्णयावर चर्चा होऊन काय योग्य आणि काय अयोग्य, हे ठरवलं जाण्याचं शैक्षणिक वातावरण

बाळंतपणाच्या विश्वात एक गुंतागुंतीची आणि म्हणूनच आव्हानात्मक परिस्थिती आजघडीला निर्माण झाली आहे. या बाबतीत आदर्श परिस्थिती निर्माण करण्यासाठी काही ठळक मुद्द्यांचा विचार करावा लागेल. बाळंतपणाच्या बाबतीत समाजमनाचा कानोसा घेतला, तर असं लक्षात येतं, की लोकांना आजकाल आपल्या पत्नीची, सुनेची किंवा मुलीची प्रसूती नैसर्गिक होईल की सिझेरियन सेक्शन होईल, यात स्वारस्य नाही असं नाही; त्याविषयी उत्सुकता मात्र नक्की असते. बाळंतपण कोणत्याही पद्धतीने होवो, बाळ आणि बाळंतीण सुखरूप असावेत, असं त्यांना वाटतं. सिझेरियन सेक्शन झालं, तरी त्यावर त्यांचा फार काही आक्षेप असतो, असं नाही. नैसर्गिक प्रसूतीच पाहिजे, असा हट्ट नको. नैसर्गिक बाळंतपण झालं म्हणजे विजय झाला आणि सिझेरियन सेक्शन झालं म्हणजे पराजय झाला, असं काही नाही. कुणी काहीही म्हणो; पण जिथं आवश्यक आहे, तिथं सिझेरियन सेक्शन हे झालंच पाहिजे. समस्या ही आहे, की एखाद्या प्रसूतिशास्त्रतज्ज्ञाच्या खासगी प्रसूतिगृहामध्ये रात्री दोन वाजता झालेलं सिझेरियन आवश्यक होतं की अनावश्यक, हे ठरवणार कोण? हे ठरवणारी यंत्रणा खासगी क्षेत्रातील प्रसूतिगृहांसाठी उपलब्ध नाही.

आता वैद्यकीय महाविद्यालयांतदेखील पूर्वीच्या तुलनेत उरलेलं नाही, असं काही वैद्यकीय शिक्षक खासगीत मान्य करतात, ही वस्तुस्थिती आहे.

एखाद्या वैद्यकीय महाविद्यालयातील रुग्णालयात सिझेरियन सेक्शन्सचं प्रमाण जास्त असण्याचं आणखी एक पटण्यासारखं कारण म्हणजे, ते एक 'रेफरल सेंटर' असतं. संपूर्ण पंचक्रोशीतील (विशेषतः ग्रामीण भागातील) 'अडलेल्या' बायका तिथंच 'रेफर' केल्या जातात. हे कारण बरोबर आहे. वैद्यकीय महाविद्यालयातील रुग्णालयाच्या प्रसूतिशास्त्र विभागात पदव्युत्तर पदवीचे अनेक विद्यार्थी, अधिव्याख्याते, सहयोगी प्राध्यापक, प्राध्यापक, त्यांना मदतनीस म्हणून प्रशिक्षित परिचारिका इतकं सारं मनुष्यबळ असताना बाळंतपण नैसर्गिक व्हावं, यासाठी संयमानं वाट पाहिली गेली पाहिजे. अगदीच आवश्यकता असेल, तर सिझेरियन करण्यात यावं. तशी वेळ आलीच, तर कोणत्याही क्षणी सिझेरियन सेक्शन करण्याची तयारी वैद्यकीय महाविद्यालयातील रुग्णालयात असतेच.

•••

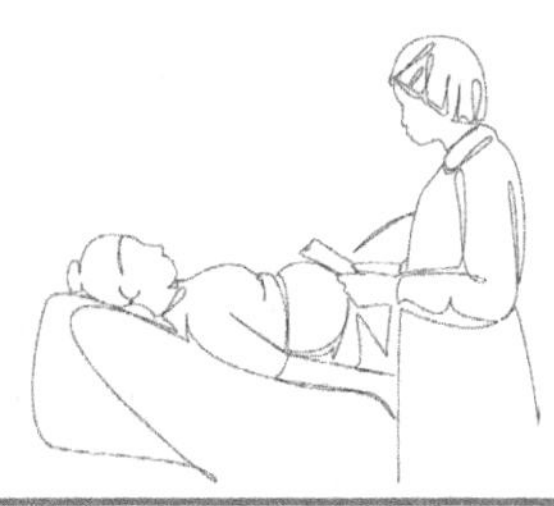

१३.

सिझेरियन प्रसूती

सिझेरियन सेक्शन हा सध्या वादग्रस्त, संवेदनशील आणि म्हणूनच बहुचर्चित असा विषय बनला आहे. सिझेरियन करण्याबद्दल लोकांना आक्षेप नाही ; पण ज्या अधिक प्रमाणात सध्या सिझेरियन सेक्शन्स केले जात आहेत, त्यावरून साहजिकच ते विनाकारण किंवा पैशांसाठी तर केले जात नाहीत ना, अशी शंका लोकांना येत आहे. गर्भवती स्त्रियांसाठी वरदान ठरलेल्या या शस्त्रक्रियेची अशी अवस्था का झाली, याचं कुठं तरी 'ऑडिट' झालं पाहिजे.

"डॉक्टर, माझं बाळंतपण 'नॉर्मल'च होईल ना? का सिझेरियन करावं लागेल?" "मॅडम, माझ्या मुलीचं बाळंतपण 'नॉर्मल'च करा, बरं का! सिझेरियनची वेळ येऊ देऊ नका." "अमुक एका रुग्णालयामध्ये गेलं, की तिथं सिझेरियनच करतात, नैसर्गिक प्रसूतीची वाटच पाहत नाहीत. तुम्ही 'नॉर्मल'च करता, असं कळलं म्हणून आम्ही मुद्दाम तुमच्याकडे आलो." "पैसे जास्त मिळतात म्हणून आजकाल डॉक्टर सिझेरियन करतात. माझी पाच बाळंतपणं झाली आणि तीसुद्धा घरीच. अगदी शेवटच्या दिवसापर्यंत मी काम करत होते ; पण माझ्या मुलीवर आज सिझेरियनची वेळ का आली, ते समजत नाही." "आजकालच्या मुली! आई-बापाच्या लाडक्या! कळा सहन केल्या नाहीत, तर डॉक्टर तरी काय करणार? सिझेरियन करावंच लागलं." "डॉक्टरांकडे दर महिन्याला तपासण्यासाठी जावं ; पण त्यांनी लिहून दिलेल्या गोळ्या मात्र घेऊ नयेत. त्या गोळ्यांमुळे बाळाचं वजन वाढतं, त्यामुळे नैसर्गिक प्रसूती होत नाही. सिझेरियनची वेळ यावी म्हणून

डॉक्टर लोक मुद्दाम गोळ्या देऊन बाळाचं वजन वाढवतात." "हम को तो बडी जान और छोटी जान दोनों की फ़िक्र है। लेकिन वैसा टाइम आया, तो छोटी जान की परवाह मत करना और डिलिव्हरी नॉर्मलीच करना।"... या आणि अशा अनेक प्रकारच्या प्रतिक्रिया नैसर्गिक प्रसूती की सिझेरियन या संदर्भात ऐकायला मिळतात. गर्भवती महिला, त्यांचे नातेवाईक, मित्रमंडळी आणि एकंदरीत समाजातच, 'डॉक्टर ऐन वेळी काहीतरी कारण सांगतात आणि मुद्दाम सिझेरियन करतात,' असा समज आहे. 'ती वेळच अशी असते, की नाही म्हणता येत नाही,' अशी धारणा बऱ्याचजणांच्या मनात मूळ धरून आहे.

एकीकडे या आणि अशा अनेक प्रतिक्रिया आणि दुसरीकडे, "माझी मुलगी (किंवा बायको) खूप नाजूक आहे. मला नाही वाटत, की ती बाळंतपणाच्या कळा सहन करू शकेल. नैसर्गिक प्रसूतीची वाट पाहण्यापेक्षा तुम्ही सिझेरियन करून टाका." "माझ्या नवऱ्याचा वाढदिवस अमुक तारखेला आहे. त्याच दिवशी माझं बाळ जन्माला यावं, अशी माझी इच्छा आहे. त्या तारखेला माझं सिझेरियन करता येईल का?" "अमुक एका मुहूर्तला सिझेरियन केलं, तर मुलगा होईल असं आमच्या 'गुरुजी'नी सांगितलं आहे. त्याच दिवशी माझं सिझेरियन करा." "त्या दिवशी अमुक पाडवा आहे, शुभ दिवस आहे. त्या दिवशी माझं सिझेरियन करून द्या." वगैरेंसारख्या कारणांसाठी 'सिझेरियन करा' अशी मागणी करणाऱ्यांची संख्या दिवसागणिक वाढत आहे.

एका गर्भवती महिलेची नोकरीवर रुजू होण्याची आणि बाळंतपणाची अपेक्षित तारीख जवळपास एकच होती. 'त्याच दरम्यान तुझी नैसर्गिक प्रसूती झाली आणि तू जर नोकरीवर रुजू झाली नाहीस, तर दुसऱ्या उमेदवाराला नोकरी देण्याचा विचार करावा लागेल,' असं संबंधित संस्थाचालकाने तिला सांगितलं. "माझी नोकरी धोक्यात आली आहे; त्यामुळे जर दोन आठवडे अगोदर सिझेरियन केलं, तर चालेल का, डॉक्टर? म्हणजे, माझं बाळंतपण सुखरूप होईल आणि नोकरी गमवायची वेळ माझ्यावर येणार नाही," असं तिने डॉक्टरला सांगितलं. अशा प्रकारच्या विविध परिस्थितींतदेखील सिझेरियन करण्याचे निर्णय घेतले जात आहेत. 'जास्तीचे पैसे मिळावेत म्हणून डॉक्टर मुद्दाम सिझेरियन करतात,' असं म्हणणारा समाजातील एक वर्ग आणि काही कारणासाठी 'आम्हांला नॉर्मल डिलिव्हरी नको, आमचं सिझेरियन करून द्या,' अशी मागणी करणारा दुसरा वर्ग या दोन्ही बाजू रुग्ण आणि तिच्या नातेवाइकांच्या आहेत. त्यांतील तफावत लक्षात यावी.

आता या संदर्भात डॉक्टरांची परिस्थिती आणि मनस्थिती काय आहे, याचा विचार करू या. गेल्या ४० वर्षांपासून विविध रुग्णालयांमध्ये, सिझेरियन सेक्शन्स केले जात असताना कधी मुख्य, तर कधी सहयोगी शल्यविशारद म्हणून माझा सहभाग राहिला आहे. आजवर मी खासगी क्षेत्रात होणाऱ्या दहा हजारांपेक्षा जास्त सिझेरियन सेक्शन्सचा साक्षीदार राहिलो आहे. त्यामुळे, नैसर्गिक प्रसूती की सिझेरियन या प्रश्नाच्या बाबतीत डॉक्टर्सची मानसिक अवस्था कशी असते, याचा अंदाज मला घेता आला आहे. डॉक्टर्सना नैसर्गिक प्रसूतीच्या तुलनेत सिझेरियन केल्यानंतर जास्त पैसे मिळतात, हे खरं आहे; पण म्हणून काही कोणताही डॉक्टर नैसर्गिक प्रसूती होत असलेल्या रुग्णाचं सिझेरियन करत नाही.

सिझेरियनच काय, कोणत्याही प्रकारची शस्त्रक्रिया करणं, हा काही पोरखेळ नसतो. ती एक जबाबदारी असते. गर्भवती महिलेला ग्रामीण भागात 'दोन जिवांची बाई' असं म्हणतात. मला हा संबंध दोन जिवांचा नसून अडीच जिवांचा आहे, असं वाटतं. अर्धा जीव डॉक्टरचा! आपल्या रुग्णालयात बाळंतपणासाठी दाखल झालेल्या महिलेचं बाळंतपण होऊन (नैसर्गिक असो किंवा सिझेरियन), आई आणि बाळ सुखरूप घरी जाईपर्यंत डॉक्टरचाही जीव टांगणीलाच लागलेला असतो. त्याच्याही जिवाची घालमेल होत असते. बाळंतपणासाठी एकदा रुग्ण दाखल झाल्यानंतर त्या बाळंतपणाच्या जबाबदारीतून यशस्वीपणे मुक्त होईपर्यंत डॉक्टरचंही मन दुसऱ्या कुठल्या कामात विशेष लागत नसतं, हे फार कमी लोकांना माहीत असेल. बाळंतपण नैसर्गिक होवो अथवा सिझेरियनची वेळ येवो, बाळ बाहेर आल्यानंतर ते व्यवस्थित रडेपर्यंत डॉक्टरच्या मनात नेहमीच धास्ती असते. एकदा का बाळाच्या रडण्याचा आवाज आला, की रुग्ण आणि नातेवाइकांइतकाच आनंद डॉक्टरलादेखील होत असतो; किंबहुना, त्याला हुश्श वाटतं. हा माझाही अनुभव आहे.

सिझेरियन सेक्शन ही शस्त्रक्रिया इतकी 'उपकारक' असेल, तर मग आज समाजात ती इतकी बदनाम का आहे? असं म्हणतात, की चांगल्या गोष्टीचासुद्धा अतिरेक झाला, तर काही समस्या निर्माण होतात. सिझेरियन सेक्शनच्या बाबतीत असंच तर घडत नाही ना, हा या क्षेत्रात काम करणाऱ्या अनेकांना विचार करायला भाग पाडणारा प्रश्न आहे. रुग्ण आणि नातेवाईक यांची नैसर्गिक प्रसूती की सिझेरियन याबद्दलची समज आणि डॉक्टर्सची भूमिका यांपैकी काय खरं आणि काय खोटं? खोटं काहीच नाही. दोन्ही बाजू योग्यच आहेत. मग नैसर्गिक प्रसूती

की सिझेरियन याबद्दल एवढा गोंधळ का? रुग्ण आणि तिच्या बाळाची एवढी काळजी, एवढी तळमळ जर डॉक्टर्सना असेल, तर मग एवढ्या मोठ्या प्रमाणात डॉक्टर्सबद्दल गैरसमज का?

सिझेरियन करण्याच्या प्रमाणात फक्त एखाददुसऱ्या शहरात वाढ झालेली आहे, असं नाही. संपूर्ण जगभरातच आजकाल अधिक प्रमाणात सिझेरियन प्रसूती होत आहेत. मागच्या २५-३० वर्षांत हे प्रमाण फार वाढलेलं आहे. आकडेवारीच तसं दर्शवते. हे जर खरं असेल, तर संपूर्ण जगभरातील डॉक्टर्सचा कल नैसर्गिक प्रसूतीची वाट न बघता सिझेरियन करण्याकडे किंवा जास्त पैसे मिळावेत म्हणून सिझेरियन करण्याकडे असेल, असं वाटत नाही.

सिझेरियनचं वाढलेलं प्रमाण : शास्त्रीय कारणं

सिझेरियन प्रसूतीमध्ये एवढ्या प्रचंड प्रमाणात वाढ होण्यामागं निश्चित अशी काही शास्त्रीय कारणं आहेत, ती खालीलप्रमाणं :

१. एखाद्या महिलेचं पूर्वी सिझेरियन झालेलं असेल, तर त्या केसमध्ये दुसऱ्यांदा सिझेरियन होण्याची शक्यता जास्त असते. पहिलं सिझेरियन झाल्यानंतर नैसर्गिक प्रसूतीची वाट पाहण्यात जोखीम असते. ती जोखीम डॉक्टर एका मर्यादिनंतर घेऊ शकत नाही.

२. आजकाल बाळंतपणाच्या वेळी बाळाच्या हृदयाचे ठोके हे एका इलेक्ट्रॉनिक यंत्राद्वारे (Electronic foetal monitor) तपासले जातात. त्यामुळे बाळ आईच्या पोटात गुदमरलेल्या अवस्थेत आहे किंवा नाही, हे पूर्वीच्या तुलनेत आता लवकर समजतं. अशा वेळी, श्वास गुदमरलेल्या अवस्थेत बाळ पोटात ठेवण्याचा धोका पत्करण्यापेक्षा पटकन सिझेरियन करून बाळाचा जीव वाचवणं, हे गरजेचं असतं. गुदमरलेल्या अवस्थेत बाळ तसंच ठेवून नैसर्गिक प्रसूतीची वाट कशी काय पाहणार? जर वाट पाहिली आणि बाळंतपण नैसर्गिक झालं, तर आपण जिंकलो असं नसतं. नैसर्गिक प्रसूती झालेलं बाळ खणखणीत रडणं, बाळाचा श्वासोच्छ्वास व्यवस्थित राहणं या गोष्टीदेखील अपेक्षित असतात. श्वास गुदमरलेल्या अवस्थेत जन्मलेल्या बाळाच्या मेंदूवर कालांतराने परिणाम होऊ शकतो. असं बाळ मतिमंद (Mentally retarded) होऊ शकतं. हा धोका रुग्ण, नातेवाईक आणि डॉक्टर यांपैकी कुणालाही परवडणारा नसतो; म्हणून सिझेरियन करावं लागतं.

३. बाळ पायाळू असेल, तरी नैसर्गिक प्रसूतीची वाट पाहण्याची पद्धत पूर्वी होती. प्रसूतिशास्त्रात पदव्युत्तर पदवीचं शिक्षण घेत असताना आम्हाला, साधारणतः ३५ वर्षांपूर्वी, पायाळू बाळाची नैसर्गिक प्रसूती करण्याचं कौशल्य शिकवलं गेलं होतं. बाळ पायाकडून बाहेर येत असताना बाळाचं डोकं योनीमार्गात अडकून पडण्याची शक्यता असते. डोकं ओढून काढावं लागू शकतं. ओढताना अतिशय नाजूक असलेल्या बाळाच्या मेंदूत रक्तस्राव होऊ शकतो किंवा ते गुदमरू शकतं. असं काहीही न होता, नैसर्गिक पद्धतीने पायाळू बाळ जन्माला येऊ शकतं आणि सगळं काही चांगलंसुद्धा होऊ शकतं; पण आजच्या 'एक किंवा दोन अपत्यं पुरेत,'च्या जमान्यात अशी जोखीम कुणी घेऊ इच्छित नाही; म्हणून सिझेरियन करावं लागतं.

४. नऊ महिने नऊ दिवस उलटून गेल्यानंतरदेखील काही दिवसांनी नैसर्गिक कळा येऊन नैसर्गिक बाळंतपण होऊ शकतं. बाळंतपणाची अपेक्षित तारीख उलटून गेल्यानंतर साधारणतः ७ दिवसांनी निसर्गतःच गर्भजल कमी व्हायला सुरुवात होते आणि त्यामुळे बाळाच्या जिवाला धोका निर्माण होऊ शकतो. अशा वेळी बाळ बाहेर येणं आवश्यक असतं. कळा आल्या नाहीत, तर सलाइनद्वारे औषध देऊन बाळंतपणाच्या कळा सुरू करण्याची पद्धत आहे. काही वेळेला या सलाइनवाटे दिलेल्या औषधाचा अपेक्षित परिणाम मिळत नाही. कळा सुरू झाल्या, तरी त्या बाळंतपण नैसर्गिक होण्याच्या दृष्टीने पुरेशा सशक्त असत नाहीत. अशा वेळी सिझेरियन करण्याशिवाय पर्याय उरत नाही.

५. काही गर्भवती महिलांचा बाळंतपणाचा मार्ग अरुंद असतो. अशा रुग्णामध्ये भरपूर कळा येऊनसुद्धा बाळ सरकत नाही. किंबहुना, ते मार्गात फसून बसतं. अशा अवघड परिस्थितीत बाईला 'मोकळं' करण्यासाठी सिझेरियन करावं लागतं.

६. कधीकधी, नऊ महिने पूर्ण होण्याच्या अगोदर केलेल्या सोनोग्राफीमध्ये असं लक्षात येतं, की बाळाची वाढ अपेक्षेप्रमाणं होत नाही. बाळाला होणारा रक्तपुरवठा समाधानकारक नाही. अशा वेळी कमी दिवसांचं, कमी वजनाचं बाळ असतानादेखील, बाळाचा जीव वाचावा म्हणून सिझेरियन करावं लागतं. कमी वजनाचं बाळ नैसर्गिक प्रसूतीपेक्षा सिझेरियन करून बाहेर काढल्यास ते जगण्याची शक्यता वाढते.

७.	काही गर्भवती महिलांमध्ये, विविध कारणास्तव, गर्भाशयात वारेच्या खाली अचानक रक्तस्त्राव सुरू होऊन बाळाच्या आणि आईच्या जिवाला धोका निर्माण होतो. अशा परिस्थितीत दोघांचा जीव वाचावा म्हणून सिझेरियन प्रसूती करावी लागते.

८.	काही गर्भवती महिलांचा, विशेषतः पहिलटकरणींचा, रक्तदाब सातव्या महिन्यानंतर वाढतो. असा वाढलेला रक्तदाब कधीकधी, रक्तदाब कमी करण्याच्या गोळ्यांनाही जुमानत नाही. वाढलेल्या रक्तदाबामुळे बाळाची वाढ खुंटते. क्वचित प्रसंगी बाळ पोटातच दगावू शकतं. आईचं डोकं प्रचंड दुखून तिला झटके येऊ शकतात. रक्तदाब वाढलेल्या प्रत्येक रुग्णामध्ये विविध तपासण्या करूनदेखील, कोणत्या रुग्णाला कधी झटके सुरू होतील आणि कोणत्या रुग्णाचं बाळ पोटातच दगावेल, हे खात्रीलायकरीत्या सांगता येत नाही. डॉक्टर्सचीपण मोठी पंचाईत होते.

एखाद्या रुग्णाच्या बाबतीत नैसर्गिक प्रसूतीची वाट पाहायला हरकत नाही, असा निर्णय घेतल्यानंतरदेखील, अचानक धोका निर्माण होऊन, बाळाचं जीव घेणारं नुकसान होऊ शकतं. प्रसूतिशास्त्राच्या पुस्तकातपण असं लिहिलेलं आहे आणि तसा डॉक्टर्सचा अनुभवदेखील आहे. अशा वेळी त्यांना वाटतं, "अरेरे! आपण दोन दिवस अगोदरच सिझेरियन केलं असतं तर? उगाच नैसर्गिक प्रसूतीची वाट पाहत बसलो. फार फार तर काय, लोकांनी विनाकारण सिझेरियन केलं, असं म्हटलं असतं. म्हणू देत; पण त्या महिलेला जिवंत बाळ तर मिळालं असतं." डॉक्टरसुद्धा अशा प्रसंगानंतर निराश होतो. आपलं काय चुकलं, ते तपासून बघतो. इतर डॉक्टरांशी चर्चा करतो. झालेल्या नुकसानाची तो भरपाई करून देऊ शकत नाही; पण त्याच्या मनाला बोचणी लागते. त्याचं मन त्याला खात असतं. डॉक्टरांची ही मनस्थिती समजण्यात सामान्य माणूस अपुरा पडतो. हे समजण्यासाठी डॉक्टर किंवा डॉक्टरचा जवळचा नातेवाईक व्हावं लागतं.

रक्तदाब वाढलेल्या केसेसमध्येदेखील बाळंतपण नैसर्गिक होऊ शकतं; पण पूर्वी आलेले असे अनुभव डॉक्टरला स्वस्थ बसू देत नाहीत. जोखीम नको म्हणून पुढच्या केसमध्ये डॉक्टर जरा लवकरच सिझेरियनचा निर्णय घेतो. पूर्वी डॉक्टर्स अशी जोखीम घेत असत. काही नुकसान झालं, तर डॉक्टरवर विश्वास ठेवून नातेवाईक डॉक्टरला साथ देत असत. आजकाल

तसं होत नाही. सगळ्यांना 'सेफ' राहायचं आहे; फक्त डॉक्टर्सनाच नव्हे, तर नातेवाइकांनादेखील. आपण सिझेरियनसाठी संमती दिली नाही आणि काही नुकसान झालं तर, अशी जोखीम नातेवाईकसुद्धा घेऊ इच्छित नाहीत.

नैसर्गिक प्रसूतीऐवजी सिझेरियन होण्यामागं जी अनेक कारणं आहेत, त्यांपैकी आणखी एक म्हणजे, काही नवीन लग्न झालेल्या आणि पहिलीच खेप असलेल्या महिलांची कळा सोसण्याची सहनशक्ती कमी असणं. तो सर्व वेदनामय प्रकार पाहून तिच्या नवऱ्याचा धीर सुटतो. तो तिच्या कळा तर सहन करू शकत नाही आणि बायकोला होणारा त्रासही त्याला बघवत नाही. मग तो, "डॉक्टर, तिला होणारा त्रास आता मला पाहावत नाही. तुम्ही किती वेळ नैसर्गिक प्रसूतीची वाट पाहणार? तिचं सिझेरियन करून तिला पटकन मोकळं करा बघू!" अशी विनंती करतो आणि सिझेरियन केलं जातं. नवऱ्याला पुरुष म्हणून म्हणा किंवा बायकोच्या प्रेमापोटी म्हणा, असं वाटणं स्वाभाविक आहे; पण यातली मजेची आणि मला न उमगलेली गोष्ट म्हणजे, बरोबर आलेल्या आया किंवा सासवा, ज्यांना कळा सोसण्याचा किमान चार नैसर्गिक प्रसूतींचा अनुभव असतो, यादेखील आपल्या मुलीला किंवा सुनेला धीर देण्याऐवजी स्वतःच भावनाविवश होतात. ते पाहताना अजब वाटतं. हा 'सीन' घडताना प्रत्यक्ष साक्षीदार कमी असतात.

आणखी एक गमतीदार प्रकार डॉक्टरांना पाहायला मिळतो, जो आकडेवारीने सिद्ध करणं अवघड आहे. तो असा, की ज्या महिलांना सुरुवातीपासून आपलं बाळंतपण नैसर्गिकच व्हावं अशी तीव्र इच्छा असते, त्यांच्यावर नेमकी काही ना काही कारणास्तव सिझेरियनची वेळ येते. ज्या या बाबतीत जरा बिनधास्त असतात, त्यांची नैसर्गिक प्रसूती होऊन जाते. बाळंतपणं करण्याचा २०-२५ वर्षांचा अनुभव असणाऱ्या प्रसूतिशास्त्रतज्ज्ञांचादेखील 'नॉर्मल की सिझेरियन' या बाबतीत अंदाज चुकू शकतो. अमुक एका रुग्णाची प्रसूती नैसर्गिक होऊन जाईल, अशी खात्री असते आणि अचानकपणे (अर्थातच, काही महत्त्वाच्या कारणासाठी) तिचं सिझेरियन करायची वेळ येते. याउलट एखाद्या रुग्णाच्या बाबतीत सुरुवातीपासून हिला सिझेरियनच लागेल, असं वाटत असताना, पाहता पाहता तिची नैसर्गिक प्रसूती होऊन जाते. काही वेळेला एखाद्या डॉक्टरने एखाद्या गर्भवती महिलेचं सिझेरियन करावं लागेल, असं सांगितल्यावर नातेवाईक संमती देत नाहीत. ते त्या महिलेला दुसऱ्या रुग्णालयामध्ये घेऊन जातात. तिथं जर तिची

जिथं अपत्यजन्म तिथं सिझेरियन सेक्शनची शक्यता, अशी आजची परिस्थिती आहे, असं म्हटल्यास वावगं ठरू नये. सिझेरियन सेक्शन ही एक नितांतसुंदर शस्त्रक्रिया आहे. बाळंतपणात 'अडलेल्या' स्त्रियांची 'सुटका' करून त्यांचा जीव वाचवण्याची किमया या शस्त्रक्रियेमध्ये आहे. या जगात येणारं बाळ सुखरूप यावं, याची ती एक व्यवस्थादेखील आहे. एका दृष्टीने या शस्त्रक्रियेची सुविधा हे जगातील तमाम गर्भवती महिलांकरिता आणि नवजात अर्भकांसाठी एक वरदान आहे. अशी ही शस्त्रक्रिया प्रामुख्याने कुणी आणि कोणत्या प्रतिकूल परिस्थितीत अनेक वर्षांपूर्वी निर्माण केली, याची जाणीव सर्व संबंधितांना असली पाहिजे.

पूर्वी सिझेरियन सेक्शनकडे शेवटचा पर्याय म्हणून पाहिलं जात असे. आता तसं राहिलेलं नाही. त्यासाठीची अनुकूलता आजकाल वाढत जात असल्याचं चित्र आहे. बदलणारी सामाजिक परिस्थिती; गर्भधारणा आणि प्रसूतीशास्त्रातील तंत्रज्ञानाचा वाढत चाललेला उपयोग; डॉक्टर, रुग्ण आणि नातेवाईक यांपैकी प्रत्येकाचा 'उगाच रिस्क नको; करून टाका सीझर,' असा दृष्टिकोन आणि मुख्य म्हणजे, सिझेरियनची सहज उपलब्धता या कारणांमुळे सिझेरियन प्रसूतींचं प्रमाण वाढत आहे.

नैसर्गिक प्रसूती झाली, तर ज्या पहिल्या डॉक्टरने सिझेरियन करावं लागेल, असं सांगितलेलं असतं, त्याची काही खैर नसते. नातेवाईक म्हणतात, "बघा! झाली का नाही नॉर्मल? त्या डॉक्टरने तर सिझेरियन करावं लागेल, असं सांगितलं होतं. होता का नाही डॉक्टरचा स्वार्थ? आता बोला!" असे डॉक्टर्सना तोंडघशी पाडणारे प्रसंग क्वचित घडतात. मात्र, याचा अर्थ पहिला डॉक्टर दुर्जन आणि ज्याच्याकडे नैसर्गिक प्रसूती झाली तो डॉक्टर सज्जन, असा होत नसतो. याचं कारण, त्या दुसऱ्या डॉक्टरवरदेखील अशी वेळ येऊन गेलेली असू शकते किंवा येऊ शकते. अर्थात, हे रुग्णाला आणि नातेवाइकांना समजणं कठीण असतं. डॉक्टरचा अंदाज तेवढ्यापुरता चुकलेला असतो किंवा निसर्गाचा निर्णय वेगळा ठरलेला असतो, इतकंच.

अशा प्रसंगांतून नातेवाईक मात्र, 'त्या पहिल्या डॉक्टरला काही कळलंच नाही,' असा समज करून घेतात. त्या डॉक्टरने नीट विचार करूनच निर्णय घेतलेला असतो. ती परिस्थिती बदलण्याची किमया निसर्गाने केलेली असते. 'आम्ही

सिझेरियन पैसे मिळवण्यासाठी करत नसून आईचा किंवा बाळाचा जीव वाचवण्यासाठी आम्हाला हा निर्णय घ्यावा लागतो आहे,' हे रुग्णाला आणि नातेवाइकांना समजावून सांगताना डॉक्टरदेखील दडपणाखाली असतो. आपण घेतलेल्या सिझेरियनच्या निर्णयाबाबत नातेवाइकांचा गैरसमज होऊ नये, याचं दडपण डॉक्टरवर असतं.

गेला 'विश्वास' कुणीकडे?

या सर्व प्रकारांतून एकच सांगता येईल, की जे रुग्ण आणि नातेवाईक डॉक्टरवर विश्वास ठेवून, नऊ महिने तपासणीसाठी येतात; आपला आणि आपल्या होणाऱ्या बाळाचा जीव त्या डॉक्टरच्या स्वाधीन करतात, त्यांनी मनापासून बाळगलेला त्याच डॉक्टरबद्दलचा विश्वास 'सिझेरियन' या शब्दाचा उच्चार झाल्याबरोबर कुठं जातो, ते कळत नाही. वास्तविक पाहता, त्याच विश्वासाने 'नॉर्मल की सिझेरियन' हा निर्णय डॉक्टरवर मोकळेपणाने सोपवला पाहिजे. या बाबतीत डॉक्टरला प्रश्न विचारून शंकासमाधान करून घेणं हा रुग्ण आणि नातेवाइकांचा अधिकार आहे आणि त्यासाठी भरपूर वेळ देणं, हे डॉक्टरचं कर्तव्य आहे. डॉक्टरला त्याचं काम करू द्यावं. परिस्थितीचं गांभीर्य डॉक्टरला असतं. त्याच्यावर शंका घेऊ नयेत, तर त्याच्याकडून शंकासमाधान करून घ्यावं.

●●●

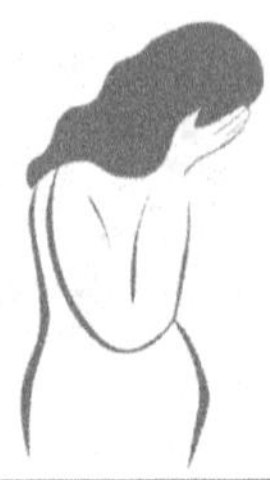

१४.

अपत्यजन्म : असं केव्हाही घडू शकतं

आयुष्य जगत असताना सगळ्यांना अपेक्षित असलेलं यश प्रत्येक वेळेला मिळतंच, असं नाही. किंबहुना, ते कधी मिळतं, तर कधी मिळत नाही. आयुष्यातील या चढउतारांना सामोरं जाऊन, वास्तव स्वीकारण्याची तयारी ही ठेवावीच लागते. आनंद अगदी हमखास मिळणार, अशी परिस्थिती येऊन ठेपल्यावर हातातोंडाशी आलेला घास कारण नसताना हिरावून घेतला जातो आणि असं दुःख पचवणं कठीण होऊन बसतं. अपत्यजन्माच्या संदर्भातदेखील कधीकधी अशा प्रकारे, घडत असतानाच बिघडण्याच्या प्रसंगाला सामोरं जावं लागतं. गर्भधारणा राहणारच नसेल किंवा त्यासाठी विलंब लागणार आहे, हे माहीत असेल, तर काही प्रश्न नसतो. मात्र, गर्भधारणा राहणार, गर्भ काही कालावधीसाठी वाढणार आणि काही महिन्यांत बाळ जन्माला येण्याची चाहूल लागत असतानाच, अचानक होत्याचं नव्हतं झालं, तर 'बना के क्यों बिगाडा रे...' असं नाही म्हणावं, तर काय म्हणावं? अपत्यजन्माच्या बाबतीत घडलेले असे काही प्रसंग वाचकांसमोर ठेवल्याने कळत नकळत 'डावी' बाजू मांडली जाईल, असं वाटतं. तरीसुद्धा, अशा नकारात्मक घटना घडू शकतात, त्यामुळे प्रत्येक वेळेला अपत्यजन्म 'गृहीत' धरला जाऊ नये, हेही लोकांना माहीत हवं, असं वाटतं.

गर्भधारणा आणि अपत्यजन्माच्या बाबतीत एखादी नकारात्मक घटना कधीही घडू शकते. कधीकधी असं काही घडतं, की गर्भाची वाढ खुंटते, तर कधीकधी दिवस पूर्ण व्हायच्या आतच बाळंतपण सुरू होऊन कमी वजनाचं बाळ जन्माला येऊ शकतं.

गर्भधारणा असताना 'डाग' लागणं किंवा रक्तस्राव सुरू होणं, हा गर्भपात होण्याचा इशारा असू शकतो. तसा तो होईलच असं नाही. झालाच, तर आपत्कालीन परिस्थिती निर्माण होऊ शकते. या सर्व गोष्टींचं भान असावं, यासाठी काही अचानक उद्भवणाऱ्या परिस्थितींचा विचार वाचकांसमोर मांडणं गरजेचं आहे.

अपेक्षित तारखेला येणारी मासिक पाळी चुकली; गर्भधारणा चाचणी किटवर लघवीची तपासणी 'पॉझिटिव्ह' आली; गोड बातमी मिळाली! या क्षणापासून, 'सगळं काही ठीक आहे ना? तसं काळजी कारण्यासारखं काही नाही ना? सोनोग्राफी कधी करायची?' असे प्रश्न रुग्ण आणि नातेवाइकांकडून विचारायला सुरुवात होते. मासिक पाळी चुकल्यानंतर साधारणतः दोन-तीन आठवड्यांनी, गर्भधारणेच्या निदानाची खात्री डॉक्टरला करून घ्यायची असते. ही खात्री करण्यासाठी, गर्भाच्या हृदयाची हालचाल (Cardiac activity) सुरू झाली किंवा नाही हे बघण्यासाठी आणि गर्भधारणा गर्भाशयातच झाली आहे की गर्भाशयाच्या बाहेर, हे तपासण्यासाठी सोनोग्राफी केली जाते. मात्र, ही खात्री झाली, की सारं काही ठीक आहे, असं होत नसतं.

परवाचीच एक घटना. अशी सोनोग्राफी करून एक महिला आणि तिचा नवरा डॉक्टरकडे आले. रिपोर्ट पाहून सगळं काही व्यवस्थित आहे, असं डॉक्टरने त्यांना सांगितलं. ते जोडपं आनंदात घरी गेलं. त्यानंतर २४ तासांच्या आतच डॉक्टरला फोन आला, "रात्री 'डाग' लागला. आता काय करायचं?" डॉक्टरने सांगितलं, की 'डाग' लागणं, ही चांगली गोष्ट नाही; उद्या पुन्हा सोनोग्राफी करावी लागेल. दुसऱ्या दिवशी पुन्हा सोनोग्राफी केली गेली. रिपोर्ट पाहताच डॉक्टरच्या लक्षात आलं, की गर्भाच्या हृदयाचे ठोके, जे कालपर्यंत 'नॉर्मल' होते, ते आज बंद आहेत. ती आता 'मिस्ड अबॉर्शन'ची (Missed abortion) केस होती. गर्भ मृत झाला आहे आणि तो काढून टाकावा लागेल किंवा गर्भपात करावा लागेल, असं डॉक्टरने सांगताच पती-पत्नीच्या डोळ्यात पाणी आलं. "असं कशामुळे झालं? कालपर्यंत तर सगळं ठीक होतं आणि आज असं कसं झालं? आमचं काही चुकलं का?" डॉक्टरवर प्रश्नांचा भडिमार सुरू झाला. त्या प्रश्नांचं समाधानकारक उत्तर डॉक्टरकडेपण नव्हतं. त्याने समजावून सांगितलं, "जे घडलं, त्याचं नक्की कारण कुणालाही सांगता येणार नाही. बीज मातीत रुजून, त्याला अंकुर फुटून, दोन पाने जमिनीच्या वर आल्याची अवस्था होती. त्या नाजूक क्षणी जर जोराचा पाऊस आला, तर ते अतिशय छोटं रोप वाहून जाऊ शकतं. याउलट पाऊस पडलाच नाही,

तर ती दोन पाने वाळून जाऊ शकतात. असं काहीसं या गर्भाच्या बाबतीत झालं असावं, असं म्हणता येईल. गर्भधारणा, गर्भाची वाढ कधीकधी किती अनिश्चित असू शकते, हे यावरून दिसून येतं."

निसर्गाचा कौल मान्य करून ते जोडपं घरी गेलं. जाण्यापूर्वी त्यांनी एकच प्रश्न विचारला, "पुढच्या गर्भधारणेच्या वेळेला तर असं होणार नाही ना, डॉक्टर?" त्यावर, "प्रत्येक वेळेला असं होईल, असं नसतं. पुढचा गर्भ नीट वाढू शकतो," असं त्यांना दिलासा देणारं उत्तर डॉक्टरने दिलं खरं; पण त्याला तरी काय माहीत, की पुढच्या वेळेला असं काही होणार नाही म्हणून?

कनिष्ठ मध्यमवर्गीय कुटुंबातील एक जोडपं. कुटुंबातील कोणत्याही आरोग्यविषयक समस्येसाठी ते मोठ्या विश्वासाने माझ्याकडे येत असत. एके दिवशी ते त्यांच्या मुलीला आणि जावयाला घेऊन आले. "सहा महिने झाले लग्न होऊन. अजून दिवस गेले नाहीत. काही उपचार करा," असं म्हणत त्यांनी मुलीची आणि जावयाची ओळख करून दिली. मी नेहमीप्रमाणं म्हणालो, "एवढ्यातच तर लग्न झालंय. वय फक्त १९ वर्षं आहे. तिला जरा शिकू द्या. गर्भधारणेची काय गडबड आहे? नंतर बघू." थोड्याश्या नाराजीनेच ते घरी गेले. दोनतीन महिन्यांतच 'पाळी चुकली,' असं म्हणत ते नवविवाहित जोडपं दवाखान्यात हजर. नऊ महिने नियमित तपासणी. प्रत्येक तपासणीच्या वेळी त्या आईला आपल्या गर्भवती मुलीचं अतिप्रचंड कौतुक. बाळंतपणाच्या कळा सुरू झाल्यानंतर दोन तासांतच आईने सुचवलं, "ती फार नाजूक आहे. तिला कळा सहन होणार नाहीत. तिचं सिझेरियनच करा." सिझेरियन झालं. मुलगी झाली. "काही हरकत नाही. मुलगी तर मुलगी. देवानं जे दिलं ते घ्यावं लागतं," आईची अशी संमिश्र प्रतिक्रिया.

सिझेरियन झाल्यानंतर दीडेक वर्षांच्या आत, पुन्हा पाळी चुकली म्हणून, "आता आपले डॉक्टर इतक्या लवकर दुसरी गर्भधारणा का राहिली म्हणून आपल्याला रागावतील," असं म्हणत आई मुलीला घेऊन आली. पुन्हा तोच उत्साह. मात्र, या वेळी, "तुमच्या आशीर्वादाने मुलगा व्हावा, ही इच्छा. देवाच्या मनात असेल, तर होईल मुलगा," अशा अर्थाची वाक्यं ती आई प्रत्येक तपासणीच्या वेळेस बोलत होती. मी आपला नेहमीप्रमाणं, "मुलगा-मुलगी समान असतात. दुसऱ्या मुलीचा आनंदाने स्वीकार करायला शिका," अशी प्रतिक्रिया प्रत्येक वेळी देत होतो. रुग्णाचं पहिल्या खेपेला सिझेरियन झालेलं असल्यामुळे या खेपेलादेखील सिझेरियनच करायचं, हे अपेक्षित होतं. नियोजित सिझेरियनची तारीख ठरली. त्या

तारखेच्या अंदाजे दोन दिवस अगोदर रुग्णाच्या आईचा फोन आला, "डॉक्टर, ती म्हणतीये कालपासून बाळाची अजिबातच हालचाल होत नाहीये. काय करायचं?" "ताबडतोब मला दाखवायला या," मी फोनवर उत्तरलो. गर्भवती आली. मी तपासलं. बाळाच्या हृदयाचे ठोके मला स्टेथोस्कोपने ऐकायला आले नाहीत आणि माझ्या हृदयाचा ठोका चुकला. रुग्ण आणि नातेवाइकांशी विशेष काहीही न बोलता मी, "ताबडतोब सोनोग्राफी करून या," असं सांगितलं खरं; पण रिपोर्ट निगेटिव्ह तर येणार नाही ना, या शंकेची पाल मनात चुकचुकत होती. तासाभरातच सोनोग्राफी करणाऱ्या मॅडमचा फोन आला, "सर, ही 'इंट्रायूटरिन डेथ'ची (IUD) केस आहे. बाळाचं हृदय बंद पडलंय." ऐकून मला धक्का बसला. पेशंटचे नातेवाईक रिपोर्ट घेऊन आले. "हे असं कसं झालं?" या त्यांच्या प्रश्नाचं उत्तर मला देता येईना. कसंबसं त्यांना समजावून सांगितलं. ते म्हणाले, "ठीक आहे; पुढं काय?" "पुढं काही नाही. रुग्णाला काही दिवसांत बाळंतपणाच्या नैसर्गिक कळा सुरू होतील. नैसर्गिक प्रसूती होऊन जाईल." मी सुचवलं. मात्र, 'मृत बाळ लवकरात लवकर बाहेर काढलं पाहिजे; अन्यथा त्याचं विष होऊन गर्भवती महिलेच्या जिवाला धोका निर्माण होतो,' या गैरसमजापोटी, खूप समजावून सांगूनदेखील, ताबडतोब सिझेरियन करण्याचा आग्रह नातेवाइकांनी धरला. 'बाळ तर गेलं. आता निदान माझ्या मुलीला तरी वाचवा,' या त्यांच्या आग्रहाला मी बळी पडलो आणि सिझेरियन केलं. मृत अवस्थेतील मुलगा बाहेर काढला.

बाळाच्या गळ्याभोवती नाळेचे तीन घट्ट वेढे होते. आईच्या पोटात झालेल्या बाळाच्या आकस्मिक मृत्यूचं कारण समजलं. पोटात मरण पावलेलं बाळ मुलगा होता, हे समजताच बाहेर नातेवाइकांचा एकच आक्रोश सुरू झाला. शस्त्रक्रियागृहाच्या बाहेर आल्यावर मी नातेवाइकांना भेटलो. नशिबाला दोष देत, बऱ्याच नाराजीने, त्यांनी झालेला प्रकार स्वीकारला. दोष कुणाचाच नव्हता. असंच घडणार, हे नियतीनेच ठरवलं होतं. बहुप्रतीक्षित मुलगा व्हावा; पण मृत अवस्थेत! बना के क्यों बिगाडा रे?

वर्षाच्या बाबतीत घडलेला प्रकार क्वचितच कुणाच्या पदरी येत असावा. वर्षा आणि करण दोघेही इंजिनीअर. दोघांनाही चांगला जॉब, समाधानकारक पॅकेज. लग्न होऊन दोन-तीन वर्षं झाली. वर्षाचं वय झालं होतं २७ वर्षं. 'अजून 'चान्स' का घेत नाहीयेत,' याबद्दल घरातील ज्येष्ठ मंडळींमध्ये दोघांच्या माघारी अधूनमधून चर्चा चालू असतानाच, एके दिवशी 'गुड न्यूज' आली. डॉक्टरकडे

जाऊन नियमित तपासण्या सुरू झाल्या. रक्त-लघवीच्या तपासण्या, तिसऱ्या महिन्याची सोनोग्राफी आणि पाचव्या महिन्याची सोनोग्राफी या सर्वांचे रिपोर्ट नॉर्मल. डोहाळजेवणाचा कार्यक्रम, कौतुकाचा वर्षाव सगळं काही झालं. नवव्या महिन्याची सोनोग्राफी करेपर्यंत सर्वकाही चांगलं चालू होतं. त्या सोनोग्राफीच्या रिपोर्टमध्ये जरा 'गडबड' होती. बाकी सगळं ठीक होतं; पण बाळाच्या मोठ्या आतड्याचं मोजमाप जरा बिघडलं होतं. मोठ्या आतड्याचा व्यास (Diameter) अपेक्षेपेक्षा जास्त होता. संबंधित सर्व डॉक्टरांचे तर्कवितर्क सुरू झाले. 'व्यास वाढलाय, तर तो कशामुळे?' 'या दोषासहित जर बाळ जन्माला आलं, तर त्याच्या जिवाला काही धोका तर नाही ना?' 'पूर्वी केलेल्या सोनोग्राफीत हे का दिसलं नाही?' 'तेव्हा सगळं ठीक होतं, मग हा जन्मदोष नंतर निर्माण झाला का?' 'तो जन्मदोष होता; पण सोनोग्राफी करणाऱ्या डॉक्टरच्या लक्षात का आला नाही,' अशा अनेक प्रश्नांवर चर्चा झाली. एक मात्र नक्की ठरलं, की जे काही असेल; त्याचा स्वीकार करू या आणि गरज पडल्यास जन्मानंतर बाळावर शस्त्रक्रिया करू या.

नववा महिना संपत येताना 'मूत्रण' फुटली आणि रुग्णाचं सिझेरियन सेक्शन करण्यात आलं. खणखणीत रडणारा, तीन किलो वजनाचा मुलगा जन्माला आला; पण कुणीही आनंद साजरा करायच्या मूडमध्ये नव्हतं. नवजात अर्भकावर शस्त्रक्रिया करणारे विशेषज्ञ डॉक्टर आले; त्यांनी त्या बाळाला तपासलं; आतड्याचा जन्मदोष असल्याची खात्री केली आणि बाळाचं पोट उघडून आतड्यावर शस्त्रक्रिया करावी लागेल, असं सांगितलं. बाळ जन्मल्यापासून चौथ्या दिवशी शस्त्रक्रिया झाली; निकामी आतडं काढून टाकण्यात आलं. सर्व संबंधित डॉक्टरांनी आपलं कौशल्य पणाला लावलं; नातेवाइकांचा भरपूर पैसा खर्च झाला; मनस्तापाचं तर मोजमापच करता येणार नाही. शस्त्रक्रिया झाल्यानंतर दोन आठवड्यांच्या आतच बाळाने जगाचा निरोप घेतला. 'असंच जर होणार होतं, तर दिलंस तरी कशाला?' या प्रश्नाचं उत्तर मिळणार नाही, हे माहीत असूनसुद्धा प्रश्न विचारल्याशिवाय राहावत नाही. वेगळ्या भाषेत, 'बना के क्यों बिगाडा रे!'

अपत्यजन्म आणि अनिश्चितता

प्रियांका दिसायला सडपातळ, नाजूक, गोरीपान होती. शिक्षण बीए. आमच्याच कॉलनीत राहणाऱ्या अनंतराव देशमुखांची सून. पाळी चुकली म्हणून तिच्या सासूबाई प्रियांकाला घेऊन माझ्याकडे आल्या. गर्भवतीच्या नियमित तपासण्या

सुरू झाल्या. प्रत्येक तपासणीच्या वेळेस, प्रियांकाबरोबर आलेली आई किंवा सासू, "ही काय बाई फारच नाजूक. मला नाही वाटत, की ही बाळंतपणाच्या कळा सहन करू शकेल. हिला सिझेरियनच लागेल," असं म्हणत असत. त्यावर, "आत्तापासून या बाबतीत काय बोलायचं? नवव्या महिन्याच्या शेवटी काय परिस्थिती आहे, ते पाहून आपण योग्य तो निर्णय घेऊ," असं मी म्हणत असे. मी एका रुग्णालयामध्ये गर्भपिशवीच्या शस्त्रक्रियेची तयारी करत असताना, प्रियांकाची सासू 'मूत्रण फुटली' म्हणून प्रियांकाला घेऊन आली. मी तिला तपासलं. मूत्रण फुटून बाळंतपणाची नैसर्गिक सुरुवात झाली होती. प्रियांकाला तपासून तिच्या प्रकृतीबद्दल बोलत असताना नवरा, सासू, आई या सगळ्यांनी सांगितलं, "सर, सिझेरियन करून टाका." मीदेखील प्रियांकाचं सिझेरियन करण्याचाच विचार केला होता. "मी गर्भाशयावरची एक शस्त्रक्रिया करायला घेतली आहे. ती करण्यासाठी तास-दीड तास लागेल. त्यानंतर मग आपण प्रियांकाचं सिझेरियन करू," असं म्हणून मी शस्त्रक्रियागृहामध्ये गेलो. शस्त्रक्रिया केली. दीड तासांनी बाहेर आलो.

प्रियांकाचं सिझेरियन करण्याच्या अगोदर तिला एकदा तपासावं म्हणून तिला टेबलवर घेतलं. तपासलं. मला आश्चर्य वाटलं. मागच्या दीड तासांत निसगनि वेगाने बाळंतपणाची प्रक्रिया केली होती. आम्ही सर्वांनी तिला धीर दिला आणि अध्र्या तासात तिची नैसर्गिक प्रसूती झाली. जी नाजूक, अशक्त, सडपातळ अशी प्रियांका कळा सहनच करू शकणार नव्हती आणि म्हणून तिचं सिझेरियनच करावं लागेल, असं तिला स्वतःला, नातेवाइकांना (आणि मलादेखील) वाटत होतं, त्या प्रियांकाची नैसर्गिक प्रसूती झाली. मुलगा झाला. बाळ चांगलं खणखणीत रडलं. सगळं काही सुखरूप. आनंदीआनंद झाला. बाळंतपणाच्या बाबतीत निसर्ग माणसाचे अंदाज अशा प्रकारे चुकवू शकतो.

डिसेंबर २०२३मधील एक घटना. रुग्णाचं नाव अनिता पाटील. ग्रामीण भागात राहणारी महिला. शिक्षण पदवीपर्यंत. पहिलटकरीण. दिवस गेल्यापासून ते नववा महिना लागेपर्यंत अंदाजे ६० किमी अंतरावर असलेल्या आपल्या गावातून अनिता नियमित नांदेडला तपासणीसाठी येत असे. बाळंतपणाच्या कळा सुरू झाल्यानंतर अवघड परिस्थितीत रात्री-अपरात्री प्रवास करून नांदेड गाठण्याची जोखीम घेण्यापेक्षा तिच्या कुटुंबियांनी नांदेडलाच तिच्या बहिणीच्या घरी येऊन राहायचं ठरवलं. नववा महिना लागून १५ दिवस झाल्यानंतर ते नांदेडला आले. "अजून बाळंतपणाची सुरुवात झालेली नाही; या 'कच्च्या' कळा आहेत; घरी

विज्ञान आणि तंत्रज्ञानाने अविश्वसनीय अशी भरपूर प्रगती केली आहे, हे मान्य करूनदेखील गर्भधारणा आणि अपत्यजन्माच्या आघाडीवर निसर्गाचंच वर्चस्व आहे, हे विसरून चालणार नाही. गर्भधारणा आणि बाळंतपणाच्या बाबतीतील 'नैसर्गिक तंत्रज्ञानाची' उकल मानवाच्या मेंदूने केली आहे; पण काही गोष्टी अजूनही अनाकलनीय आहेत. अमुक एक गुंतागुंत (Complication) याच गर्भवती महिलेत का निर्माण झाली, याचं कारण प्रत्येक वेळेस सांगता येईलच असं नाही. प्रत्येक गर्भ हा नऊ महिन्यांपर्यंत वाढेल आणि बाळंतपण सुखरूप होऊन, खणखणीत रडणारं बाळ जन्माला येईल, असं होत नसतं. याचं भान ठेवून सतर्क राहिलं पाहिजे. एखाद्या गर्भधारणेचा नकारात्मक परिणाम घडून आला, तरी दुःखी न होता त्या गोष्टीचा निसर्गाचा न्याय म्हणून स्वीकार केला पाहिजे.

जायला हरकत नाही," असं तीन-चार वेळेला झालं. अनिता आता कंटाळून गेली होती. मी कधी 'मोकळी' होणार, असं तिला सारखं वाटत होतं. त्या दिवशी दुपारी बाराच्या सुमारास ती पुन्हा एकदा पोटात दुखत आहे आणि कळा येत आहेत, असं म्हणत आली. तपासल्यानंतर तिचं बाळंतपण सुरू झाल्याचं लक्षात आलं. तिला रुग्णालयात दाखल करून घेतलं. "किती वेळ लागेल?" नातेवाइकांचा नेहमीचा प्रश्न. 'तशी नक्की वेळ सांगता येत नसते; पण होईल संध्याकाळपर्यंत असं वाटतंय,' डॉक्टरचं नेहमीचं उत्तर. साधारणतः रात्री आठ वाजता तपासलं, तोपर्यंत बाळंतपणाची नैसर्गिक प्रगती समाधानकारक होती. बाळंतपणाच्या वेदना मात्र तिच्या सहनशक्तीच्या पलीकडल्या होत्या. त्यामुळे तिने, "आता मला सहन होत नाही, माझं सिझेरियन करून टाका," असं म्हणायला सुरुवात केली. "तुझं बाळंतपण 'नॉर्मल' होण्याचीच शक्यता जास्त आहे. कळा सहन कर. देव तुला कळा सहन करायची शक्ती देवो,' असं काहीसं डॉक्टरने समजावून सांगितलं.

दोन पुरुष आणि पाच महिला नातेवाइकांच्या गराड्यात ती होती. "तिची तब्येतच नाजूक आहे. तिला सहनच होत नाही. सकाळपासून कळा सहन करून ती थकून गेलीये, त्यामुळे डॉक्टरांनी सिझेरियनचा निर्णय घ्यावा,' अशी तिच्या भोवताली सतत चर्चा सुरू होती. असेच आणखी दोन तास गेले. "आता मात्र शक्यच नाही. आता माझं सिझेरियन लवकर करा." असं ती म्हणाली. त्यावर,

"मी परत एकदा तपासून बघतो. नंतर आपण काय तो निर्णय घेऊ," असं म्हणून डॉक्टरने आणखी एकदा तपासलं. "बाळंतपणाची प्रगती चांगली आहे. अजून तास-दीड तास कळा सहन केल्या, तर बाळंतपण नॉर्मलच होऊन जाईल," डॉक्टरने सांगितलं. "ते ठीक आहे; पण मला एक मिनिटदेखील सहन होत नाही. तुम्ही ताबडतोब सिझेरियन करण्याचा निर्णय का घेत नाही, डॉक्टर? शिवाय आजच्या सोनोग्राफी रिपोर्टमध्ये तर बाळाच्या गळ्याभोवती नाळदेखील दिसतेय, त्यामुळे चिंता वाटते," अनिताचं म्हणणं. डॉक्टरने रुग्ण आणि नातेवाइकांना पुन्हा एकदा सांगितलं, "बाळाच्या गळ्याभोवती नाळ आहे म्हणून सिझेरियन करायचं असं नसतं. तिचं बाळंतपण नॉर्मल होईल, असंच मला वाटतं. तुम्ही विनाकारण सिझेरियनचा आग्रह धरत आहात."

चर्चेनंतर शेवटी सिझेरियन करण्याचा निर्णय घेण्यात आला. भूलतज्ज्ञांना आणि बालरोगतज्ज्ञांना 'तातडीने या,' असे फोन करण्यात आले. सिझेरियन करण्याचा निर्णय घेतल्यावर साधारणतः ३० मिनिटांनी, सिझेरियनची सर्व तयारी होत असताना, अनिता पाटीलची नैसर्गिक प्रसूती झालीसुद्धा. गळ्यात नाळेचा वेढा घेऊन बाळाचा जन्म झाला. बाळ बाहेर आल्यानंतर खणखणीत रडलं. जी अनिता थकून गेली होती आणि जिला कळा सहनच होत नव्हत्या, तिच्या सिझेरियनच्या शक्यतेला निसर्गाने अशा रीतीने पूर्णविराम दिला.

●●●

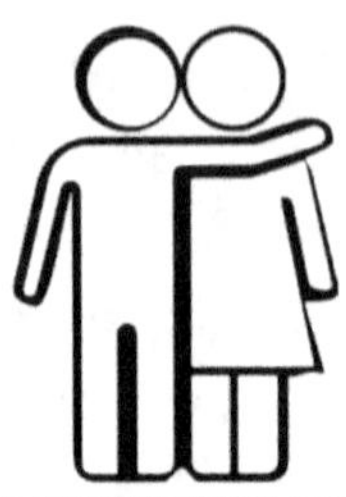

गर्भवती असतानाचं आणि बाळंतपणानंतरचं कामजीवन

आपल्या समाजात, कामजीवनाचा आनंद घेण्यास विवाहानंतरच मान्यता आहे. गर्भधारणेसाठीचा मार्ग अर्थातच कामजीवनाच्या आनंदातून सुरू होतो. निसर्ग मोठा चतुर आहे. 'फक्त कामजीवनाचा आनंद घ्या आणि मोकळे व्हा,' असं होत नाही. त्या आनंदातून गर्भधारणा होण्याच्या शक्यतेची मेख निसर्गनि मारून ठेवली आहे. सामान्य माणसांच्या जीवनात गर्भनिरोधक साधनांचा उपयोग सुरू होऊन आता अनेक दशके उलटून गेली असली, तरी अजूनही बरीच जोडपी गर्भधारणेला प्रतिबंध घालून कामजीवनाचा आनंद घेताना झगडत आहेत, असं वाटतं.

गरोदरपणात कामजीवनाचा आनंद घ्यावा की घेऊ नये, याबद्दल अनेक गैरसमज आहेत. पत्नी गर्भवती आहे हे कळल्यापासून नऊ महिन्यांपर्यंतच्या लांबलचक अशा कालावधीत— आणि बाळंतपणानंतरही— कामजीवन कसं असायला पाहिजे, या नाजूक विषयावर फारसं कुठं बोललं जात नाही. या विषयावर पती-पत्नीदरम्यान संवाद होणं, निर्माण झालेल्या शंकांचं निरसन त्यांनी डॉक्टरांना निःसंकोचपणे प्रश्न विचारून करून घेणं आणि डॉक्टर्सनी या संवेदनशील प्रश्नांसाठी पुरेसा वेळ देऊन योग्य ते मार्गदर्शन करणं या गोष्टी अभावानेच घडतात. या विषयाची माहिती जननक्षम जोडप्यांना द्यावी, त्यांचं या बाबतीत असलेलं अज्ञान दूर करावं आणि या अतिशय अल्पचर्चित अशा विषयाला वाचा फोडून निदान तो चर्चेत तरी आणावा, हा या लेखामागचा उद्देश.

जोडप्यांना बोलतं करावं लागतं

गर्भधारणा असताना लैंगिक जीवन कसं असावं, याबद्दल लोकांना बोलायचं असतं; पण स्वतःहून फार कमी लोक बोलतात. डॉक्टरने या बाबतीत बोलायला सुरुवात केली, की मग लोक बरंच बोलतात, असा माझा अनुभव आहे. गर्भवती महिला तपासणीसाठी सहसा आईबरोबर किंवा सासूबरोबर डॉक्टरकडे येते. त्या वेळी मनात असूनदेखील या विषयावर ती डॉक्टरांना स्वतःहून काही प्रश्न विचारत नाही. जेव्हा ती आपल्या पतीबरोबर डॉक्टरकडे येते, तेव्हादेखील ती या बाबतीत काही बोलत नाही. पतीला मात्र विचारायचं असतं. काही पती या संदर्भातील शंका आपल्या गर्भवती पत्नीसमोरच विचारतात, तर काहीजण पत्नीला 'तू जरा बाहेर थांब,' असं सांगून ती खोलीबाहेर गेल्यानंतर डॉक्टरशी या विषयावर चर्चा करतात.

गर्भधारणा असताना जोडप्याने शारीरिक संबंध ठेवावेत की ठेवू नयेत, या प्रश्नाचं सरळसरळ उत्तर 'ठेवायला हरकत नाही,' असं असलं, तरी या बाबतीत काही गोष्टी जोडप्यांनी समजून घेतल्या पाहिजेत.

'संभोग' या शब्दाचा अर्थ

संभोग हा शब्द 'सम' आणि 'भोग' या दोन शब्दांपासून बनला आहे. 'सम' म्हणजे समान आणि 'भोग' म्हणजे आनंद. पती आणि पत्नी दोघांनाही समान आनंद मिळावा, यासाठी निसर्गाने ही योजना केली आहे. गर्भवती महिलांना असा समान आनंद मिळण्याची शक्यता कमी. याचं कारण गर्भवती असताना तिची 'इच्छा' सर्वसाधारणपणे कमी होणं, हा निसर्गनियम आहे, असं म्हणायला हरकत नाही. पत्नी गर्भवती असताना पतीच्या 'इच्छे'त फारसा बदल होत नाही. गर्भवती पत्नीशी शारीरिक संबंध ठेवताना पतीने संभोग (Intercourse) आणि शिगेला पोहोचलेली उत्कटता (Orgasm) या दोन भावनांमधील फरक समजून घेतला पाहिजे. भावनोत्कटतेचा आनंद न घेता फक्त संभोग 'उरकणं' असाच प्रकार गर्भावस्थेत शारीरिक संबंध ठेवताना घडत असेल, तर तो टाळलेला बरा, असं मला— विशेषतः तमाम पतीवर्गाला— सांगावंसं वाटतं.

गरोदरपणातील संभोगामुळे गर्भाला धक्का पोहोचून गर्भपात होईल, असं बऱ्याच जोडप्यांना वाटतं. वास्तविक पाहता, गर्भाशयाचे स्नायू भक्कम असल्यामुळे आणि संभोगाच्या वेळेस पुरुषाचं लिंग आणि गर्भ यांत अंतर राहत असल्यामुळे गर्भाला इजा होत नाही. गर्भाशयाच्या मुखाशी असलेल्या नैसर्गिक

चिकट द्रवाच्या 'बुचा'मुळे रोगजंतूंचा संसर्गही सहसा होत नाही. गरोदरपणात संभोग केल्याने गर्भधारणेशी संबंधित काही गंभीर गुंतागुंत निर्माण होऊ शकते, याचादेखील भक्कम पुरावा आढळत नाही.

गरोदरपणात एखाद्या महिलेला 'डाग' लागत असल्यास; सोनोग्राफी केल्यानंतर 'वार' गर्भाशयाच्या मुखाशी असल्याचं (Placenta praevia) आढळल्यास किंवा वारंवार गर्भपात होणारी केस असल्यास डॉक्टर संभोगास मनाई करतात. वास्तविक पाहता, गरोदरपणाच्या चौथ्या महिन्यापासून आठव्या महिन्यापर्यंत संभोगानंतर योनीमार्गातून रक्तस्राव झाल्यास, 'वार' गर्भाशयाच्या मुखाशी आहे किंवा नाही, याची सोनोग्राफीद्वारे खात्री करून घेता येते.

पहिल्या तीन महिन्यांत बऱ्याच गर्भवती स्त्रिया मळमळ-उलट्यांनी हैराण झालेल्या असतात. आहार कमी झाल्यामुळे त्या थकलेल्या अवस्थेत असतात. त्यामुळे अर्थातच त्यांचा 'मूड' नसतो. शेवटच्या तीन महिन्यांत गर्भवती महिलेत होणारे शारीरिक बदल, बाळाच्या होणाऱ्या हालचाली, कंबरदुखी वगैरेंमुळे ती कामक्रीडेमध्ये सक्रिय सहभाग घेऊ शकत नाही.

बाळंतपणानंतर पती-पत्नीच्या लैंगिक जीवनात बदल होतो. गरोदरपणात कमी झालेली 'इच्छा' लगेच पूर्ववत होत नाही. बाळंतपणानंतर स्तन्यपानाची प्रक्रिया सुरू होते. स्तन्यपानाशी संबंधित संप्रेरकांचा लैंगिकतेवर विपरीत परिणाम होत असतो. केवळ संप्रेरकांमुळेच नव्हे, तर आई झाल्यामुळेदेखील होणारे शारीरिक आणि मानसिक बदल यासाठी कारणीभूत असतात. बाळंतपणानंतर आईचं सगळं वेळापत्रकच बदलून गेलेलं असतं. बाळासाठी रात्री अधूनमधून उठावं लागतं, त्यामुळे झोप नीट होत नाही. तिचे प्राधान्यक्रम बदलून जातात. आईपणाला ती लवकर सरावते की उशिरा, या गोष्टीचासुद्धा बाळंतपणानंतरच्या लैंगिक जीवनावर प्रभाव पडत असतो. लैंगिक जीवनाची पुन्हा सुरुवात बाळंतपणानंतर सर्वसाधारणपणे तीन महिन्यांपासून ते एक वर्षापर्यंतच्या काळात होते. जसजसं स्तन्यपान कमी होतं, तसतशी स्त्रियांमधील संभोगाची इच्छा पूर्वपदावर येते. सिझेरियन झालेल्या स्त्रियांमध्ये बाळंतपणानंतरच्या लैंगिक जीवनाची सुरुवात सहसा नैसर्गिक प्रसूती झालेल्या स्त्रियांच्या तुलनेत लवकर होते, असं आढळून आलं आहे. मात्र, सिझेरियननंतर 'खाली' दिले गेलेले टाके शरीरसंबंधांच्या वेळेस दुखतील, अशी भीती महिलांना वाटत असते.

अपत्यजन्म आणि कामजीवन या संदर्भात अजून एक बाब इथं नमूद करावीशी वाटते. ती म्हणजे, गर्भधारणेची भीती हा स्त्रियांनी कामजीवनाचा आनंद

ज्यांची पत्नी गर्भवती आहे, त्या पतिराजांना विनंती, की गरोदरपणात तिची 'इच्छा' कमी झालेली असते, हे लक्षात घ्या. पहिल्या आणि शेवटच्या तीन महिन्यांत 'पथ्य' पाळा. मधल्या तीन महिन्यांत शरीरसंबंध ठेवायला हरकत नाही. पत्नी गर्भवती असताना आणि बाळंतपणानंतर पतीने तिच्याजवळ असण्याला जास्त महत्त्व दिलं पाहिजे; शारीरिक संबंध ठेवलेच पाहिजेत, असं नाही.

घेण्यातील अडसर ठरू शकतो. अशा स्त्रियांची दोन गटांत विभागणी करता येईल. पहिला गट म्हणजे अपत्य हवं आहे; पण किमान दोन-तीन वर्षांसाठी तरी नको आहे, म्हणून पाळणा लांबवण्याच्या एखाद्या पद्धतीचा किंवा साधनाचा वापर करणाऱ्या स्त्रिया. दुसरा गट म्हणजे अशा स्त्रिया, ज्यांची अपत्यं बऱ्यापैकी मोठी झालेली आहेत आणि आता त्यांना एकही अपत्य नको आहे; पण त्यांची किंवा पतीची कुटुंबनियोजन शस्त्रक्रिया झालेली नाही.

या दोन्ही गटांतील स्त्रियांचं लैंगिक जीवन समाधानकारक असेलच, असं नाही. अर्ध चित्त कामक्रीडेत, तर अर्ध 'आपल्याला दिवस तर जाणार नाहीत ना,' या चिंतेत. मासिक पाळी पुन्हा सुरू होईपर्यंत ती स्त्री तशी चिंताग्रस्तच असते. घरातील किंवा ऑफिसमधील कामं तर ती करत असते; पण मासिक पाळी यायला अपेक्षित तारखेपेक्षा एक दिवस जरी उशीर झाला, तरी तिची चिंता वाढते. ती या बाबतीत फारसं कुणाशी बोलत नाही. तिचा मूड जरा 'ऑफ'च असतो. या मानसिक अवस्थेत असताना एक-दोन दिवसांत मासिक पाळी सुरू झाली, तर तिला केवढा आनंद होतो! एक प्रकारची मुक्तीच जणू!

पाळणा लांबवण्याची साधनं सहज उपलब्ध असताना, त्यांचा योग्य असा वापर करून निरामय कामजीवनाचा आनंद कसा घ्यावा, या बाबतीत अजूनही बऱ्याच जोडप्यांना मार्गदर्शनाची गरज आहे. ती ओळखून डॉक्टर्सनी आवश्यकतेप्रमाणं तसं मार्गदर्शन केलं पाहिजे. "आता मुलं पुरेशी मोठी झाली आहेत. तुम्ही किंवा तुमच्या पतीने कुटुंबनियोजन शस्त्रक्रिया करून घ्यायला हरकत नाही, जेणेकरून उर्वरित आयुष्यात तुम्ही बिनधास्त कामजीवनाचा आनंद घेऊ शकता," असं सांगितल्यावर ते बऱ्याच जोडप्यांना पटतं, असा माझा अनुभव आहे.

●●●

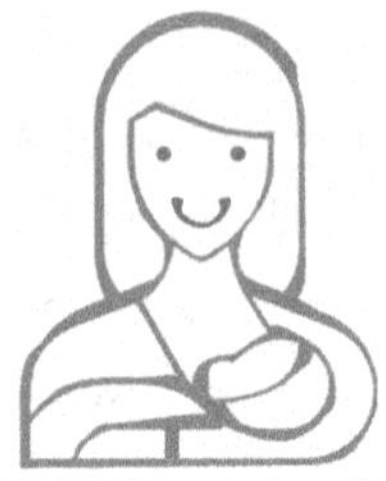

स्तन्यपानाचं समाजभान

अपत्यजन्म आणि स्तन्यपान यांचं नातं अतूट आहे. स्तन्यपानाच्या चर्चेविना फक्त अपत्यजन्म हा विषय अर्धवट राहील. स्तन्यपानाला अनन्यसाधारण महत्त्व आहे. वास्तविक पाहता, यशस्वी स्तन्यपान हा जन्मलेल्या बाळाच्या भावी जीवनातील शारीरिक आणि बौद्धिक वाढीचा पाया असतो. दुर्दैवाने, बाळंत झालेली महिला आणि तिच्या नातेवाइकांच्या मनात स्तन्यपानाच्या बाबतीत अनेक वर्षांपासून गैरसमज रुतून बसलेले आहेत, असं इतक्या वर्षांच्या अनुभवानंतर म्हणावं लागेल. स्तन्यपानाच्या बाबतीत येणाऱ्या अडचणी सोडवत असताना आम्ही डॉक्टर्सदेखील कमी पडतो, असं मला वाटतं.

कुटुंबात अपत्यजन्माचं जोरदार स्वागत होतं. बाळ जन्माला आल्याची वार्ता प्रसूतिकक्षाच्या किंवा शस्त्रक्रियागृहाच्या बाहेर कळताच नातेवाइकांचा जल्लोष सुरू होतो. फोनाफोनी सुरू होते. "अमुक अर्चनाला मुलगा (किंवा मुलगी) झाला (किंवा झाली). नॉर्मल (किंवा सिझेरियन) डिलिव्हरी झाली. बाळ आणि आई सुखरूप आहेत," अशा खबरा दिल्या जातात. लगेच कुणीतरी मिठाईच्या दुकानात पळतो. एकदा मी पहाटे चारच्या सुमारास सिझेरियन करून बाहेर आलो. रुग्णाचा नातेवाईक म्हणाला, "धन्यवाद, डॉक्टर. हा घ्या पेढा." "इतक्या सकाळी पेढा?" मी विचारलं. "सर, इतक्या वर्षांनंतर बाळ झालं! त्या दुकानदाराला झोपेतून उठवून दुकान उघडायला लावलं मी." केवढा तो उत्साह! आपापल्या पद्धतीने लोक अपत्यजन्माचं स्वागत करत असतात. बाळंत

झालेल्या महिलेच्या भावना संमिश्र असतात. "नऊ महिन्यांचा कठीण काळ आणि बाळंतपणाच्या कळा सहन करण्याच्या दिव्यातून अखेर पार पडले गं, बाई!" असंच तिला सर्वप्रथम वाटत असावं. अपत्यजन्माचा हा आनंद काही वेळानंतर ओसरायला सुरुवात होते आणि एक जबाबदारीची जाणीव त्या आनंदाची जागा घेते. आई म्हणून तिचाही जन्मच झालेला असतो. आई म्हणून पहिली जबाबदारी असते, ती म्हणजे स्तन्यपानाची.

स्तन्यपानाचं महत्त्व

स्तन्यपानापासून होणाऱ्या फायद्यांचा जर आपण विचार केला, तर आपल्या असं लक्षात येईल, की स्तन्यपान ही एकंदरीतच बाळाच्या वाढीसाठी लागणाऱ्या आहाराची सगळ्यात उत्तम आणि नैसर्गिक अशी सोय आहे. बाळासाठी जे काही आवश्यक आहे, ते सर्वकाही त्यात आहे. स्तन्यपानामुळे बाळाचं रोगांपासून संरक्षण होत असतं. आईच्या दुधासाठी वेगळा खर्च करायची गरज नसते. स्तन्यपानामुळे आई आणि बाळ यांच्यामध्ये एकमेकांविषयी असलेली नैसर्गिक ओढ दृढ होत असते. बाळाची शारीरिक आणि बौद्धिक वाढ आईच्या दुधानेच होत असते. स्तन्यपानामुळे बाळाचं कुपोषणही टाळता येतं. स्तन्यपान फक्त बाळासाठीच नव्हे, तर आईसाठीदेखील महत्त्वाचं असतं. स्तन्यपानामुळे आईची प्रकृती चांगली राहते. बाळंतपणानंतर गर्भपिशवीचा आकार पूर्ववत होण्यास मदत होते. बाळंतपणानंतर होणारा रक्तस्राव कमी होतो. रक्तस्राव कमी झाल्यामुळे आईला रक्तक्षय होत नाही. मातेच्या दुधाची खासियत अशी, की कमी दिवसांत जन्मलेल्या बाळाच्या वाढीसाठी आवश्यक ते बदल निसर्ग दुधात करत असतो.

बाळाच्या तोंडातील लाळ जेव्हा मातेच्या स्तनाग्राला लागते, तेव्हा दुधाचा पुरवठा सुरू करण्याचे संदेश मातेच्या मेंदूपर्यंत पोहोचतात आणि स्तन्यपानाची प्रक्रिया सुरू होते. सर्व सस्तन प्राण्यांचा विचार केला, तर आईच्या दुधाची गुणात्मकता (Quality) सर्वोत्तम असते. त्यामुळे आईचं दूध वाया जाऊ देऊ नये. आईच्या दुधापासून दही तयार करता येतं. त्यात अनेक पोषक गुण असतात. किमान दीड वर्ष— आणि शक्य झाल्यास दोन वर्ष— स्तन्यपान केलं पाहिजे. कर्करोगासारख्या जीवघेण्या आजाराची जोखीम स्तन्यपानामुळे कमी होते, ही स्तन्यपानाची आणखी एक जमेची बाजू आहे.

यशस्वी स्तन्यपानासाठी पूर्वतयारी

गर्भवतीची आणि होणाऱ्या बाळाची प्रकृती व्यवस्थित आहे की नाही, हे सुरुवातीला दर महिन्याला, सातव्या महिन्यानंतर दर १५ दिवसांनी आणि नववा महिना लागल्यानंतर दर आठवड्याला डॉक्टरकडे जाऊन तपासून पाहावं लागतं. डॉक्टरच्या भेटीच्या वेळी रक्त आणि लघवीच्या आवश्यक त्या तपासण्या करणं आणि वेळोवेळी सोनोग्राफी करणं, हे सगळं केवळ शहरातील आणि सुशिक्षित लोकच नव्हेत, तर ग्रामीण भागातील अशिक्षित लोकदेखील ढोबळमानाने पाळताना दिसतात. हे सगळं होत असताना, बाळंतपण होईपर्यंत, स्तन्यपान या विषयावर रुग्ण, नातेवाईक आणि डॉक्टर्स यांच्यामध्ये फारसा संवाद होत नाही. किंबहुना, इतका महत्त्वाचा असूनही हा विषयच कुणाच्या डोक्यात नसतो. यामुळे होतं असं, की बाळंतपण सुरळीत होऊनसुद्धा, स्तन्यपानाची सुरुवात जशी व्हायला पाहिजे तशी होत नाही. स्तन्यपान यशस्वी होण्यासाठीची पूर्वतयारीही नीट केली पाहिजे. गर्भारपणाच्या शेवटच्या तीन महिन्यांत मानसिक तयारी केल्यास स्तन्यपान यशस्वी होण्याकरिता मदत होईल. शेवटच्या महिन्यात स्तनाग्रं तपासून, ती व्यवस्थित 'बाहेर' आहेत ना, याची खात्री करावी. नसतील तर डॉक्टरकडून तपासून घ्यावीत.

भारतातील प्रत्येक शासकीय आणि खासगी रुग्णालयामध्ये गर्भवती महिला, तिचा पती आणि अन्य एखादा जवळचा नातेवाईक (आई किंवा सासू) या सर्वांची शेवटच्या तीन महिन्यांत (निदान नववा महिना लागल्यानंतर), किमान एकदा तरी विशेष बैठक झाली पाहिजे. त्या बैठकीमध्ये डॉक्टरकडून अथवा एखाद्या समुपदेशकामार्फत सर्वांना मार्गदर्शन आणि त्यांचं शंकासमाधान झालं पाहिजे. नैसर्गिक प्रसूती ही खुद्द निसर्गच कशी घडवून आणतो, याबद्दलची सविस्तर माहिती दिली गेली पाहिजे. त्याचबरोबर, गर्भवती महिलेचं शरीर स्तन्यपानासाठी कसं सज्ज होत असतं; बाळंतपणानंतर लगेच स्तन्यपानाची प्रक्रिया नैसर्गिकरीत्या कशी सुरू होते; त्यात येणाऱ्या संभाव्य अडचणी कोणत्या वगैरेंबद्दल या बैठकीत चर्चा घडून आल्यास बाळंतपण आणि स्तन्यपान या गोष्टींना सामोरं जाण्याचा गर्भवतीचा आत्मविश्वास वाढेल.

स्तन्यपानाच्या वेळेसच्या अडचणी आणि काही गैरसमज

ग्रामीण भागात राहणाऱ्या अशिक्षित स्त्रियांच्या समस्या या स्तन्यपानाच्या बाबतीत असलेल्या गैरसमजांमुळे निर्माण होतात, हे आपण समजू शकतो. मात्र, शहरात राहणाऱ्या, सुशिक्षित, नोकरी करणाऱ्या आणि कोणतीही गोष्ट 'गूगल' करून

डॉक्टरने दिलेला सल्ला फेरतपासून पाहणाऱ्या स्त्रियादेखील स्तन्यपान यशस्वी होण्यासाठी झगडताना आम्ही डॉक्टर्स आजकाल पाहतो आहोत. वर नमूद केल्याप्रमाणं, यामागचं महत्त्वाचं कारण म्हणजे आम्ही डॉक्टर्स (आणि परिचारिका) त्या स्तन्यदा मातांना मार्गदर्शन करण्यात कमी पडतो. स्तन्यपान करणारी पहिलटकरीण बऱ्याचदा पहिल्या दोन-तीन दिवसांत गोंधळून आणि भांबावून गेलेली दिसते. स्तन्यपान कसं करायचं, या बाबतीत सांगायला तिची आई, सासू किंवा घरातील ज्येष्ठ महिला तिच्याबरोबर असतात; पण त्यादेखील स्तन्यपान सुरळीत व्हावं, यासाठी प्रयत्न करताना चुका करतात.

बाळ जन्मल्यानंतर जितक्या लवकर स्तन्यपानाची प्रक्रिया सुरू होईल, तितकं स्तन्यपान यशस्वी होण्याची शक्यता जास्त असते. याउलट, कोणत्याही कारणास्तव स्तन्यपान उशिरा सुरू झालं, तर त्यात अडचणी या राहतातच. नवजात बाळाच्या जठराचा (Stomach) आकार खूप छोटा असतो. आकाराने जठर दररोज थोडं थोडं वाढतं. आईकडून मिळालेल्या दुधाच्या काही थेंबांनीही पहिल्या एक-दोन दिवसांत बाळाचं पोट भरत असतं. स्तन्यपानाच्या सुरुवातीला मातेच्या स्तनातून बाहेर येणारा 'चीक' बाळाच्या पोटात जाणं, हे बाळाच्या दृष्टीने खूप महत्त्वाचं असतं. बाळाची प्रतिकारशक्ती वाढावी आणि काही आजारांना प्रतिबंध व्हावा यासाठीचं ते नैसर्गिक लसीकरण आहे, हे लक्षात घेतलं पाहिजे. बाळाच्या पोटात पहिला थेंब तर आईच्या दुधाचाच गेला पाहिजे; 'वरचं दूध' नको. बाजारात अनेक 'फॉर्म्युला फीड्स' उपलब्ध आहेत. आईकडून बाळाला मिळणाऱ्या दुधाचे सर्व घटक त्या पावडरच्या दुधात समाविष्ट आहेत, असा दावा संबंधित कंपन्या करतात. काही अपवादात्मक परिस्थितीत, डॉक्टरांच्या सल्ल्याने ते दूध बाळाला द्यावं लागतं. मात्र, तशी वेळ येऊ नये, यासाठी आपण प्रयत्नशील असलं पाहिजे.

सिझेरियन सेक्शन होवो अथवा नॉर्मल बाळंतपण, तपासणीचा 'राउंड' घेताना डॉक्टर रुग्णाला विचारतात, "काय, कशी आहे तब्येत? काही त्रास आहे का? बाळ आईचं दूध पितंय ना व्यवस्थित?" त्यावर रुग्णाच्या नातेवाइकांकडून (आईकडून किंवा सासूकडून) जी प्रतिक्रिया येते, ती अशी असते, "बाकी त्रास काही नाही; पण किती कोशीश केली पाजायची, तरी दूधच नाही. अजून दूध 'पडलंच' नाही. तिच्या (आईच्या) पोटात अजून काय बी (जेवण) न्हाई. फक्त सलाइन चालू आहे. तिनं जेवण केल्यावर दूध येईल. लेकरू दूध ओढतच नाही. लेकरू रात्रभर रडत होतं. पोट भरत नसल्यामुळे लेकरू रडत असंल. पावडरचं दूध

पाजल्यानंतर शांत झालं." काहीवेळा, "तिला दूधच नाही" किंवा "खूप कमी दूध आहे," असं आईचं/सासूचं सतत नकारात्मक बोलणं सुरू असतं.

जन्मल्यानंतर पहिले १० दिवस बाळाची भूक कमी असते. अनेक तास ते बाळ झोपलेलंच असतं. बाळ झोपलेलं असताना, त्याला झोपेतून उठवून स्तन्यपान करावं की नाही, हा प्रश्न बऱ्याचदा मातांना आणि नातेवाइकांना पडलेला असतो. बाळ जर सलग तीन ते चार तास झोपलेलं असेल, तर त्याला जागं करून दूध पाजलं पाहिजे.

बाळाला मातेच्या किंवा एखाद्या ज्येष्ठ महिलेच्या पायावर झोपवून वाटी-चमच्याने दूध पाजवलं जातानाचं चित्र घरोघरी पाहायला मिळतं. अशा पद्धतीने बाळाला दूध पाजणं हे धोकादायक ठरू शकतं. आईने झोपून बाळाला पाजावं की नाही, या प्रश्नाचं उत्तर 'हो' असं आहे. 'झोपून पाजू नको; पिताना दूध बाळाच्या छातीत उतरून बाळ घुसमटू शकतं आणि ते बाळाच्या जिवावर बेतू शकतं,' या बोलण्यात काही तथ्य नाही.

स्तन्यपानाच्या प्रक्रियेत मातेला दुखत नसतं. दुखत असेल, तर पाजण्याच्या तंत्रात कुठं तरी चूक होत आहे, असं समजावं. काही स्तन्यदा माता आपल्या दोन बोटांची 'कैची' करून स्तनाग्र बाळाच्या तोंडात ठेवतात. वास्तविक पाहता, स्तनाग्र हे त्यामागच्या काळ्या भागासहित (Areola - ऑरिओला, स्तनाग्राचा तीन-चतुर्थांश भाग) बाळाच्या तोंडात असणं आवश्यक असतं. मातेच्या स्तनाग्राला नव्हे, तर त्या काळ्या भागाला बाळाची जीभ लागायला पाहिजे, जेणेकरून स्तनाग्रातून दूध बाहेर येईल.

स्तनांमधील दूध काही कारणांमुळे बाहेर न आल्यामुळे किंवा आत साचून राहिल्यामुळे दोन्ही स्तन फुगतात (Breast engorgement) आणि ठणकतात. ते दूध बाहेर येणं गरजेचं असतं. माता आपल्या हाताने स्तनावर हळूहळू दाब देत, दूध बाहेर काढू शकते. याकरिता ब्रेस्ट पंपचा किंवा पुलरचा वापर डॉक्टरच्या सल्ल्याने केला जाऊ शकतो. स्तन ठणकत असल्यास थंड पाण्याची पट्टी स्तनांवर ठेवून त्रास कमी केला जाऊ शकतो.

स्तन्यपानाच्या बाबतीत येणारी आणखी एक समस्या म्हणजे स्तनाग्राला जखम होणं (Cracked nipple). या जखमेचा त्रास मातेला होतो. त्यावर उपाय म्हणजे मातेच्या दुधाचे दोन थेंब जखमेवर लावून, ती जागा कोरडी होईपर्यंत थांबणं. ब्रा घालण्याची घाई न करणं आणि दिवसातून किमान दोनदा ब्रा बदलणं, हेसुद्धा गरजेचं आहे. खोबरेल तेलाचाही वापर अशा जखमेवर गुणकारी आहे. स्तन्यपानाच्या बाबतीत असलेला आणखी एक गैरसमज म्हणजे, 'दुधाने दूध

वाढतं'. आईला भरपूर दूध प्यायला दिल्यास बाळासाठी दूध वाढेल, असं काही लोकांना वाटतं; पण असं होत नसतं. स्तन्यदा मातेला दिवसातून ३०० मिलिलिटरपेक्षा जास्त दूध देण्याची गरज नसते.

आपले स्तन आकाराने लहान आहेत म्हणून पुरेसं दूध येत नाही, असा काही मातांचा समज असतो. या कारणाने त्या निराश होतात. वास्तविक पाहता, मातेच्या स्तनांच्या आकाराचा आणि दूधनिर्मितीच्या प्रमाणाचा काही संबंध नसतो. आकाराने लहान असलेल्या स्तनांमध्येदेखील निसर्ग भरपूर दूध निर्माण करू शकतो.

काही कारणांमुळे बाळ जर सारखं सारखं रडत असेल, तर घरातील संपूर्ण वातावरण त्रस्त होऊन जातं. प्रत्येकजण आपापल्या पद्धतीनं बाळ का रडत असेल, याचं कारण देऊन, त्याला शांत कसं करायचं या संदर्भात बसल्या जागेवरून सूचना करून मोकळा होतो. "अरे, त्या लेकराला अगोदर शांत करा बरं. त्याचं पोट भरत नसणार, दुसरं काय?" "गॅस झाल्यामुळे पोट दुखत असेल," इथपासून ते "अमुक व्यक्तीची दृष्ट लागली असेल," इथपर्यंत काय वाटेल ते बोललं जातं. असं बोललं, तर त्याचा स्तन्यपानवर परिणाम होत असतो, हे या लोकांच्या गावीही नसतं. बाळाच्या सतत रडण्याची अनेक कारणं असू शकतात. भूक लागलेली असणं, हे त्यांपैकी फक्त एक कारण आहे.

एखाद्याच्या सुनेचं अथवा मुलीचं बाळंतपण झाल्यानंतर नातेवाईक आणि मित्रमंडळींनी तिला भेटायला जाण्याची पद्धत आहे. बाळंतपणाच्या घटनेनंतर प्रत्यक्ष घरी जाऊन अभिनंदन करणं आणि विचारपूस करणं हा त्यामागचा उद्देश असतो. या भेटीतदेखील गप्पांच्या ओघात अनाहूत सल्ले दिले जातात. उदाहरणार्थ, बाळासाठी पुरेल इतक्या प्रमाणात आईला दूधच येत नाही, या समस्येवर चर्चा होते, तेव्हा बऱ्याचदा नको ते सल्ले दिले जातात.

माझ्या जवळच्या नातेवाईकांपैकी, श्रीपादची पत्नी सुमेधाचं बाळंतपण झालं. "आईचं दूध कमी पडतंय. बाळाचं पोट भरत नसावं, त्यामुळे ते सारखं रडतंय. या समस्येने संपूर्ण घर हैराण झालं आहे. मी काय करू?" असा प्रश्न घेऊन वैतागलेला श्रीपाद माझ्याकडे आला. मी आणि तो त्याच्या घरी गेलो. सुमेधाला आणि बाळाला तपासलं. सगळं काही ठीक होतं. घरातील सर्व मंडळींना एकत्र बोलावून चर्चा करताना लक्षात आलं, की बाळाला आईचं दूध पुरत नाही म्हणून बाटलीतून वरचं दूध पाजणं सुरू केलं गेलं होतं. हे ऐकून मी जरा चिडलोच आणि म्हणालो, "बाळाला बाटलीने दूध पाजणं अजिबात योग्य नाही. उलट

बाटलीच्या दुधामुळे बाळाची प्रकृती बिघडू शकते. कुणी सांगितलं तुम्हाला बाळाला बाटलीने दूध पाजा म्हणून? मला नाही वाटत, की एखाद्या डॉक्टरने असा सल्ला दिला असेल म्हणून!" यावर सुमेधाची मावशी म्हणाली, "डॉक्टरने नाही; मीच सांगितलं. काय करणार? बाळ खूप रडत होतं. दुधाची बाटली दिली आणि शांत झालं." बाळाला शांत करण्याच्या प्रयत्नात मावशीने बाटलीने दूध पाजण्याचा अनाहूत सल्ला दिला होता. बाटलीच्या दुधामुळे बाळाच्या पचनसंस्थेमध्ये जंतुसंसर्ग होऊ शकतो; आईचं निप्पल आणि बाटलीचं निप्पल यातलं कोणतं 'योग्य' याबद्दल बाळाच्या मनात गोंधळ निर्माण होऊ शकतो आणि त्यामुळे स्तन्यपानातील अडचणी वाढू शकतात, हे मावशीला माहीत नव्हतं.

या निमित्ताने स्तन्यपानाविषयी आणखी एक महत्त्वाची गोष्ट सांगावीशी वाटते. 'बाळाला आईचं दूध कमी पडतंय, दूध वाढवण्यासाठीच्या काही गोळ्या असतील, तर त्या लिहून द्या,' अशी मागणी रुग्णाच्या नातेवाइकांकडून बऱ्याचदा होत असते. त्यांना मला या निमित्ताने सांगायचं आहे, की आईचं दूध वाढवण्यासाठी काही गोळ्या नसतात. यशस्वी स्तन्यपानासाठी मातेचा आत्मविश्वास महत्त्वाचा असतो. इथं डॉक्टर्संचंदेखील चुकतं. हे सगळं समजावून सांगण्यासाठी रुग्णाला खूप वेळ द्यावा लागतो. तो देण्याऐवजी काही डॉक्टर्स 'दूधवाढीच्या गोळ्या हव्यात का? ह्या घ्या,' असं म्हणून गोळ्या लिहून देतात.

बाळाला गुटी घालणं, स्तन्यपानाची सुरुवात होण्यापूर्वी बाळाला मधाचं बोट चाखायला देणं, रडणाऱ्या बाळाला शांत करण्यासाठी 'ग्राइप वॉटर' पिढ्यानपिढ्या देत राहणं इत्यादी प्रथा आता पूर्वीपिक्षा कमी होत आहेत, ही चांगली गोष्ट आहे. मात्र, दिवसातून तीनदा खूप जोर लावून टाळू माखण्याची गरज नसते, हे सांगत असतानाच, तेल लावून बाळाला मालिश करायला हरकत नाही, हेदेखील सांगितलं पाहिजे.

स्तन्यपान यशस्वी होण्यासाठी...

स्तन्यपान यशस्वी होण्यासाठी तीन गोष्टी महत्त्वाच्या असतात. पहिली गोष्ट म्हणजे स्तन्यपान किती महत्त्वाचं असतं, याची जाणीव रुग्ण आणि नातेवाइकांना बाळंतपण होण्याच्या अगोदरपासून हवी. बाळाच्या शारीरिक वाढीसाठी आणि बाळ बुद्धिमान होण्याकरिता निसर्गनि आईच्या दुधात सगळी व्यवस्था करून ठेवली आहे. आईच्या दुधाला पर्याय नाही. गायीचं किंवा पावडरचं दूध हे आईच्या दुधासाठी पर्याय होऊ शकत नाही, हे रुग्ण आणि नातेवाइकांच्या मनावर बिंबवलं पाहिजे.

दुसरी गोष्ट म्हणजे स्तन्यपानाची सुरुवात नीट झाली पाहिजे. स्तन्यपानाच्या बाबतीतील विशेषज्ञ तर असं सांगतात, की बाळ जन्मल्यानंतर नाळ कापायच्या आत त्याला आईच्या स्तनाला 'लावलं' पाहिजे. एवढं नाही जमलं, तरी बाळ जन्मल्यानंतर जितक्या लवकर अंगावर पाजायला सुरुवात केली जाईल, तितकं चांगलं. अशी सुरुवात न होण्यामागं अनेक कारणं आहेत. खासगी क्षेत्रात असलेल्या छोट्या छोट्या प्रसूतिगृहांमध्ये काम करणाऱ्या परिचारिका किंवा दाया या प्रशिक्षित नसतात. सर्वांत आधी त्यांचे स्तन्यपानाच्या बाबतीतील गैरसमज दूर झाले पाहिजेत. स्तन्यदा मातांच्या सान्निध्यात डॉक्टरपेक्षा जास्त वेळ ह्या प्रशिक्षण न झालेल्या परिचारिका असतात. या अप्रशिक्षित परंतु अनुभवी(?) दाया जाता-येता चुकीचं बोलतात आणि त्यांच्या, 'मी सांगते तेच बरोबर आहे,' या आविर्भावामुळे गोंधळ वाढतो. रुग्णाबरोबर असलेल्या आई, सासू, आजी या ज्येष्ठ मंडळींच्या बाबतीतदेखील काही समस्या आहेत. स्वतः बाळंतपणाच्या अनुभवातून एकापेक्षा जास्त वेळेला जाऊनदेखील या आयांना, सासवांना आणि आज्यांना आपल्या मुलीला, सुनेला किंवा नातीला स्तन्यपानाच्या बाबतीत नीट मार्गदर्शन करता येतंच असं नाही.

बाळाला आईचं दूध पाजण्याचं तंत्र हे काही 'रॉकेट सायन्स' नव्हे. निसर्गानं सगळी तयारी केलेली असते. फक्त बाळाला पाजताना कोणत्या ठरावीक स्थितीत राहायचं, हे स्तन्यदा मातेला लवकरात लवकर शिकवलं गेलं पाहिजे. बऱ्याच वेळा स्तन्यदा मातांना, त्यांनी कसं बसलं पाहिजे आणि बाळाला कसं 'घेतलं' पाहिजे, हे नीट सांगितलं, की बरेचसे प्रश्न सुटतात. "ती बरेच प्रयत्न करतीये हो, डॉक्टर; पण काय होतंय माहीत नाही. दूध येतच नाही. तिला दूध नाहीच; थोडंच येतं. बाळ थोडं दूध प्यायल्यासारखं करतंय आणि सोडून देतंय," असं नकारात्मक बोललं जातं. अशी नकारात्मक शेरेबाजी हे स्तन्यपान सुरळीत सुरू न होण्यामागचं मोठं कारण आहे, हे संबंधितांच्या लक्षात आणून द्यावं लागतं. स्तन्यपान दोनचार दिवसांत सुरळीत सुरू होईपर्यंत ज्या काही प्रमाणात आईचं दूध येतं, ते बाळाला पुरत असतं. 'तुझं दूध पुरतं,' हे तिला पुनःपुन्हा सांगावं लागतं.

तिसरी आवश्यक गोष्ट म्हणजे स्तन्यपानात सातत्य राखणं. स्तन्यपान सुरू झाल्यानंतर त्यात सातत्य नसेल, तर बाळाला डीहायड्रेशन होऊ शकतं. त्यानंतर, बालरोगतज्ज्ञांच्या देखरेखीखाली नवजात बालकांसाठीच्या अतिदक्षता विभागात (NICU) जर बाळाला ठेवावं लागलं, तर बाळ आईपासून दूर जातं आणि नीट सुरू झालेल्या स्तन्यपानात बाधा येऊ शकते.

यशस्वी स्तन्यपानासाठी, आई आणि बाळ यांच्यामध्ये, बाळाकडून होणारी दुधाची मागणी आणि आईकडून होणारा पुरवठा याचं एकदा अचूक 'सेटिंग' व्हायला पाहिजे. दूध पाजताना आत्मविश्वासाबरोबरच आनंद, समाधान आणि शांतता महत्त्वाची.

सर्वांचं सहकार्य आवश्यक

स्तन्यपानाचं महत्त्व अनन्यसाधारण आहे, हे मान्य. कितीही नाही म्हटलं, तरी स्तन्यपान हे तसं कंटाळवाणं असतं. त्या क्रियेत तोचतोचपणा आहे. शरीराला आणि मनाला थकवून टाकणारा असा तो प्रकार आहे. स्तन्यदा मातेचा वावर हा सुरुवातीला काही दिवस एकाच खोलीत असतो. बऱ्याचदा त्या खोलीत पुरेसा प्रकाश किंवा खेळती हवा नसते. शांत वातावरण नसतं. आपली आई थकून झोपली आहे; रात्री रडून आपण तिला उठवू नये, हे बाळाला कळत नाही. तिच्या दृष्टिकोनातून बघितलं, तर वेळीअवेळी बाळाला दूध पाजणं याच एका कामाभोवती तिचा दिनक्रम फिरतो. अर्धवट झोप झालेली असताना हे सगळं पुनःपुन्हा करत राहावं लागल्यामुळे तिची चिडचिड होते. जितकी चिडचिड जास्त तितक्या स्तन्यपानाच्या अडचणी जास्त, हे सूत्रच आहे.

मला नाही वाटत, की हे काम एकट्या स्तन्यदा मातेचं आहे. बाळाला दूध पाजणं हे काम जरी तिलाच करायचं असलं, तरी तिला योग्य आणि जबाबदार मनुष्यबळाची साथ ही लागतेच. उदाहरणार्थ, दूध पाजून झाल्यानंतर प्रत्येक वेळेस बाळाला उभं धरून, १५-२० मिनिटं पाठीवर थापटायला लागतं (Burping), जेणेकरून बाळ दूध पीत असताना पोटात गेलेली हवा ढेकराच्या स्वरूपात बाहेर निघते. नवरा स्वतः तर स्तन्यपान करू शकत नाही; पण त्याने या कामात मदत करायला हरकत नाही. कुटुंबातील अन्य पुरुषांची बाळंतिणीच्या खोलीत ये-जा सुरू असते. स्तन्यपान करत असताना त्या खोलीत आपण जाऊ नये, एवढंदेखील भान अनेक पुरुषांना नसतं, याचं आश्चर्य वाटतं. महिलांना संकोच वाटतो आणि स्तन्यपानावर त्याचा विपरीत परिणाम होत असतो, हे लक्षात ठेवलं पाहिजे. पुरुष नातेवाईक खोलीत येताच पटकन ती माता दूध पाजता पाजता बाळाला दूर करते, त्यामुळे समस्या निर्माण होते. बाळाला दूध पाजणं ही एक नैसर्गिक क्रिया आहे. एखाद्या यंत्राचं बटण चालू-बंद करता येतं, तशी स्तन्यपानाची प्रक्रिया खट्कन चालू-बंद करता येत नाही. बाळंतिणीला भेटायला आलेल्या लोकांनी, ती स्तन्यपान करत असताना तिथंच बसून राहणं, हे योग्य नाही.

स्तनपान यशस्वी झालं पाहिजे, यासाठी गर्भवती महिलेने शेवटच्या तीन महिन्यांत मानसिक तयारी करायला पाहिजे. तिने शेवटच्या महिन्यात स्तनाग्रं (निप्पल्स) तपासून पाहिली पाहिजेत. स्तनाग्रं व्यवस्थित 'बाहेर' आहेत का, याची खात्री केली पाहिजे. समजा नसतील, तर तसं डॉक्टरला सांगितलं पाहिजे. शेवटच्या काही आठवड्यात गर्भवती महिला तपासणीसाठी आलेली असताना, रुटीन तपासणीचा भाग म्हणून डॉक्टरने तिचे स्तन तपासून बघितले पाहिजेत. यशस्वी स्तन्यपानासाठी आत्मविश्वासाबरोबरच आनंद, समाधान आणि शांतता महत्त्वाची आहे, हे लक्षात घेतलं पाहिजे.

नोकरी करणाऱ्या स्तन्यदा माता

नोकरी करणाऱ्या स्तन्यदा मातांना, स्तन्यपान यशस्वी होण्यासाठी टेन्शन घेण्याची गरज नाही. त्यांनी दोनतीन गोष्टी लक्षात ठेवल्या पाहिजेत. त्यांनी ऑफिसला जाण्यापूर्वी बाळाला एका बाजूने स्तन्यपान करून जावं. दुसऱ्या बाजूचं दूध स्तनातून काढून वाटीत ठेवावं. ते दूध सामान्य तापमानात ३ ते ४ तास, तर फ्रीजमध्ये चार दिवस टिकतं. आई ऑफिसमधून परत येईपर्यंत, बाळाचा सांभाळ करणारी घरात असणारी व्यक्ती हे दूध वाटी-चमच्याने बाळाला पाजू शकते.

वाटी-चमच्याने दूध पाजत असताना स्वच्छतेची विशेष काळजी घेणं आवश्यक आहे. दुधाने पूर्ण भरलेला चमचा बाळाच्या तोंडात एकामागून एक भराभर टाकायची गरज नसते. चमचा बाळाच्या ओठाला टेकवला, तरी बाळ दूध ओढून घेऊ शकतं. वाटी-चमच्याने दूध पाजताना सावकाश पाजावं; घाई करू नये. ऑफिसमधून परत आल्यानंतर संध्याकाळी आणि रात्री आईने बाळाला स्तन्यपान करणं अत्यावश्यक आहे.

दुग्धस्रवणाची पुनःप्रक्रिया

अपत्यजन्मानंतर काही कारणांमुळे, बाळाला जर नवजात बालकांसाठीच्या अतिदक्षता विभागात (NICU) अनेक दिवसांसाठी दाखल केलं असेल, तर स्तन्यपानाची सुरुवातच होत नाही. झाली तरी, ती प्रक्रिया रखडते. बाळ बरं होऊन आईजवळ आल्यानंतर दुग्धस्रवणाची प्रक्रिया पुन्हा सुरू करता येते (Re-lactation). अर्थात, त्यासाठी मातेला आणि कुटुंबातील ज्येष्ठ आणि अनुभवी मंडळींना खूप संयम राखता आला पाहिजे आणि सकारात्मक दृष्टिकोन ठेवता आला पाहिजे.

●●●

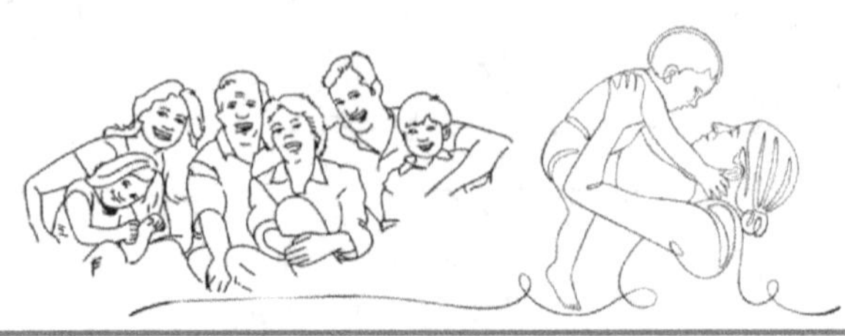

१७.

अपत्यजन्म आणि सासर-माहेरचा 'गुंता'

विवाहित स्त्रीचं जीवन हे माहेर आणि सासर या दोन कुटुंबांत विभागलं जातं. गर्भधारणा आणि अपत्यजन्म हा दोन्ही कुटुंबांसाठी अत्यंत जिव्हाळ्याचा विषय. सासर-माहेरच्या नातेवाइकांत अपत्यजन्माच्या आनंदाच्या क्षणी काही वेळेला काही तणावपूर्ण प्रसंग घडताना दिसून येतात. त्यामुळे या नात्यात कटुता निर्माण होते आणि संवेदना बोथट होतात. 'माहेरच्या माणसांना कायम दुय्यम स्थान आणि सासरच्या लोकांचा सन्मान,' ही मानसिकता ग्रामीण भागात राहणाऱ्या लोकांमध्ये आजही आहे, याचं दुःख मानावं की शहरात राहणाऱ्या, सुशिक्षित लोकांच्या मनातून ही भावना अजूनही गेलेली नाही, याबद्दल संताप व्यक्त करावा, ते कळत नाही. शहरातील काही कुटुंबांतून हा विचार बदलताना दिसतो; पण त्या बदलाचा वेग कमी आहे.

पहिलं बाळंतपण हे माहेरी झालं पाहिजे, अशी विचित्र प्रथा आपल्या समाजात रूढ झालेली आहे आणि अजूनही ती कटाक्षाने पाळली जाते. फार कमी कुटुंबांत या प्रथेचं पालन होत नसावं. बाळंतपण सासरी झालं काय किंवा माहेरी झालं काय, गर्भवती महिला आणि होणारं बाळ सुखरूप आहे, तोपर्यंत कुणी काही आक्षेप घ्यायचं कारण नाही, असं आपण थोड्या वेळासाठी मान्य करू या. मात्र, या नियमाचं पालन करताना, गर्भारपणात आणि बाळंतपणानंतर निर्माण होणारा

आर्थिक भार सासरच्या लोकांनी उचलायचा की माहेरच्या लोकांनी सोसायचा, असे प्रश्न जेव्हा उपस्थित होतात, तेव्हा मात्र आक्षेप घेतला पाहिजे, असं वाटतं. या सर्व घडामोडींत बऱ्याचदा सासरची मंडळी माहेरच्या लोकांची परीक्षा बघताना आढळतात. ते वाईट आहे.

एकदा एका डॉक्टरने, एक गर्भवती महिला प्रसूतिवेदना सहन करत असताना, अमुक एका कारणासाठी तिचं सिझेरियन करणं जास्त योग्य राहील, असा सल्ला दिला. त्यावेळी सासरच्या लोकांनी लगेच होकार दिला, "डॉक्टर, तुम्हाला जर वाटत असेल, की सिझेरियन करणं योग्य आहे, तर अवश्य करा. आमची काही हरकत नाही." तेवढ्यात माहेरची मंडळी डॉक्टरला जरा बाजूला घेऊन म्हणाली, "लगेच सिझेरियन करणं आवश्यकच आहे का? अजून थोडीशी वाट पाहता येणार नाही का?" "अहो, पण सासरच्या लोकांनी तर परवानगी दिली आहे ना," डॉक्टरचं उत्तर. त्यावर रुग्णाचे आई-बाबा म्हणाले, "ते 'हो' म्हणतीलच. त्यांना थोडंच बिल द्यायचं आहे? पैसे तर आम्ही खर्च करणार आहोत."

माहेर आणि सासर दोन्हीकडचे लोक कधी 'नैसर्गिक प्रसूतीची वाट पाहा,' असं म्हणतात, तर कधी 'सिझेरियन करून टाका,' असं म्हणतात. खरं पाहिलं, तर सासर आणि माहेरच्या मंडळींत अविश्वासाचं वातावरण असेल, तर "आपण कशाला काय म्हणायचं? त्यांना काय निर्णय घ्यायचाय तो घेऊ देत. नंतर पुन्हा त्यांचं बोलणं कशाला ऐकून घ्यायचं," असे संवाद आणि त्यातून एकमेकांबद्दल गैरसमज होतच राहणार. माहेरच्या माणसांनासुद्धा वाटत असतं, की झाला तर होऊ देत खर्च; पण आपल्या लेकीचं बाळंतपण चांगल्या खासगी रुग्णालयात करावं, म्हणजे सासरी आपल्या मुलीला त्रास होणार नाही. नाही तर सासरचे लोक आपल्याला नावं ठेवतील. दुसऱ्या बाळंतपणाच्या वेळी हीच सासरची मंडळी आपल्या सुनेला सरकारी रुग्णालयात दाखल करतात; कारण तिथं पैसे लागत नाहीत. "तुम्ही या वेळी असं का केलंत?" हा प्रश्न उघडपणे विचारण्याची सोय माहेरच्या लोकांना नसते; पण त्यांच्या मनात कुठं तरी हा दुजाभाव घर करून राहतो. हा दुजाभाव सासर-माहेर यांतील अंतर कळत नकळत वाढवत असतो.

बाळंतपणानंतर पुढं 'बोळवण' नावाचा एक प्रकार असतो. बाळंतपणानंतर दोन-तीन महिन्यांनी जेव्हा लेक सासरी जाते, तेव्हा जावयाला, जावयाच्या आई-वडिलांना, आजी वगैरे इतर नातेवाइकांना नवीन कपडे, चांगल्यापैकी साडी, भेटवस्तू देऊन पाठवण्याच्या प्रथेला 'बोळवण' म्हणतात. एका बाळंत झालेल्या

महिलेला आणि तिच्या आईला मी म्हटलं, "हा सगळा प्रकार बंद करा. तू तुझ्या नवऱ्याला सांगू शकत नाहीस का, की माझ्या आई-बाबांना बोळवण परवडत नाही म्हणून?" त्यावर त्या रुग्णाने दिलेलं उत्तर मला अनपेक्षित होतं. ती म्हणाली, "माझा नवरा म्हणाला, की बोळवण तर करायलाच पाहिजे. आम्ही आमच्या बहिणींचं केलं नाही का?" ग्रामीण भागात अजूनही फक्त पहिलंच नव्हे, तर प्रत्येक बाळंतपण माहेरीच झालं पाहिजे, असं म्हणणारी कुटुंबंदेखील आहेत.

याशिवाय, केवळ पहिलं बाळंतपण माहेरी व्हायला पाहिजे, या नियमामुळे काही लोक बाळंतपणाच्या चांगल्या सुविधा असलेल्या शहरातून खेड्यात, गैरसोयीच्या ठिकाणी जातात आणि प्रसूतिवेदना सुरू झाल्यानंतर गर्भवतीला त्या अवस्थेत, रात्री-बेरात्री, भाड्याचं वाहन करून शहरात घेऊन येतात. या सासर-माहेरच्या गुंत्यामुळे त्या गर्भवती महिलेच्या किंवा होणाऱ्या बाळाच्या जिवावर बेतू शकतं हे, हा नियम पाळणाऱ्या लोकांनी लक्षात घेतलं पाहिजे.

शहरी भागांतदेखील काही नमूद करण्याजोग्या घटना घडतात. एक कायद्याची पदवीधर, न्यायाधीश होण्याची परीक्षा उत्तीर्ण झालेली, उत्तम आर्थिक परिस्थितीतील गर्भवती महिला माझ्याकडे नियमित तपासणीसाठी येत होती. सातव्या महिन्यातील तपासणीवेळी, तिने मला सहज विचारलं, "डॉक्टर साहेब, मी प्रवास करू शकते का?" मी 'हो' असं म्हणालो आणि विचारलं, "कुठं जाताय?" ती म्हणाली, "तुळजापूरला." "बरं, देवीच्या दर्शनाला जाताय वाटतं! काही हरकत नाही. या जाऊन." "नाही, डॉक्टर साहेब. तुळजापूर माझं माहेर आहे आणि माहेरी जरा आरामाला जावं म्हणते." तिच्याबरोबर तिचे पती आले होते. ते गावातील प्रथितयश वकील. मी त्यांना जरा तक्रारीच्या सुरातच म्हणालो, "वकील साहेब, हे बरोबर नाही. आपल्यासारख्या सर्वार्थानि परिपूर्ण असलेल्या घरातसुद्धा स्त्रीला गर्भवती असताना आरामासाठी माहेरी जावं लागतं, हे काही मला पटत नाही. तिला सासरी आराम का मिळू नये? ते काही नाही. तिला सासरी आराम कसा मिळेल, हे बघण्याची जबाबदारी तुमची." त्यावर, "तुम्ही सांगताय ते अगदी बरोबर आहे. मी करतो प्रयत्न," असं म्हणून ते गेले. पंधरा दिवसांनी परत तपासणीवेळी मी सहज विचारलं, "काय मग जाऊन आलात का तुळजापूरला? झाला का आराम माहेरी?" त्यावर ती म्हणाली, "तुम्ही एवढं समजावून सांगितल्यानंतर ते आम्हाला पटलं. मी माहेरी गेले नाही. माझ्या आईलाच बोलावून घेतलं इथं नांदेडला!" आता यावर काय बोलायचं?

गर्भवती असताना आणि बाळंतपणानंतर, महिलेला सासरीदेखील आवश्यक तो आराम मिळालाच पाहिजे. हे केवळ कर्तव्यापोटी न होता, मनापासून झालं पाहिजे. खर्च सिझेरियनचा असो किंवा नैसर्गिक प्रसूतीचा, आर्थिक परिस्थिती समाधानकारक असो अथवा नसो, प्रत्येक कुटुंबात अर्धा खर्च सासरच्या आणि अर्धा खर्च माहेरच्या लोकांनी करायला काय हरकत आहे? वास्तविक पाहता, पहिलं बाळंतपण माहेरी ही प्रथासुद्धा बंद होऊन, लग्नखर्चापासून ते गरोदरपण आणि बाळंतपणापर्यंतचे सर्व खर्च 'फिफ्टी-फिफ्टी' उचलायचे, अशी प्रथा रूढ झाल्यास सासर-माहेरचा झालेला हा अनावश्यक गुंता सोडवता येईल.

बाळंतपणानंतर दीड महिन्यांनी, रुग्णाने डॉक्टरकडे तपासणीसाठी येणं अपेक्षित असतं. त्यावेळी रुग्णाची आई म्हणते, "हिच्या सासरच्या मंडळींनी सारखा तगादा लावलाय, तिला सासरी पाठवा म्हणून; पण मी अजून चार-सहा महिने तरी तिला पाठवणार नाही." "का बरं?" "हिची सासू लई खराब आहे. तिला बिलकुल आराम मिळणार नाही. तुमी तिच्या सासरच्या लोकांना सांगा, की तिची तब्येत अजून बराबर न्हाई. तिला आरामाची गरज हाय म्हणून. तुमी डाक्टरांनी सांगितलं, तर त्यांना पटंल. नुसत्या आमच्या सांगण्यावर ते लोक ऐकणार नाहीत."

गर्भवतीच्या किंवा बाळंत झालेल्या बाईच्या माहेरच्या मंडळींना, विशेषतः तिच्या आईला, सासरचे लोक काय म्हणतील, याचं सतत टेन्शन असतं. ती जरी म्हणाली, "अगं आई, अमुक असं करू नकोस. तमुक तसं करायची गरज नाही," तरीही तिची आई म्हणते, "तू गप्प बस. तुला काय माहीत, मी अमुक असं केलं नाही, तर तुझा नवरा (किंवा सासू) म्हणेल, की काय बाई! तुझ्या आईनं तुझं बाळंतपण नीट केलं नाही." गंमत अशी, की हे वाक्य कोणत्याही साध्यासुध्या किंवा अगदी चिल्लर घटनेच्या संदर्भातही म्हटलं जाऊ शकतं.

...

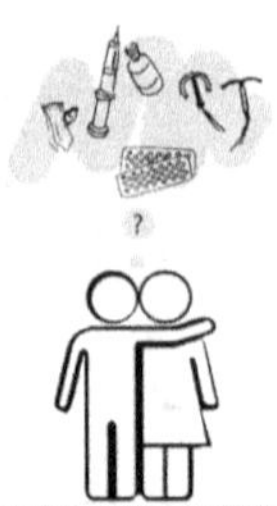

१८.

पाळणा लांबवण्याची साधनं :
समज कमी; गैरसमज जास्त

हवं असेल तेव्हाच मूल व्हावं आणि निरामय कामजीवनाचा आनंद घेता यावा, यासाठी प्रत्येक विवाहित जोडप्याला काही साधनांचा वापर करावा लागतो. या साधनांच्या बिनचूक वापराने हवी तेव्हा गर्भधारणा राहू शकते आणि गर्भधारणा नको असेल, तर तिच्यावर प्रतिबंध घालता येतो. गर्भधारणेसाठी आदर्श वेळ कोणती, या प्रश्नाचं उत्तर अगदी स्पष्टपणे देता येईल. जोडप्याची शारीरिक, मानसिक, आर्थिक आणि कौटुंबिक परिस्थिती योग्य असेल, तर हिरवा कंदील. नाही तर पुनर्विचार झाला पाहिजे. अपत्यजन्माच्या बाबतीत एवढा सगळा विचार करून निर्णय घेणाऱ्यांची संख्या दिवसागणिक वाढत आहे, ही समाधानाची बाब आहे.

कुटुंब मर्यादित ठेवून सुखी जीवन जगण्याची कला शहरात राहणाऱ्या, सुशिक्षित, आर्थिक परिस्थिती समाधानकारक असलेल्या वर्गातील लोकांनी अवगत केलेली आहे. मात्र, हा संदेश अजूनही समाजातील सर्व स्तरांपर्यंत नीट पोहोचला आहे, असं वाटत नाही. विशेषतः, ग्रामीण भागातील जनता, शहरातील अशिक्षित कामगारवर्ग, खासगी क्षेत्रात काम करणारे चतुर्थश्रेणी कर्मचारी, भाजीविक्रेते, पाणीपुरी-विक्रेते, वडापावची गाडी चालविणारे व्यावसायिक, दररोज छोटा व्यापार करून पोट भरणारी मंडळी अशी संख्येने भरपूर असलेली

जनता अजूनही अपत्यजन्माच्या नियोजनापासून खूप दूर आहे. ही सर्व जनता एक तर अज्ञानी आहे; नाही तर गैरसमजांनी ग्रासलेली आहे.

एकदा एक साधारणपणे २० वर्षांची स्त्री (स्त्री तरी कसं म्हणावं, २० वर्षांची मुलगीच ती) तिचं दीड वर्षांचं बाळ कडेवर घेऊन तिच्या आईबरोबर आली. काही विचारायच्या आतच, 'सातवा महिना है. सोनोग्राफी करवानी है,' असं म्हणाली. तिची विचारपूस केल्यानंतर माहिती मिळाली, की तिचा नवरा हैदराबादला मिस्त्रीकाम करतो. तिचं आणि नवऱ्याचं शिक्षण दहावीपेक्षा कमी आहे. तिनं सोबत गर्भारपणाच्या तिसऱ्या महिन्यात फक्त एकदा केलेल्या सोनोग्राफीचा रिपोर्ट आणला होता. पहिल्या बाळंतपणाच्या वेळेस तिचं सिझेरियन झालं होतं. 'एकदा सिझेरियन झाल्यानंतर किमान तीन वर्षं पुन्हा गर्भधारणा होऊ देऊ नका. त्यासाठी काहीतरी वापरा,' असं आम्ही सांगत असतो. "आप ने या आप के शौहर ने कुछ 'इस्तेमाल' नही किया क्या?" या प्रश्नाचं उत्तर तिने, 'हम को उत्ता समझता नही. हम सातवे महिने की सोनोग्राफी करने को आये है,' असं दिलं.

एक तर तिने पहिलं सिझेरियन झाल्यानंतर लगेच दुसरी गर्भधारणा राहू द्यायला नको होती. दुसरं म्हणजे, तिसरा महिना संपत येत असताना (साधारणतः ११व्या ते १३व्या आठवड्यांच्या दरम्यान) आणि साडेचार ते पाच या महिन्यांच्या दरम्यान (साधारणतः १८व्या आठवड्यात) बाळात काही जन्मदोष आहेत का, हे माहीत करून घेण्यासाठी जी सोनोग्राफी करावी लागते; रक्त-लघवीच्या काही तपासण्या कराव्या लागतात, त्या तिने केल्या नव्हत्या. बाळाच्या निकोप वाढीसाठी लोह आणि कॅल्शिअमच्या गोळ्या घेणं आणि दर महिन्याला डॉक्टरकडे जाऊन तपासणी करणं, यातलं काहीही न करता ती थेट सातव्या महिन्यात पोहोचली. आता सोनोग्राफी केल्यानंतर समजा पोटात वाढणाऱ्या बाळामध्ये जिवाला धोका असलेला जन्मदोष असल्याचं लक्षात आलं, तर? कायद्याने गर्भपात करता येत नाही, त्यामुळे गर्भ जन्मदोषांसहित वाढवण्याचं संकट!

हे सगळं म्हाताऱ्या आईला समजावून सांगण्यापेक्षा तिच्या नवऱ्याशीच बोलण्याची मी इच्छा प्रदर्शित केली. त्यावर तिची आई म्हणाली, "उनो हैदराबाद से अभी नही आ सकते. दो महिने पहिलेच लाकर छोड के गये. अब जो कुछ भी करना है, वो अपनेकुच करना है." गर्भवतीला स्वतःला काही कळत नाही आणि नवऱ्याची साथ अजिबातच नाही, अशी परिस्थिती न ओढवलेली बरी. गर्भधारणा आणि अपत्यजन्म यांकडे फारसं गांभीर्याने न बघणारी अशी जनता आजही भरपूर संख्येने आहे.

वरील उदाहरणातील नवरा आणि बायको दोघेही गरीब, अशिक्षित आणि पाळणा लांबवण्याच्या साधनांच्या माहितीपासून दूर. त्यांच्या बाबतीत अपत्यजन्माच्या संदर्भात नियोजनाचा अभाव असणं, हे मी समजू शकतो. मात्र, आशा आणि वसंत जाधव या सुशिक्षित आणि शहरात राहणाऱ्या जोडप्याच्या बाबतीत थोड्याफार फरकाने असंच घडावं, हे पटत नाही. वसंत जाधवला मी विचारलं, "तुम्ही पदव्युत्तर आहात. तुम्ही कशी काय काळजी घेतली नाहीत?" त्यावर तो म्हणाला, "मी निरोध वापरत होतो; पण कधी वापरायचो, तर कधी नाही." "असं का?" यावर तो गप्प बसला. त्याच्या गप्प राहण्यामागचं कारण मी ओळखू शकलो. कारण उघडपणे सांगण्यासारखं नव्हतं.

एकदा निरोध वापरायचं ठरवलं, की तो प्रत्येक शारीरिक संबंधाच्या वेळी वापरलाच पाहिजे. त्यासाठी त्या साधनाचा साठा करून ठेवायला पाहिजे. आपल्या खोलीमध्ये निरोध उपलब्ध आहे की नाही, याची वसंतने खात्री केली नव्हती. भावना उत्तेजित झाल्या, तेव्हा साधन शिल्लक नाही हे लक्षात आल्यानंतर दोघांकडूनही संयम पाळला गेला नाही. म्हटल्यावर अशा 'चुका' होणारच. या चुकांमुळे निर्माण झालेला शारीरिक आणि मानसिक ताण भोगावा लागतो, तो स्त्रियांनाच. म्हणून पुरुषांनी तर योग्य ती काळजी घेतलीच पाहिजे; पण स्त्रियांनी जास्त सतर्क राहिलं पाहिजे. स्त्रियांना 'नको' म्हणता आलं पाहिजे. दुर्दैवाने, ग्रामीण महिलांच्या जीवनात या 'नको'ला काही अस्तित्व नाही, अशी आजची परिस्थिती आहे.

अपत्यजन्माविषयीचं नियोजन ही पती-पत्नीची खासगी बाब असली, तरी समाजाच्या जडणघडणीचा तो पाया आहे, हे विसरता येत नाही. अपत्यजन्माचं नियोजन योग्य पद्धतीने होण्यासाठी दोन अपत्यांमध्ये योग्य ते अंतर ठेवणं महत्त्वाचं आहे. त्याकरिता जननक्षम जोडप्यांनी पाळणा लांबवण्याच्या साधनांचा नियमितपणे वापर केला पाहिजे.

निरोध, तांबी (कॉपर-टी), आणि गर्भनिरोधक गोळ्या

पाळणा लांबवण्यासाठी निरोध, तांबी आणि गर्भनिरोधक गोळ्या या तीन साधनांचा वापर प्रामुख्याने केला जातो. या साधनांचा वापर शहरातील सुशिक्षित वर्गातील लोक करताना दिसतात; पण ग्रामीण भागात या साधनांचा वापर खूप कमी आहे. ग्रामीण भागातील जननक्षम जोडप्यांचा कल हा आपल्याला हवी तेवढी अपत्यं एकानंतर एक होऊ देणं आणि नंतर स्त्रियांची कुटुंबनियोजन शस्त्रक्रिया करून घेणं याकडेच अधिक आहे. पुरुष नसबंदीचं प्रमाण अगदीच नगण्य आहे. साधनांचा

वापर या गोष्टींपासून ग्रामीण जनता दूर आहे. या साधनांबद्दल त्यांच्या मनामध्ये एक तर अज्ञानापोटी भीती आहे, नाही तर गैरसमज आहेत.

निरोध : सर्वत्र उपलब्ध असणारं, सहज सोबत ठेवण्याजोगं, डॉक्टरच्या चिठ्ठीशिवाय मिळणारं आणि कोणतेही शारीरिक दुष्परिणाम नसणारं निरोध हे एक स्वस्त असं साधन आहे. निरोधच्या वापराने गर्भधारणेला प्रतिबंध होतो, तसंच एड्स आणि इतर गुप्तरोगांना अटकाव होतो. पुरुषाला आपल्या ताठ झालेल्या लिंगावर निरोध चढवावा लागतो. पतन झालेलं वीर्य निरोधरूपी रबराच्या पिशवीतच साठून राहतं. अशा प्रकारे वीर्य योनीमार्गात न गेल्यामुळे गर्भधारणा होत नाही. अल्प सरावाने निरोध वापरणं जमतं.

निरोधच्या बाबतीत लक्षात आलेली एक बाब म्हणजे, 'आम्ही निरोधचा वापर करतो,' असं नवरे म्हणतात; पण काहीजण कधी वापर करतात, तर कधी करत नाहीत. एकदा निरोध वापरायचं ठरवल्यानंतर तो प्रत्येक संभोगाच्या वेळेस वापरावा लागतो. तसं न केल्यास त्या साधनाची उपयुक्तता कमी होते. निरोधचा वापर कित्येक ग्रामीण पुरुषांना जमत नाही. जमला तरी नियमितपणे ते त्याचा वापर करतीलच, याचा नेम नसतो.

निरोध वापरल्याने संभोगसुखात कमतरता येते, अशी तक्रार काही पुरुष करतात, तर काही पुरुषांना निरोधचा वापर म्हणजे संभोगात व्यत्यय वाटतो. निरोधचा नियमितपणे वापर करणाऱ्यांसाठी मला एक ज्यादा माहिती द्यावीशी वाटते. ती अशी, की शारीरिक संबंधाच्या वेळी निरोध फाटू अथवा निसटू शकतो. त्यामुळे वीर्याचा थेंब योनीमार्गात पडल्यास निरोध 'फेल' होऊ शकतो. असं झाल्यास तातडीने संततिनियमनाच्या गोळ्यांचा उपयोग करावा. कामजीवनाचा आनंद घेण्यापूर्वी आपल्या बेडरूममध्ये निरोध उपलब्ध असल्याची खात्री करावी. निरोधचा वापर केल्यानंतर त्याची नीट विल्हेवाट लावण्याची व्यवस्था असावी.

तांबी (कॉपर-टी) : तांबी हे प्रशिक्षित व्यक्तीकडून गर्भाशयात बसवलं जाणारं एक लहानसं साधन आहे. दीर्घ कालावधीसाठी (तीन ते दहा वर्षं) वापरण्याजोगं; पण नको असल्यास पाहिजे तेव्हा काढून टाकता येण्याजोगं हे एक अतिशय परिणामकारक साधन आहे. तांबीमध्ये असलेले तांबं या धातूचे सूक्ष्म कण अतिमंदगतीने गर्भाशयात पसरतात. त्यामुळे गर्भाशयातील वातावरण बदलतं आणि गर्भ रुजण्यास प्रतिबंध होतो. बाळंतपणानंतर ४८ तासांच्या आत किंवा ४ ते ६ आठवड्यांनी तांबी बसवायला हरकत नसते. एकदा बसवलेली 'कॉपर-टी 375' पाच

वर्षांपर्यंत, तर 'कॉपर-टी 380A' दहा वर्षांपर्यंत ठेवता येते. ती बदलण्याची गरज नसते. तांबी बसवल्यानंतरच्या पहिल्या मासिक पाळीनंतर एकदा, ती व्यवस्थित जागेवर आहे किंवा नाही, याची तपासणी डॉक्टरकडे जाऊन करून घ्यावी.

कॉपर-टी वापरण्याचा सल्ला देताच, जवळपास प्रत्येक महिलेची पहिली प्रतिक्रिया बऱ्याचदा नकारात्मक असते. "कॉपर-टी नको. दुसरा काही उपाय सांगा." "ठीक आहे. दुसरा पर्यायसुद्धा उपलब्ध आहे; पण मला सांगा कॉपर-टी का नको?" "नाही. मी असं ऐकलंय, की कॉपर-टीमुळे खूप त्रास होतो. आमच्या माहितीतल्या अमुक एका बाईला तर खूप त्रास झाला; म्हणून मला कॉपर-टीची भीती वाटते." अशा प्रकारचा संवाद डॉक्टर आणि जननक्षम महिला यांच्या दरम्यान होतो. मग त्यांना कॉपर-टीच्या उपयुक्ततेबद्दल आणि काही दुष्परिणामांबद्दल माहिती द्यावी लागते. त्यानंतर ती महिला कॉपर-टी बसवून घ्यायला तयार होते. अर्थात, एखादी महिला 'मला कॉपर-टी नकोच,' असं म्हणू शकते.

तांबीचा वापर केल्याने स्त्री लठ्ठ किंवा रोड होऊ शकते, असा आणखी एक गैरसमजदेखील अनेक स्त्रियांच्या मनात असतो. वास्तविक पाहता, एखादी स्त्री लठ्ठ किंवा रोड होण्याचा आणि तांबीच्या वापराचा काहीही संबंध नसतो. तांबीमुळे संभोगसुखात अडथळा येत नाही किंवा संभोगाच्या वेळेस पुरुषाला इजा होत नाही. तांबीमुळे कर्करोग होत नाही. तांबीमुळे स्तन्यपानावर परिणाम होत नाही. मात्र, गुप्तरोगांच्या/एड्सच्या प्रतिबंधासाठी तांबीचा उपयोग होत नाही.

मिरेना (Mirena) : हेदेखील तांबीसारखंच गर्भाशयात बसवलं जाणारं एक साधन आहे. या साधनात तांब्याच्या कणांऐवजी लेव्होनॉर्जेस्ट्रेल (Levonorgestrel) नावाच्या संप्रेरकाचा उपयोग केला जातो. मिरेना बसवल्यानंतर साधारणतः चार महिन्यांनी मासिक पाळीत होणाऱ्या रक्तस्रावाचं प्रमाण कमी होतं. रजोनिवृत्ती (मेनोपॉज) येण्याच्या वेळी काही स्त्रियांना मासिक पाळी अनियमित होऊन, जास्त रक्तस्राव होण्याचा त्रास होतो. या समस्येवर उपचार म्हणूनदेखील मिरेना बसवली जाते.

गर्भनिरोधक गोळ्या : या गोळ्यांचा वापर जगभरातील लाखो स्त्रिया करतात. या गोळ्यांमुळे स्त्रीबीजांडकोषातून स्त्रीबीज परिपक्व होऊन बाहेर पडण्याची प्रक्रिया तात्पुरती थांबते. स्त्रीबीजच उपलब्ध नसल्यामुळे वीर्यातील शुक्राणूंबरोबर त्याचा संयोग होत नाही. परिणामी गर्भधारणा होत नाही.

पाळीच्या पाचव्या दिवसापासून दररोज एक गोळी रात्री जेवणानंतर घेणं मात्र आवश्यक असतं. एखादी गोळी विसरल्यास, आठवल्यानंतर विसरलेली गोळी ताबडतोब घेणं आणि दररोजची गोळी वेळेवर घेणं आवश्यक असतं. दोन ते तीन गोळ्या विसरल्या, तर उरलेल्या गोळ्या वेळेवर घ्याव्यात; पण त्या महिन्यात संभोग टाळावा अथवा निरोधचा वापर करावा. गोळ्यांचं पहिलं पाकीट सुरू असताना, सुरुवातीचे १५ दिवस संभोग टाळावा अथवा निरोध वापरावा. नंतरच्या पाकिटाला मात्र ही अट लागू नाही. सुरुवातीच्या एक-दोन महिन्यांत मळमळणं, अनियमित रक्तस्राव होणं, डोकं दुखणं अशा लहानसहान, परंतु धोकादायक नसलेल्या तक्रारी संभवतात. नंतर या तक्रारी कमी होत जातात. मूलबाळ असो किंवा नसो, या गोळ्यांचा उपयोग कोणत्याही वयात करता येतो. मासिक पाळीतील पोटदुखी कमी होण्याकरिता, रक्तक्षय कमी होण्याकरिता, तसंच काही अवयवांचा कर्करोग न होण्याकरिता या गोळ्यांची मदत होऊ शकते. मात्र, स्तन्यपान करणाऱ्या मातेने या गोळ्या घेणं टाळावं; कारण दूध कमी होऊ शकतं. या गोळ्यांमुळे गुप्तरोगांचा किंवा एड्सचा प्रतिबंध होत नाही.

गर्भनिरोधक गोळ्या घेण्याचे भरपूर फायदे असूनही आपल्या देशात 'माला-डी'सारख्या गर्भनिरोधक गोळ्यांच्या बाबतीत लोकांमध्ये खूप गैरसमज आहेत. तुम्ही गर्भनिरोधक गोळ्यांचा उपयोग करायला हरकत नाही, असं तज्ज्ञ डॉक्टरांनी सांगितल्यानंतर सहसा, 'ठीक आहे; पण काही साइड इफेक्ट्स तर होणार नाहीत ना?' असं विचारलं जातं. शंका विचारण्याचा हक्क रुग्णांना आहे आणि त्यांच्या शंकांचं समाधान करणं हे डॉक्टरचं कर्तव्य आहे, यात दुमत नाही. गर्भनिरोधक गोळ्या अनेक वर्षं घेत राहिल्यास काही दुष्परिणाम होतात; पण फक्त या गोळीमुळे एखाद्या महिलेला मृत्यू येत नाही. गर्भधारणेची जोखीम ही गर्भनिरोधक गोळ्यांपेक्षा कितीतरी पटींनी जास्त आहे. तरीही, 'गोळ्या खाणं चांगलं नसतं,' हे काही महिलांच्या डोक्यातून जात नाही. वास्तविक पाहता, तांबी आणि गर्भनिरोधक गोळ्या या दोन्ही पद्धतींमुळे पाळणा लांबवण्याचा निर्णय स्त्री स्वतंत्रपणे अंमलात आणू शकते. गर्भनिरोधक गोळ्या घेणाऱ्या महिलांनी वर्षातून किमान एकदा (कोणतीही शारीरिक तक्रार नसतानासुद्धा) डॉक्टरकडे जाऊन तपासणी करून घ्यावी.

गर्भनिरोधक इंजेक्शन्स : तांबी, गर्भनिरोधक गोळ्या, निरोध या प्रचलित साधनांखेरीज गर्भनिरोधक इंजेक्शन्सदेखील उपलब्ध आहेत. 'अंतरा' या नावाने हे इंजेक्शन प्राथमिक आरोग्यकेंद्रांतून शासनातर्फे मोफत वितरित केलं जातं.

गर्भनिरोधक गोळ्यांच्या बाबतीत जसा 'काही साइड इफेक्ट्स तर नाहीत ना,' हा गैरसमज आहे, तसाच तो गर्भनिरोधक इंजेक्शन्सच्या बाबतीतदेखील आहे. वास्तविक पाहता, ही इंजेक्शन्स अतिशय परिणामकारक आणि सुरक्षित असतात. दर तीन महिन्यांनी हे इंजेक्शन घ्यायचं असतं. काही प्रमाणात वजन वाढण्याची शक्यता असते. वापर बंद केल्यानंतर, पुन्हा गर्भधारणा होण्यासाठी सर्वसाधारणपणे चार महिन्यांचा कालावधी लागतो. या इंजेक्शनच्या बाबतीत आम्ही अनुभवलेली समस्या अशी, की इंजेक्शन सुरू केल्यानंतर पहिल्या वर्षात मासिक पाळी अनियमित होते आणि एक वर्षानंतर पाळी बंद होण्याची शक्यता असते. 'माझी मासिक पाळी दर महिन्याला व्यवस्थित येत असेल, तर माझी प्रकृती चांगली आहे आणि तशी ती येत नसेल, तर ते शरीरासाठी चांगलं नसतं,' असा समज स्त्रियांमध्ये आहे. त्यामुळे इंजेक्शन घेतल्याच्या एक वर्षानंतर जर पाळी अनियमित, अनिश्चित किंवा बंद होणार असेल, तर देवाधर्माचे नियम पाळणं कठीण होईल, असं स्त्रियांना वाटतं. 'पाळी अनियमित किंवा बंद झाली म्हणजे मी गर्भवती तर नाही ना,' ही शक्यता डोक्यातून जात नाही. खरं पाहिलं, तर मासिक पाळी एकदोन वर्षांसाठी का होईना बंद होत असेल, तर तो या इंजेक्शन्सचा इष्टतम 'साइड इफेक्ट' आहे. तात्पुरती का असेना, काही कालावधीसाठी मासिक पाळीची कटकट नाही, याचा आनंद बाळगून, आत्मविश्वासाने महिलांनी या इंजेक्शन्सचा स्वीकार करायला हरकत नाही.

गर्भनिरोधक इंजेक्शन्सच्या बाबतीत आलेला, स्त्रियांच्या असहायतेची प्रचीती देणारा एक अनुभव नमूद करावासा वाटतो. आपल्या समाजात काही महिला मनाविरुद्ध लादल्या जाणाऱ्या गर्भधारणेने हैराण असतात. नवऱ्याच्या आणि सासूसासऱ्यांच्या मर्जीनुसारच त्यांना वागावं लागतं. 'हम ताकत का इंजेक्शन लगवाने डॉक्टर के पास जा रहे है,' असं घरी सांगून त्या डॉक्टरकडे येतात आणि विनंती करतात, 'गर्भनिरोधक इंजेक्शन द्या आणि आमच्या घरच्यांना सांगू नका.' अशा महिलांसाठी ही इंजेक्शन्स एक वरदानच म्हणावं लागेल.

वीर्यपतनापूर्वी लिंग योनीमार्गातून बाहेर काढण्याची पद्धत

ही पाळणा लांबवण्याची एक अतिशय जुनी आणि बिनखर्चाची पद्धत आहे. इंग्लिशमध्ये या पद्धतीला विड्रॉल टेक्निक (Withdrawal technique) असं म्हणतात. या पद्धतीत संभोगाच्या वेळी पती वीर्यपतनाच्या काही क्षण

अगोदर योनीमार्गातून आपले लिंग पूर्णपणे बाहेर काढून घेतो. वीर्यपतन योनीमार्गाच्या बाहेर आणि दूर होऊ देतो. वीर्य योनीमार्गात न पडल्यामुळे शुक्राणूंचा स्त्रीबीजाशी संयोग होत नाही. त्यामुळे गर्भधारणा होत नाही.

ही पद्धत अयशस्वी होण्याचं प्रमाण खूप जास्त (सुमारे २२ टक्के) आहे. वीर्याचा एक थेंबदेखील योनीमार्गात पडल्यास गर्भधारणा राहू शकते, हे लक्षात घेऊन या पद्धतीचा वापर बिनचूकपणे करणं आवश्यक असतं. लिंग योनीमार्गातून बाहेर काढून वीर्य योनीमार्गापासून दूर सोडण्याचं 'टायमिंग' बिनचूक जमलं, तरच ही पद्धत यशस्वी होऊ शकते. या पद्धतीचा अवलंब केल्यास संभोगाचा आनंद पूर्णपणे मिळत नाही, अशी काही जोडप्यांची तक्रार असू शकते. पाळणा लांबवण्याची दुसरी कोणतीही पद्धत वापरण्याची इच्छा नसलेली जोडपी या पद्धतीचा अवलंब करतात. या पद्धतीचा अवलंब केल्याने एड्स किंवा अन्य लैंगिकरीत्या संक्रमित होणाऱ्या आजारांपासून (Sexually transmitted diseases – STDs) संरक्षण मिळत नाही.

तातडीचे संततिनियमन

तातडीचे संततिनियमन करण्यासाठीच्या गोळ्या (Emergency contraceptive pills) घेण्याची पद्धतदेखील आजकाल वापरात येत आहे. संभोगानंतर उपयोगात येणारी ही एकमेव संततिनियमन पद्धत आहे. या पद्धतीचा वापर फक्त 'संकटकालीन' परिस्थितीतच केला गेला पाहिजे. असुरक्षित संभोगानंतर शक्य तितक्या लवकर आणि जास्तीत जास्त ७२ तासांच्या आत आय-पिल (i-pill) किंवा अनवॉन्टेड-72 (Unwanted 72) नावाची एक गोळी घेतल्यास गर्भधारणा राहायला प्रतिबंध होतो. या गोळीत लेव्होनॉर्जेस्ट्रेल (Levonorgestrel 1.5 mg) नावाचं संप्रेरक असतं. ही गोळी शासनामार्फत ईझी पिल (Ezy pill) या नावाने मोफत वितरित केली जाते.

काही सुशिक्षित जोडपी गर्भनिरोधनासाठी काहीच वापरत नाहीत. "अरे, तुम्हाला आत्ताच मूलबाळ नको आहे ना? मग तुम्ही काहीच का वापरत नाहीत?" असं विचारल्यावर, "आम्ही दरवेळी संभोगानंतर आय-पिल नावाची गोळी खातो," असं उत्तर मिळतं. यावर काय बोलावं? संकटकाळात बाहेर पडण्याच्या मार्गाला माणूस रोजच्या जाण्यायेण्याचा मार्ग म्हणून वापरत असेल, तर ते चुकीचं आहे, हे या जोडप्यांच्या लक्षात येत नाही.

सेफ पीरियड

या पद्धतीला मासिक पाळीच्या ठरावीक दिवसांवर आधारित सुरक्षित काळ पद्धती असं म्हणतात. नवविवाहितांसाठी ही विशेष आनंददायी आणि उपयुक्त पद्धत आहे. सर्वसाधारणपणे, ज्या स्त्रियांची मासिक पाळी नियमित असते, त्यांच्या पाळीच्या ९ ते १९ दिवसांच्या कालावधीत स्त्रीबीज परिपक्व होऊन बाहेर पडत असतं. या कालावधीतच मुक्त संभोग झाल्यास, स्त्रीबीजाचा पुरुषाच्या वीर्यातील शुक्राणूंशी संयोग होऊन गर्भधारणा होत असते. त्यामुळे हा कालावधी संततिनियमनाच्या दृष्टिकोनातून असुरक्षित समजला जातो. या माहितीला अनुसरून, काही जोडपी पाळीच्या असुरक्षित काळात एक तर संभोग टाळतात किंवा निरोध वापरतात. नीट समजावून घेऊन या पद्धतीचा उपयोग केल्यास ती उत्तम आहे. अन्यथा ही पद्धत 'फेल' होण्याची शक्यता अधिक असते. या पद्धतीसाठी पती-पत्नीचं परस्परसहकार्य आवश्यक असतं; कारण काही जोडप्यांना बरेच दिवस संभोग टाळणं कठीण जातं.

आणखी एका गोष्टीचा खुलासा करणं इथं आवश्यक आहे. गर्भारपणाच्या नऊ महिन्यांच्या कालावधीत स्त्रियांची मासिक पाळी बंद असते. बाळंतपणानंतर (मग ते नैसर्गिक होवो अथवा सिझेरियन) ती परत सुरू होण्यासाठी दीड महिन्यांपासून दीड वर्षांपर्यंतचा कालावधी लागू शकतो. बाळंतपणानंतर पाळी पुन्हा सुरू होईपर्यंत गर्भधारणा राहत नसते, असा अनेकांचा गैरसमज आहे. त्यामुळे काहीजण कोणत्याही साधनाचा वापर न करता आपल्या लैंगिक जीवनाची पुन्हा सुरुवात करतात. यातून, ग्रामीण भाषेत सांगायचं म्हणजे, 'मिंधं' राहू शकतं. बाळंतपणानंतर पाळी पुन्हा सुरू होण्यापूर्वी कोणतंही साधन न वापरता शारीरिक संबंध ठेवल्यास गर्भधारणा राहू शकते; म्हणून त्या कालावधीतदेखील काळजी घेतली पाहिजे.

पुरुष नसबंदी

पुरुष नसबंदी केल्यानंतर 'कमजोरी' येते किंवा सेक्सची 'पॉवर' कमी होते; पुरुष कष्टाची कामे करू शकत नाही, हे निव्वळ गैरसमज आहेत. असं काही होत नसतं. पुरुष नसबंदीबद्दलचा हा गैरसमज केवळ पुरुषांच्याच नव्हे, तर स्त्रियांच्या मनातदेखील खोलवर रुतून बसलेला आहे. खरं पाहिलं, तर पुरुष नसबंदी ही स्त्रियांच्या कुटुंबनियोजन शस्त्रक्रियेच्या तुलनेत साधी, सोपी, सुरक्षित, कमी वेळात

आणि कमी खर्चात केली जाणारी शस्त्रक्रिया आहे, हे सर्व जोडप्यांनी लक्षात घेतलं पाहिजे. नऊ महिने आपल्या पोटात गर्भ वाढवण्याची आणि बाळंतपणाच्या कळा सहन करण्याची जबाबदारी निसर्गाने स्त्रियांवर टाकली आहे. त्यांना निमूटपणे हे सहन करण्याशिवाय गत्यंतर नाही, हे समजून घेऊन जास्तीत जास्त संख्येने पुरुष नसबंदी शस्त्रक्रिया करून घेऊन, निदान मूल न होण्याची तरी जबाबदारी पुरुषांनी घ्यायला काय हरकत आहे?

स्त्रियांच्या कुटुंबनियोजन शस्त्रक्रियेच्या तुलनेत पुरुष नसबंदीचं प्रमाण कमी असण्यामागं आणखी एक कारण आहे. ते म्हणजे आपल्या समाजातील स्त्रियांची मानसिकता. नवरा पैसे कमावून आणून घर चालवत असतो. 'त्याची जर शस्त्रक्रिया होऊन त्याला काही झालं, तर घर कसं चालेल? त्यापेक्षा माझीच शस्त्रक्रिया करा. माझ्या जिवाचं काही बरंवाईट झालं तरी चालेल,' अशी 'टिपिकल भारतीय नारी'ची मानसिकता ही पुरुष नसबंदीचं प्रमाण कमी होण्यासाठी कारणीभूत आहे.

स्त्रियांची कुटुंबनियोजन शस्त्रक्रिया

अपत्य होण्यापूर्वी किंवा दोन अपत्यांमध्ये अंतर ठेवण्यासाठी पाळणा लांबवण्याची साधनं वापरायची असतात, याबद्दलची माहिती आता फक्त सुशिक्षित आणि शहरी भागात राहणाऱ्या लोकांपर्यंतच नव्हे, तर ग्रामीण भागातील लोकांपर्यंतही पोहोचली आहे. असं असलं, तरी त्या साधनांचा प्रत्यक्षात वापर करण्याचं प्रमाण शहरातील, सुशिक्षित लोकांमध्येच अधिक आहे. ग्रामीण भागातील लोकांचा कल, तात्पुरती साधनं वापरण्यापेक्षा, एकापाठोपाठ एक-दोन-तीन अपत्यं होऊ देणं आणि नंतर स्त्रीवर मूल न होण्याची शस्त्रक्रिया ('बच्चे बंद करने का आपरेशन') करून घेणं याकडे आहे.

साधारणतः ३०-४० वर्षांपूर्वी स्त्री-शस्त्रक्रिया करून घ्या, यासाठी जननक्षम जोडप्यांना प्रवृत्त करावं लागत असे. स्त्री-शस्त्रक्रियांची (टाक्यांची किंवा बिनटाक्याची शस्त्रक्रिया) शिबिरं आयोजित केली जात असत. आता चित्र बदललं आहे. आता ग्रामीण भागातील लोक स्वतःहून 'आमचं फ्यामिली प्लानिंगचं आपरेशन करून द्या,' असं म्हणत येतात. 'आपरेशन टाक्यांचं चांगलं असतं का बिनटाक्याचं (दुर्बिणीचं)?' असं विचारतात. उपलब्ध सोयीनुसार शस्त्रक्रिया केल्या जातात. पूर्वी या स्त्री-शस्त्रक्रियेबद्दलदेखील खूप गैरसमज होते. या शस्त्रक्रियेमुळे एखादी महिला लठ्ठ किंवा रोड होते, अशक्तपणा येतो असं

बायकांना— आणि त्यांच्या नवऱ्यांनासुद्धा— वाटायचं. मात्र, आता एकंदरीत राहणीमान उंचावण्याचं महत्त्व लोकांना पटत आहे, त्यामुळे हा सकारात्मक बदल घडताना दिसतो आहे.

साधनांचं वास्तव

वास्तविक पाहता, पाळणा लांबवण्याच्या प्रत्येक पद्धतीच्या वापरामध्ये काही ना काही अडचणी येतातच. पाळणा लांबवण्याची कोणतीही पद्धत ही शंभर टक्के परिणामकारक नसते. प्रत्येक पद्धत ही, अत्यंत अल्प प्रमाणात का होईना, अयशस्वी ठरण्याची शक्यता असतेच. तरीसुद्धा जगभर असंख्य स्त्री-पुरुष कोणत्या ना कोणत्या पद्धतीचा वापर करतातच. याचं कारण असं, की कोणत्याही पद्धतीच्या साइड इफेक्ट्सच्या आणि ती अयशस्वी होण्याच्या शक्यतेच्या तुलनेत तिच्या वापरामुळे होणारा फायदा हा कितीतरी पटींनी अधिक आहे. तांबी किंवा निरोधचा वापर केल्याने मृत्युमुखी पडल्याची एकही केस आजवर जगात नोंदवली गेलेली नाही. त्याउलट, या साधनांचा वापर न केल्यामुळे जी नको असलेली गर्भधारणा राहू शकते, ती जीवघेणी ठरेलच असं नाही; पण शक्यता तर आहेच ना! दुर्दैव असं, की आपण पाळणा लांबवण्याच्या साधनांच्या फायद्यांपेक्षा क्वचित होणाऱ्या दुष्परिणामांबद्दल जास्त चर्चा करतो, त्यामुळे गैरसमज पसरतात. या बाबतीत लोकांनी फायदेशीर बाबींची चर्चा करण्याची सवय लावून घेतली पाहिजे.

अपत्यजन्माच्या नियोजनाच्या संदर्भात कळत नकळत आणखी एक पायंडा समाजात पडतो आहे, असं माझं निरीक्षण आहे. पहिली मुलगी झाल्यानंतर दुसरा मुलगा होईल, या अपेक्षेने लोक लगेच 'सेकंड चान्स' घेतात. पाळणा लांबवण्याचं कोणतंही साधन सहसा वापरत नाहीत. पहिला मुलगा झाला, तर मात्र 'सेकंड चान्स' घेण्याची ते घाई करत नाहीत, तर काहीतरी साधन वापरतात.

अपत्यजन्माच्या नियोजनाच्या बाबतीत असे काही अनुभव येतात, की ते अनुभव घेतल्यानंतर हसावं की रडावं, हे कळत नाही. समाजातील फार कमी लोक गर्भधारणा आणि अपत्यजन्माकडे गांभीर्याने पाहतात, असा आमच्यापैकी बऱ्याच डॉक्टर्सचा अनुभव आहे. विशेषतः, ग्रामीण भागातील बरीच जनता आणि शहरी भागातील काही सुशिक्षित लोकदेखील, आपल्याला एखादं बाळ होऊ द्यावं की नको, या बाबतीत गांभीर्याने विचार करत असतील, असं अजिबात वाटत नाही. एका अपत्याच्या जन्मानंतर लगेच दुसरं अपत्य त्यांना नको असतं; पण त्यासाठी

अपत्यजन्माचं नियोजन कशासाठी करायचं, या प्रश्नाची विविध उत्तरं देता येतील : स्वतःच्या सुखासाठी, कौटुंबिक समाधानासाठी, स्त्रियांच्या शारीरिक आणि मानसिक स्वास्थ्यासाठी, महिलांच्या आरोग्याबाबत पुरुषांनी पुढाकार घेण्यासाठी, जीवनाच्या प्रत्येक क्षेत्रात निर्माण झालेली जीवघेणी स्पर्धा कमी करण्यासाठी, स्वतःची आर्थिक परिस्थिती सुधारून राहणीमान उंचावण्यासाठी, लोकसंख्या-नियंत्रणासाठी, सामाजिक स्वास्थ्यासाठी आणि एक बलशाली आणि निरोगी राष्ट्र उभं करण्यासाठी. प्रत्येक विवाहित जोडप्याला त्यांना हवं असेल तेव्हाच मूल व्हावं आणि निरामय कामजीवनाचा आनंद घेता यावा, असं चित्र समाजात निर्माण करता येऊ शकतं, हे नक्की.

काही साधन वापरायचं असतं, हे त्यांना कळत नाही. 'आम्हाला लगेच दुसरं बाळ नको. त्यासाठी आम्ही काय केलं पाहिजे,' असं विचारत ग्रामीण भागातील जोडपं एखाद्या परिचारिकेकडे किंवा डॉक्टरकडे स्वतःहून जाताना दिसत नाही. आम्ही जेव्हा अशा एखाद्या जोडप्याला विचारतो, "दुसरं बाळ तुम्हाला इतक्यात नको होतं ना? मग नुसतं नको म्हणून कसं चालेल? काहीतरी वापरावं लागेल ना?" तेव्हा एक तर त्यांचा चेहरा भावनाशून्य किंवा कोरा असतो, नाही तर ते फक्त हसतात. फारशी इच्छा नसतानादेखील चुकून राहिलेला एखादा गर्भ वाढवणं, त्या 'एक्स्ट्रा' बाळाला जन्म देणं या गोष्टी बऱ्याच प्रमाणात घडत असतात. अशी गर्भधारणा वाढवून अपत्यजन्म होणं, त्या बाळाचं संगोपन करणं या सर्व गोष्टींचे आपल्या शरीरावर, मनावर आणि आर्थिक परिस्थितीवर लगेचचे आणि दूरगामी परिणाम होतील, हा विचारसुद्धा बरीच जोडपी करत नाहीत, असं मला वाटतं.

ग्रामीण भागातील असंच एक जोडपं माझ्याकडे आलं. नवरा ४० वर्षांचा आणि बायको ३५ वर्षांची. नवरा खेड्यात छोटासा व्यापार करणारा आणि बायको गृहिणी. दोन मुलगे आणि एक मुलगी. कुटुंबनियोजनाची शस्त्रक्रिया झालेली नव्हती आणि ते दोघं काही साधनसुद्धा वापरत नव्हते. वर्ष-दोन वर्षांपासून तिला मासिक पाळीत अनियमितपणा, पोटदुखी वगैरे त्रास होत होते. त्यावर उपाय म्हणून एका डॉक्टरने तिला 'गर्भाशय काढून टाकायची शस्त्रक्रिया करा,' असं सांगितलं होतं. मी तपासून सांगितलं, की शस्त्रक्रियेची गरज नाही, गोळ्या-औषधांनी तुमचा त्रास कमी होईल. औषधोपचाराने तिचा त्रास कमी झाला. जेव्हा ती पुन्हा तपासणीसाठी आली, तेव्हा मी विचारलं, "बार बार महावारी आने की तकलीफ

कम हुई क्या?" त्यावर ती म्हणाली, "कम क्या साब? आप के इलाज से महावारी दो महिनों से बंदहीच हो गई।" मी तपासून पाहिल्यावर ती गर्भवती आहे, असं लक्षात आलं. जी महिला गर्भाशयाची शस्त्रक्रिया करायला निघाली होती, ती आज गर्भवती होती. त्या जोडप्याला हा गर्भ आता नकोच असेल, या विचाराने मी त्या दोघांना विचारलं, "क्या करने का?" त्यावर तो नवरा म्हणाला, "अब रह गया है, तो रहने दो। भगवान की मर्जी।" ज्यांना आधीच दोन मुलगे आणि एक मुलगी होती, त्यांनी फारसा विचार न करता गर्भ वाढवायचा निर्णय घेतला; तो वाढवला आणि आणखी एका अपत्याला जन्म दिला. ही घटना २०१७ मधील. कसलं कुटुंबनियोजन अन् कसलं काय?

गेल्या ७१ वर्षांपासून आपल्या देशात 'राष्ट्रीय कुटुंब कल्याण कार्यक्रम' राबवला जात असूनही अपत्यजन्माच्या नियोजनाबाबत अशी परिस्थिती निर्माण व्हावी, यासाठी दोन प्रमुख कारणं आहेत. पहिलं म्हणजे राजकीय इच्छाशक्तीचा अभाव आणि दुसरं म्हणजे हा कार्यक्रम राबवणाऱ्या अधिकारी आणि कर्मचारी यांची उदासीनता. खासगी क्षेत्रात काम करणाऱ्या आम्हा डॉक्टर्संचंसुद्धा चुकतं. आजकाल जो तो स्पेशलिस्ट किंवा सुपरस्पेशलिस्ट होऊन व्यवसाय करण्याच्या मानसिकतेत आहे. जे आयुर्वेदाचे किंवा होमिओपॅथीचे डॉक्टर्स जनरल प्रॅक्टिस करतात, त्यांना स्वतःलाच या साधनांसंबंधी आवश्यक ती शास्त्रीय माहिती नाही. त्यांना या बाबतीत 'शहाणं' करण्याच्या अनेक योजना फसल्या आहेत. त्यांना स्वतःलादेखील असं वाटत नाही, की आपण दररोज इतके रुग्ण तपासतो; तर पाळणा लांबवण्याच्या साधनांच्या संदर्भात आवश्यक ते ज्ञान संपादन करून, जनजागरण करणं आपलंदेखील कर्तव्य आहे. त्यामुळे या संदर्भातील वैद्यकीय मनुष्यबळ वाया जात आहे.

•••

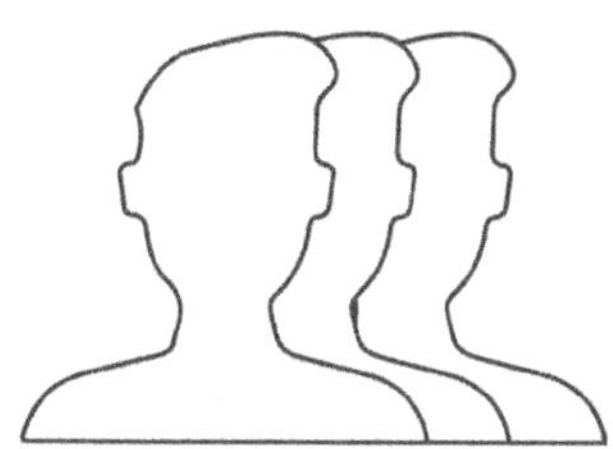

१९.

पुरुष नसबंदीबद्दलचं समाजभान :
एक चिंतेचा विषय

एका मराठी वर्तमानपत्रात १५ मे २०१७ रोजी एक बातमी प्रसिद्ध झाली होती, 'राज्यातील पुरुष नसबंदीचे प्रमाण घसरले; तरीही महाराष्ट्र राज्याचा क्रमांक देशात पहिला'. बातमी वाचून वाटलं, की आपल्या राज्याने देशात पहिला क्रमांक मिळवला म्हणून आनंद मानायचा, की राज्यातील पुरुष नसबंदीचं प्रमाण घसरलं म्हणून वाईट वाटून घ्यायचं? गेल्या अनेक वर्षांत पुरुष नसबंदीचं प्रमाण महाराष्ट्रासहित संपूर्ण देशात नगण्य आहे. प्रमाण घसरूनदेखील अव्वल क्रमांक येणं ही तशी आनंददायक नव्हे, तर चिंताजनक बाब आहे.

या पार्श्वभूमीवर कै. रघुनाथ कर्वे यांची आठवण झाल्याशिवाय राहत नाही. साधारणतः शंभर वर्षांपूर्वी गणिताच्या या प्राध्यापकाने समाजस्वास्थ्यासाठी आपलं आयुष्य वेचलं. स्वातंत्र्यपूर्वकाळात, जेव्हा लोकसंख्यावाढीचा प्रश्न ऐरणीवर नव्हता, तेव्हाच काळाची पावलं ओळखून त्यांनी देशातील पहिलं 'बर्थ कंट्रोल क्लिनिक' सुरू केलं. स्वतःची नसबंदी करून घेऊन एक आदर्श निर्माण केला. अशी परंपरा असूनदेखील पुरुष नसबंदीला या समाजाने कधी आपलं मानलं नाही. समाजाने म्हणजे कुणी? पुरुषांनी की स्त्रियांनी? पुरुषांनी काही केलं नाही की स्त्रियांनी त्यांना करू दिलं नाही?

पुरुष नसबंदीला समाजाने का स्वीकारलं नाही, याची कारणमीमांसा झाली पाहिजे. जास्तीत जास्त संख्येने जननक्षम पुरुषांनी एक किंवा दोन अपत्यांनंतर या

पद्धतीचा अवलंब करावा, याकरिता अजून काय करता येईल, याचादेखील गांभीर्याने विचार झाला पाहिजे.

थोडासा इतिहास

भरमसाट वाढणाऱ्या लोकसंख्येची समस्या ही प्राथमिकता मानून, कुटुंबकल्याणाचा कार्यक्रम हा एक राष्ट्रीय कार्यक्रम म्हणून राबवण्याचा निर्णय आपल्या देशाने घेतला, त्याला आता ७२ वर्षं झाली. कुटुंबनियोजनाची शस्त्रक्रिया म्हणजे ती स्त्रियांचीच, असं जे आजचं चित्र आहे, ते १९५०च्या दशकात नव्हतं. १९७०च्या दशकापर्यंत तर पुरुष नसबंदीच अधिक प्रमाणात केली जात असे; कारण स्त्रियांवर कुटुंबनियोजनाची शस्त्रक्रिया करण्याची सोय सहजगत्या उपलब्ध नव्हती. स्त्रियांवर शस्त्रक्रिया करायची झालीच, तर पुरेशी शिदोरी आणि मनुष्यबळ घेऊन, गाव सोडून, किमान सात दिवसांसाठी तालुक्याच्या किंवा जिल्ह्याच्या ठिकाणी जाणं, राहणं आणि शस्त्रक्रिया करून परत गावाकडे येणं असं करावं लागे. सगळी कामंधामं सोडून हे करणं कठीण होतं. याउलट पुरुष नसबंदी करून घेणं जास्त सोपं होतं. ती कुठंही— मोबाइल व्हॅनमध्ये, रेल्वेस्थानकावर, बसस्थानकावर, जत्रेच्या ठिकाणी— करून देणारी आरोग्यसेवा उपलब्ध होती.

असं असलं, तरी पुरुषांनी कधी नसबंदीचा स्वीकार मनापासून केला, असं मला वाटत नाही. 'टार्गेट' पूर्ण करण्याच्या दबावापोटी सगळी यंत्रणा काम करत असे. गावातील ग्रामसेवक, तलाठी यांना एक 'टार्गेट' दिलेलं असायचं. ते त्यांच्या अधिकाराचा वापर करून, बऱ्याचदा अडवणूक करून, नसबंदीसाठी लोकांना प्रवृत्त(?) करायचे. शिक्षकांनादेखील 'केसेस करायला' लागायच्या. त्यांनी किती केसेस केल्या, यावर त्यांची बढती किंवा बदली अवलंबून असायची. नसबंदीसाठी लोकांना 'प्रवृत्त' करताना पैशांची देवाणघेवाण होत असे.

स्त्रियांची शस्त्रक्रिया सहज उपलब्ध नसणं आणि पुरुष नसबंदीसाठी केली जाणारी सक्ती यांमुळे पुरुष नसबंदीचं प्रमाण वाढलं. मागणी वाढली म्हणून नसबंदी करून देणारे डॉक्टर्सही तयार झाले. फक्त शस्त्रक्रिया करून सोडून देणं हा प्रकार वाढला. शस्त्रक्रियेच्या वेळी आणि शस्त्रक्रियेनंतर योग्य ती काळजी न घेतल्यामुळे गुंतागुंत निर्माण होण्याचे प्रकार वाढले. शस्त्रक्रियेनंतरच्या मृत्यूंचं प्रमाण वाढीस लागलं. आणीबाणीच्या काळात तर अतिरेकच झाला. खूप लोकांवर या बाबतीत अन्याय झाला. पुढं हळूहळू 'टार्गेट'चं भूत मानगुटीवरून उतरू लागलं. स्त्रियांवरील

कुटुंबनियोजनाच्या शस्त्रक्रियेचा 'उदय' झाला आणि पुरुष नसबंदीची पीछेहाट झाली. एका सहज उपलब्ध असणाऱ्या शस्त्रक्रियेची जागा अधिक जोखमीच्या शस्त्रक्रियेने घेतली.

राजकीय इच्छाशक्तीचा अभाव

आपल्या देशात जबरदस्त राजकीय इच्छाशक्ती असल्याशिवाय काहीही होऊ शकत नाही. आजघडीला देशाच्या कानाकोपऱ्यांत लोक नियमितपणे योगासने करताना दिसतात, हे त्यांचं ताजं उदाहरण. लोकसंख्या-नियंत्रणाच्या बाबतीत, विशेषतः पुरुष नसबंदीचा लोकांनी स्वीकार करावा यासाठी, राजकीय स्तरावर आज कुठंही काहीही चर्चा नाही. कोणत्याही राजकीय पक्षाने आपल्या निवडणूक जाहीरनाम्यात, लोकसंख्या-नियंत्रणाबाबतचं आपलं धोरण स्पष्टपणे नमूद केलेलं नाही. आणीबाणीच्या काळात, १९७६-७७ मध्ये, राजकीय इच्छाशक्ती जागृत झाली होती; पण तिचा अतिरेक झाला. पुरुष नसबंदी सक्तीची करण्यात आल्यामुळे, अनेक तरुणांची लग्नापूर्वीच शस्त्रक्रिया करण्यात आली. एकंदरीतच या कार्यक्रमाला खीळ बसली. त्या घटनेला इतिहासजमा करून, लोकसंख्या-नियंत्रण कार्यक्रमात योग्य ते बदल करून, नव्याने या बाबतीत बोलायला कोणताही राजकीय पक्ष तयार नाही. योगासनांची कुणी कुणाला सक्ती केली नव्हती, तर विविध पद्धतींनी त्यांचं महत्त्व लोकांना पटवून देण्यात आलं. त्यात माध्यमांनी पुढाकार घेतला. आता तो कार्यक्रम व्यवस्थित 'सेट' झाला आहे. पुरुष नसबंदीच्या बाबतीतही असंच घडलं पाहिजे. पुरुष नसबंदी लोकप्रिय व्हावी यासाठीची एखादी जाहिरात वर्तमानपत्रांमध्ये अथवा दूरचित्रवाणीवर कधी पाहिल्याचं मला आठवत नाही. स्त्रियांवरील कुटुंबनियोजन शस्त्रक्रिया ही पुरुष नसबंदीपेक्षा अधिक जोखमीची आहे, या बाबतीतही जनजागरण करण्यात आपण कमी पडलो आहोत.

बायकोला नको वाटतं : नवऱ्याला तेच पाहिजे!

आपल्या देशात कुटुंबनियोजनाचं ओझं स्त्रियांनाच वाहावं लागतं. तांबी, गर्भनिरोधक गोळ्या, इमर्जन्सी पिल्स, गर्भनिरोधक इंजेक्शन्स, इम्प्लांट्स आणि कुटुंबनियोजन शस्त्रक्रिया या साधनांचा/पद्धतींचा अवलंब स्त्रियांनाच करावा लागतो. हा अवलंब करताना काही साइड इफेक्ट्स झाले, तर त्यांचाही मुकाबला

स्त्रियांनाच करावा लागतो. असं असूनदेखील कुटुंबनियोजनाची शस्त्रक्रिया आपण स्वतःच करून घ्यावी, असंच अनेक स्त्रियांना वाटतं. याचं कारण म्हणजे, 'मला काहीही झालं, तरी चालेल; पण माझ्या नवऱ्याला काही होऊ नये,' ही मानसिकता. 'नवरा म्हणजे घरचा कर्ता पुरुष. शस्त्रक्रियेच्या दरम्यान त्याला काही झालं, तर माझी लेकरं रस्त्यावर येतील,' ही भीती यामागं आहे.

वास्तविक पाहता, पुरुष नसबंदी ही स्त्रियांवरील कुटुंबनियोजन शस्त्रक्रियेच्या तुलनेत कमी जोखमीची, सुलभ, कमी वेळात होणारी, कमी खर्चाची आणि ज्यात आरामाची गरज नाही अशी असते. स्त्रियांवरील शस्त्रक्रियेनंतर त्यांना चारपाच दिवस रुग्णालयात राहावं लागतं आणि नंतर किमान दोनचार आठवडे आराम करावा लागतो. त्या महिन्याभरात मुलांकडे लक्ष देण्यासाठी, स्वयंपाक करण्याकरिता, घर आवरण्यासाठी आई, सासू किंवा बहिणीच्या रूपात मनुष्यबळाची व्यवस्था करावी लागते. ज्या स्त्रिया नोकरी करतात, त्यांना काही समस्या नसते, कारण त्यांना पगारी रजा मिळते; पण ज्यांना मजुरी करावी लागते किंवा ज्या असंघटित क्षेत्रात काम करतात, त्या स्त्रियांना महिन्याभराची कमाई बुडवणं परवडत नाही.

पुरुष नसबंदी केल्यानंतर अशी कोणतीच समस्या उद्भवत नाही. तरीसुद्धा पुरुष नसबंदीचं प्रमाण कमी आहे. याचं कारण, त्या नवरा-बायकोला पुरेसा वेळ देऊन समुपदेशन करण्यात आमची यंत्रणा कमी पडते. शिवाय, पुरुष नसबंदी केल्यानंतर पुरुषांची 'सेक्स पॉवर' कमी होते आणि पुरुष कष्टाची कामं करू शकत नाहीत, हे गैरसमज स्त्री-पुरुषांच्या मनात खोलवर रुतून बसले आहेतच. यावर उपाय म्हणजे, ज्या पुरुषांनी नसबंदी करून घेतली आहे, अशा लाभार्थींना— गावोगावी शक्य नसेल तर निदान जिल्हास्तरावर— एकत्र करून, ते कष्टाची कामं करू शकतात याचं प्रात्यक्षिक लोकांना दाखवावं लागेल. 'सेक्स पॉवर' कमी होत नाही; तो निव्वळ गैरसमज आहे, असं सांगण्याची संधी त्या लाभार्थींना द्यावी लागेल. पुरुष नसबंदीचे सदिच्छादूत (ब्रँड अँबेसेडर) म्हणून त्यांचा चतुराईने वापर करावा लागेल.

पुरुष नसबंदीसंदर्भात चर्चा करताना, महिलांना ही शस्त्रक्रिया का नको आहे, याचं अजून एक कारण लक्षात आलं. काही स्त्रियांचं असं म्हणणं आहे, "समजा माझ्या नवऱ्याने नसबंदी केली आणि ती अयशस्वी झाली, तर तो माझ्या चारित्र्यावर संशय घेऊ शकतो आणि ते मला नको आहे. काहीही झालं तरी चालेल; पण

शस्त्रक्रिया माझीच करा; 'ह्यांची' नको." वास्तविक पाहता, स्त्रियांची शस्त्रक्रिया असो किंवा पुरुष नसबंदी, क्वचित प्रसंगी ती अयशस्वी होऊन गर्भधारणा राहू शकते, असं संमतिपत्रकावर नमूद केलेलं असतं; पण स्वाक्षरी करण्यापूर्वी ना ती करणारा हे वाचतो ना डॉक्टर किंवा परिचारिका त्यांना समजावून सांगतात, त्यामुळे घोटाळा होतो.

तसं पाहिलं, तर पुरुष नसबंदीनंतर समजा गर्भधारणा राहिली, तरी त्या नवरा-बायकोत संशयाचं वातावरण निर्माण व्हायला नको. नवऱ्याच्या वीर्यतपासणीनंतर गैरसमज दूर होऊ शकतात. अशा वेळी, गावात विनाकारण चर्चा होऊ नये, यासाठी डॉक्टरला अथवा समुपदेशकाला वेळ द्यावा लागेल.

आरोग्यसेवेची यंत्रणा : मागणी कमी म्हणून पुरवठा नाही; पुरवठा कमी म्हणून मागणी नाही

आरोग्यसेवेच्या यंत्रणेतदेखील सुधारणेला वाव आहे. वैद्यकीय पदवी आणि पदव्युत्तर पदवीच्या अभ्यासक्रमात पुरुष नसबंदी शस्त्रक्रियेबद्दल— जी आज बिनटाक्याची नसबंदी (Non-Scalpel Vasectomy - NSV) या नावाने ओळखली जाते— डॉक्टर्सनाच कमी माहिती आहे. कित्येक डॉक्टर्सना, आपल्या शिक्षणाच्या कालावधीत, पुरुष नसबंदी स्वतः करायला मिळणं तर सोडाच; पण ती केली जात असताना बघायलादेखील मिळत नाही, ही वस्तुस्थिती आहे. परिणामी, पुरुष नसबंदी करणाऱ्या प्रशिक्षित डॉक्टर्सची संख्या कमी आहे. एखाद्या डॉक्टरला नसबंदी करण्याचा अनुभव आणि आत्मविश्वास नसेल, तर सहसा तो ती शस्त्रक्रिया करून घ्या, असं सुचवत नाही. वैद्यकीय अधिकारी, खासगी व्यवसाय करणारे जनरल प्रॅक्टिशनर्स आणि स्त्री-रोगतज्ज्ञ हे पुरुष नसबंदीबद्दल फारसं बोलतदेखील नाहीत. लोक करून घेतील किंवा न घेतील; पण डॉक्टर्सनी पुरुष नसबंदीबद्दल बोलत राहिलं पाहिजे. त्याचा निश्चित उपयोग होऊ शकतो.

आपण नसबंदी करून घ्यावी, असा विचारच पुरुषांच्या मनात फारसा नसतो. तो विचार अगोदर त्यांच्या मनात रुजवावा लागेल आणि नंतर त्यांच्याकडून सकारात्मक निर्णय घेतला जाण्याची वाट पाहावी लागेल. यासाठी डॉक्टर्सना, आरोग्य कर्मचाऱ्यांना आणि 'आशा' स्वयंसेविकांना वेळ द्यावा लागेल. देण्यासाठी त्यांच्याकडे एवढा वेळच नाहीये, असं ते म्हणतात. त्यांच्या म्हणण्यात तथ्य आहे, असं अनेक अधिकारी खासगीत सांगतात. लोकसंख्या-

पुरुष नसबंदीच्या बाबतीत भविष्यात आणखी एक सकारात्मक गोष्ट होण्याची शक्यता आहे. आजची स्त्री— विशेषतः शहरी भागात राहणारी, मध्यमवर्गीय आणि उच्च मध्यमवर्गीय स्त्री— ही आता केवळ गृहिणी राहिलेली नाही. ती सुशिक्षित आहे. घर सांभाळून नोकरी करते. आर्थिकदृष्ट्या स्वावलंबी आहे. तिला आता स्वतःचा 'आवाज' आहे. नवऱ्याने नसबंदी करणे किंवा न करणे ही बात अलाहिदा; पण आता ती तिच्या नवऱ्याला निदान म्हणू तरी शकते, "माझं दोनदा सिझेरियन झालेलं आहे. आता कुटुंबनियोजनाच्या शस्त्रक्रियेसाठी माझं पोट तिसऱ्यांदा नाही उघडायचं. आता तू नसबंदी करून घेण्याचा विचार कर." पूर्वी स्त्रियांना असं म्हणण्याचीदेखील सोय नव्हती. ग्रामीण भागातील स्त्रियांना या विषयावर आजही गप्प बसावं लागतं. आजकाल सिझेरियन प्रसूती करण्याचं प्रमाण खूप वाढलं आहे. दोनदा सिझेरियन प्रसूती झालेल्या अनेक स्त्रिया आहेत. माझा मुद्दा हा आहे, की निदान ज्यांच्या पत्नीचं दोनदा सिझेरियन झालेलं आहे, अशा सुशिक्षित, मध्यमवर्गीय आणि उच्च मध्यमवर्गीय नवऱ्यांनी तरी या बाबतीत पुढाकार घ्यायला सुरुवात करावी.

नऊ महिने आपल्या पोटात गर्भ वाढवण्याची आणि बाळंतपणाच्या कळा सहन करण्याची जबाबदारी निसर्गानं स्त्रियांवर टाकली आहे. त्यांना ते निमूटपणे सहन करण्याशिवाय गत्यंतर नाही, हे समजून घेऊन पुरुषांनी जास्तीत जास्त संख्येने नसबंदी शस्त्रक्रिया करून घेऊन मुले न होऊ देण्याची तरी जबाबदारी घ्यायला हरकत नाही.

नियंत्रणाच्या कामासाठी— विशेषतः पाळणा लांबवण्याच्या साधनांचा वापर वाढावा आणि पुरुष नसबंदीचा लोकांनी जास्त प्रमाणात स्वीकार करावा यासाठी— 'कुटुंबनियोजन समुपदेशका'च्या स्वरूपात एका निराळ्या माणसाची नेमणूक प्रत्येक प्राथमिक आरोग्यकेंद्रात, ग्रामीण रुग्णालयात आणि जिल्हा रुग्णालयात केली गेली पाहिजे.

शस्त्रक्रिया करून घेतलेल्या पुरुषांना रोख रक्कम अनुदान म्हणून देण्यापेक्षा सरकारने या समुपदेशकावर खर्च करावा. समुपदेशकाने त्याच्या कार्यक्षेत्रातील नवविवाहित जोडप्यांना भेटून, वैवाहिक जीवनाच्या सुरुवातीपासूनच त्यांना पाळणा लांबवण्याच्या साधनांची माहिती देत, पुरुष नसबंदीबद्दल सूतोवाच केल्यास पुढं निर्णय घेताना त्या जोडप्यांना सोपं जाईल. पुरुष नसबंदी हा एक सोपा

उपाय आहे, हे आरोग्यक्षेत्रात काम करणाऱ्या सर्व संबंधितांना 'कळतंय; पण वळत नाहीये'. याचं कारण म्हणजे कुठं तरी निर्धार कमी पडतो आहे.

कुटुंबनियोजनाची जबाबदारी स्त्रियांकडून पुरुषांकडे दिली जावी, असं वाटत असेल, तर फक्त जनजागरण करून उपयोगाचं नाही. त्याकरिता पुरुष नसबंदी करून देऊन, नसबंदी झाल्यानंतरची काळजी घेण्याची तत्पर सेवा देणाऱ्या यंत्रणेची पुन्हा एकदा उभारणी करावी लागेल. आज एखाद्याने नसबंदी करून घेण्याची तयारी दर्शवली, तरी त्याला ही सुविधा खेडोपाडी अथवा शहरात, शासकीय आणि खासगी रुग्णालयांत, सहजगत्या उपलब्ध होईलच याची खात्री नाही, ही वस्तुस्थिती आहे.

नवऱ्याने बायकोला तिच्या वाढदिवसाच्या, दिवाळी पाडव्याच्या किंवा अन्य निमित्ताने त्या दिवसाची आठवण म्हणून एखादी भेटवस्तू देण्याची आपल्याकडे पद्धत आहे. वास्तविक पाहता, स्वतःची नसबंदी करून घेणं, ही प्रत्येक नवऱ्याला उपलब्ध असलेली बायकोवरचं प्रेम आणि तिच्याविषयीचा आदर व्यक्त करण्याची एक संधी आहे.

स्त्रीपण निभावणं, ही सहजसोपी गोष्ट नाही. वयात आल्यानंतर प्रत्येक स्त्रीला दर महिन्याला मासिक पाळीची कटकट सहन करावी लागते. लग्न, गर्भधारणा, मुलांचे जन्म, संततिनियमन, रजोनिवृत्ती (मेनोपॉज) या चक्रात अडकलेल्या बाईपणावर अनेक जबाबदाऱ्या निसर्गतःच येऊन पडतात. स्त्री त्या निमूटपणे पार पाडते. त्याचबरोबर, आजकाल नोकरी किंवा व्यवसाय करून संसाराला आर्थिक हातभार लावते. या सगळ्या गोष्टींची पावती म्हणून, नवऱ्याने नसबंदी करून घेऊन, बायकोला आयुष्यभराची भेट दिली पाहिजे. "जो अपने बीवी से सचमुच करे प्यार, वो पती नसबंदी से कैसे करे इन्कार?" असं म्हणायला काय हरकत आहे?

•••

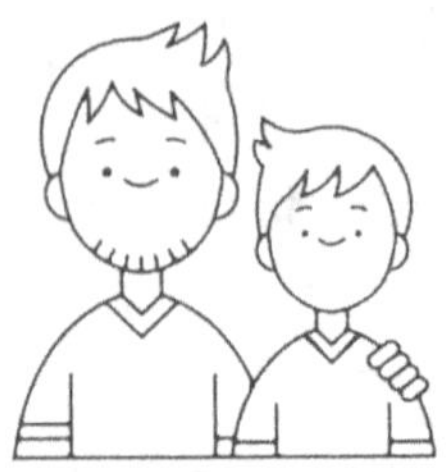

२०.

मुलग्याचा हव्यास

मुलग्याचा हव्यास, गर्भलिंगनिदान, स्त्रीभ्रूणहत्या, त्यासंबंधी अस्तित्वात असलेला कायदा, त्या कायद्याची अंमलबजावणी, मुलाच्या हव्यासापोटी गर्भलिंगनिदान करून घेऊन गर्भ मुलीचा असेल तर गर्भपात करण्याने निर्माण होणारी भीषण सामाजिक विषमता वगैरे विषयांवर विविध दृष्टिकोनांतून, विविध माध्यमांमध्ये विशेषतः गेल्या दहा वर्षांत, भरपूर ऊहापोह झालेला आहे. यासाठी जबाबदार कोण— डॉक्टर की समाज— आणि ही परिस्थिती परिणामकारकरीत्या कशी हाताळणं योग्य ठरेल आदी प्रश्नांची उत्तरं शोधण्याचाही प्रयत्न झाला आहे. असं असलं, तरी या आघाडीवर अजून सुधारणेसाठी वाव आहे. त्याकरिता शासकीय आणि खासगी स्तरावरील कृतिशील योजना आणखी मजबूत झाल्या पाहिजेत. त्यात नव्याने काही भर टाकता येईल का, हे पाहणंसुद्धा गरजेचं आहे.

प्रत्येक प्रसूतिशास्त्रतज्ज्ञाला, व्यवसाय करत असताना, मुलग्याच्या हव्यासाच्या संदर्भात अनेक धक्कादायक अनुभव येतात. परिस्थिती किती भीषण आहे आणि या आघाडीवर अजून किती काम करायचं शिल्लक आहे, याचा अंदाज वाचकांना यावा म्हणून मी काही अनुभव नमूद करतो.

१. विशेष शिक्षण नसलेला, खेड्यात राहणारा एक मराठी माणूस. त्याला दोन मुलींनंतर एक मुलगा झाला. यथावकाश दोन्ही मुलींची लग्नं झाली. दुर्दैवाने त्या एकुलत्या एका मुलाचा अपघाती मृत्यू झाला. इस्टेट भरपूर; पण वारसदार नाही. बायकोची गर्भाशयाची शस्त्रक्रिया झालेली. मग ५० वर्षांपिक्षा जास्त वय

असलेल्या या गृहस्थाने २१ वर्षांच्या एका मुलीशी दुसरं लग्न केलं. 'लग्न होऊन सहा महिने झाले, तरी अजून पाळी चुकली नाही,' या कारणास्तव 'मोठी बायको' 'लहान बायको'ला घेऊन आली. सुरुवातीला मला वाटलं, की ती आपल्या सुनेलाच घेऊन आली आहे. नंतर लक्षात आलं, की ही तिची सवत आहे. मी विचारलं, "पाटलाने दुसरं लग्न कसं काय केलं?" 'मोठ्या बायको'चं उत्तर, "काय करणार? मुलगा गेला. माझं गर्भपिशवीचं ऑपरेशन झालेलं. मी तर त्यांना आता दुसरा मुलगा देऊ शकत नाही. मग मीच म्हणाले, 'करा दुसरं लग्न.' त्यांची तरी काय चूक?" दुसरी बायको यथावकाश गर्भवती राहीलदेखील; पण तिच्या पोटी मुलगाच जन्माला येईल, याची काय खात्री? आणखी एखादी मुलगीच झाली तर? या गोष्टीचा विचारच नाही!

'मोठी बायको' आपल्या लहान सवतीशी प्रेमाने बोलत होती. ती नवी नवरी मात्र गप्प होती. न शिकलेली, दिसायला सुंदर, गरिबाघरची मुलगी. तिच्या आई-बापाला सहा मुली. त्यातलीच एक पाटलाच्या घरात जात आहे, यातच त्यांना आनंद होता. "पाटलाच्या घरात काय कमी हाय? समदं हाय अन् शेतावर बी कामाला जावं लागत न्हाय! बस्स," तिच्या आई-बापाचं म्हणणं. आपल्या आग्रहास्तव पाटलाने दुसरं लग्न केलं म्हणून पहिली बायको खूष. मुलीचं लग्न पाटलाच्या घरी झालं म्हणून आई-बाप खूष. पाटलाच्या घरी आरामात राहायला मिळेल आणि मुलगा होईल, तेव्हा तोच इस्टेटीचा वारसदार होईल, म्हणून वयाने दुप्पट मोठ्या माणसाशी लग्न करून आलेली नवी नवरीपण खूष. कुणाला काही आक्षेप असायचं कारणच नाही. मुलगा पाहिजेच यासाठी केवढा हा खटाटोप! मुलग्याच्या हव्यासापोटी काय हे स्त्रियांचं जीवन!

२. एका सवर्ण कुटुंबातील शिक्षिकेला, ती कुटुंबनियोजन शस्त्रक्रिया करून घेण्यासाठी आलेली असताना, मी विचारलं, "सरिता, तीन मुली का होऊ दिल्या? दोन मुलींवरच शस्त्रक्रिया करून घ्यायची ना?" त्यावर आपल्या सासूबाईंना दोष देत तिने सांगितलेली कथा मजेदार परंतु बोलकी होती. तिचा नवरापण शिक्षक. त्यांना दोन मुली झाल्या. आपण दोन मुलींवरच समाधान मानू; मुलासाठी म्हणून तिसरा 'चान्स' घ्यायचा नाही, असं त्या दोघांनी ठरवलं. मात्र, त्यांचा हा निर्णय आदरणीय(!) सासूबाईंना मान्य नव्हता. त्यांनी सतत, 'मुलगा होण्यासाठी तिसरा 'चान्स' घ्या,' अशी भुणभूण लावली. त्या जोडप्याची 'साधन' वापरताना काहीतरी चूक झाली आणि सरिताची पाळी चुकली. तिच्या मासिक पाळीच्या वेळापत्रकावर

बारकाईने लक्ष ठेवून असलेल्या सासूबाईना ही खबर लागली. गर्भपात करून, कुटुंबनियोजनाची शस्त्रक्रिया करून घेण्याच्या त्या जोडप्याच्या निर्णयाला सासूबाईंनी विरोध केला. त्या सुनेला शेजारच्या खेडेगावातील एका 'महाराजा'कडे घेऊन गेल्या. त्या महाराजाने सांगितलं, "हा प्रसाद घ्या. या खेपेला मुलगा होणार." हर्षोल्हासित सासूबाई घरी आल्या आणि त्यांनी जाहीर केलं, की महाराजांच्या आशीर्वादाने या खेपेला मुलगाच होणार. "पहिली दोन्ही बाळंतपणं माहेरी झाल्यामुळे मुलीच झाल्या, त्यामुळे या खेपेला मी हिला मुळीच माहेरी पाठवणार नाही," असंही त्यांनी सांगितलं. सासूबाईंनी अतिशय प्रेमाने(?) सुनेच्या प्रकृतीची नऊ महिने काळजी घेतली. यथावकाश बाळंतपण झालं आणि तिसरी मुलगी झाली. हा 'निकाल' सासूबाईंसाठी धक्कादायक होता. त्या भयंकर रागावल्या. सुनेला तिसऱ्या मुलीसह महाराजांकडे घेऊन गेल्या आणि तक्रार केली, "याला काय अर्थ आहे?" त्यावर महाराजाने चमत्कारिक उत्तर दिलं, "माझ्या आशीर्वादात काही प्रॉब्लेम नव्हता. तिच्या नशिबात खोट आहे. त्याला मी काही करू शकत नाही."

ही कथा ऐकल्यानंतर कुणालाही सासूबाईंचं वागणं अविवेकी होतं, असंच वाटेल. पण, प्रश्न हे उपस्थित होतात, की सरिताला आपल्या सासूबाईंचा आग्रह बिनबुडाचा आहे, असं का वाटलं नाही? ती आपल्या निर्णयावर का ठाम राहू शकली नाही? याचा दुसरा अर्थ असा होऊ शकतो, की तिलादेखील कुठं तरी असं वाटलं असणार, की अनपेक्षितरीत्या राहिलेली ही गर्भधारणा आपल्याला मुलगा देऊन जाईल. समजा योगायोगाने मुलगा झाला असता, तर या शिक्षिकेने सासूबाईना दोष दिला असता का?

३. एकदा मी एका रुग्णालयाच्या पायऱ्या चढत होतो. इतक्यात वॉर्डातून मोठ्याने रडण्याचा आवाज ऐकू आला. एखादा रुग्ण अनपेक्षितरीत्या दगावला की काय, असा विचार करत मी वॉर्डात गेलो. तिथे तीनचार महिलांचं सामूहिक रडणं चालू होतं. कानोसा घेतला, तर लक्षात आलं, की तिसरी मुलगी जन्माला आली म्हणून आक्रोश सुरू होता. स्वतः रुग्ण, तिची आई आणि सासू मोठ्याने रडत होते. "देवाने जे दिलं, त्याचा आनंदाने स्वीकार करा आणि कुटुंबनियोजनाची शस्त्रक्रिया करून घ्या," असं मी समजावण्याच्या सुरात बोललो. त्यावर रुग्णाची आई म्हणाली, "तुमाला असं म्हणायला काय जातंय, सायेब? हुंडा देऊन या तिन्ही मुलींचं लग्न कोन करून देनार? एकांदा तरी मुलगा नको का? देवानं असं कसं केलं?" इतकं बोलून ती पुन्हा मोठ्याने रडायला लागली. रुग्णाचा नवरा शेती

करणारा. तिसरी मुलगी झाल्याचं कळल्यावर, 'मला बायकोचं तोंड पाहायची इच्छा नाही,' असा निरोप त्याने पाठवला.

पहिल्या खेपेला मुलगा झाला, की सर्वसाधारणपणे सगळेच जण (अगदी डॉक्टरदेखील!) सुटकेचा निश्वास सोडतात. "पहिला मुलगा झाला ना! नशीबवान आहेस! आता नंतर काहीही होऊ देत," अशीच सर्वांची प्रतिक्रिया असते. पहिल्या खेपेला मुलगी व्हावी असं मनापासून वाटणारी जोडपी नाहीतच, असं नव्हे; पण त्यांचं प्रमाण अतिशय अल्प आहे.

कुटुंब छोटं असावं, याचं महत्त्व फक्त शहरातील सुशिक्षित लोकांना पटलं आहे असं नव्हे, तर खेड्यातील अशिक्षित-अडाणी लोकदेखील आजकाल अपत्यसंख्या मर्यादित ठेवतात. मात्र, 'आपल्याला किमान एक तरी मुलगा असायला पाहिजे,' या मानसिकतेतून फार कुणाची सुटका झालेली नाही, असं मलाच नव्हे, तर माझ्यासारख्या अनेक प्रसूतिशास्त्रतज्ज्ञांना अनुभवातून जाणवतं. मुलगा असो किंवा मुलगी, निसर्गाने आपल्याला जे काही दिलं आहे, त्याचा आनंदाने स्वीकार करायची सवय लोकांच्या मनाला लागण्यासाठी विविध आघाड्यांवर, वेगवेगळ्या पद्धतीने आणि मुख्य म्हणजे, निराश न होता भगीरथ प्रयत्न सातत्याने चालू ठेवले पाहिजेत. अन्यथा 'मुलगी तर हवी; पण ती दुसऱ्याच्या घरी जन्माला यावी,' या मानसिकतेतून बाहेर पडणं कठीण आहे.

मुलग्याचा हव्यास : समाज, कायदा आणि डॉक्टर

साधारणतः ३० वर्षांपूर्वी, गर्भजलचिकित्सा केल्यानंतर आणि अलीकडच्या १५-२० वर्षांत, सोनोग्राफी केल्यानंतर मुलगा आहे की मुलगी हे कळू शकतं, याचा गौप्यस्फोट कोणत्या तरी डॉक्टरनेच केला असला पाहिजे. त्याशिवाय ही बाब सामान्य लोकांना समजलीच नसती. भरपूर पैसा आणि तोसुद्धा लवकर मिळावा, यासाठी सोनोग्राफी करून गर्भलिंगनिदान करण्याचा आणि त्यानंतर स्त्रीभ्रूणहत्या करण्याचा मार्ग जेव्हा काही डॉक्टर्स अवलंबतात, तेव्हा आपण काही बेकायदेशीर काम करत आहोत आणि त्याचे भविष्यात समाजावर भीषण परिणाम होतील, हे त्यांना— डॉक्टर्ससारख्या उच्चशिक्षित आणि लब्धप्रतिष्ठित लोकांना— कळत नाही, असं कसं म्हणायचं? पुरतील आणि उरतील एवढे पैसे वैध मार्गाने कमावण्याची संधी असतानादेखील काही डॉक्टर्स या मार्गाने पैसे कमावण्याच्या लालसेपासून स्वतःला दूर ठेवू शकत नाहीत, ही शोकांतिका आहे.

गेल्या काही वर्षांत गर्भलिंगनिदान प्रतिबंधक कायद्याखाली महाराष्ट्रात अनेक डॉक्टर्सवर कायदेशीर कारवाई करण्यात आली. विविध प्रसारमाध्यमांकडून डॉक्टर्सच्या या घृणास्पद कामाचा 'समाचार' घेण्यात आला. या सर्व बातम्या पाहात, ऐकत, वाचत असताना डॉक्टरांचा एक समूह मात्र कमालीचा व्यथित होता. तो म्हणजे कधीही गर्भलिंगनिदान न केलेल्या डॉक्टर्सचा गट. हा गट गर्भलिंगनिदान करणाऱ्या डॉक्टर्सच्या तुलनेत संख्येने खूप मोठा आहे. गर्भलिंगनिदान करणाऱ्या मूठभर हावरट आणि पैशांच्या लोभापायी आपल्या भावना बोथट करून घेतलेल्या डॉक्टर्समुळे इमानेइतबारे वैद्यकीय व्यवसाय करणाऱ्या कितीतरी डॉक्टर्सना बरंच काही सोसावं लागत आहे. अशा प्रकारचे आगाऊपणाचे उद्योग आपल्या शहरात कोणता डॉक्टर करतो, हे त्यांना माहीत असतं; पण त्याचं नाव संबंधित अधिकाऱ्यांना सांगण्याची हिंमत त्यांच्यामध्ये नसते. गर्भलिंगनिदान न करूनदेखील, रेकॉर्ड ठेवताना अनवधानाने आपल्या हातून काही चूक तर होणार नाही ना, याविषयीची भीती सतत उरात बाळगून ते सोनोग्राफी करत असतात.

गर्भलिंगनिदान प्रतिबंधक कायद्यामध्ये, साध्या कारकुनी चुकीमुळेदेखील (उदाहरणार्थ, स्वाक्षरी केली; पण शिक्का नाही मारला, फॉर्म भरताना घाईघाईत सोनोग्राफी केल्याचा दिनांक नमूद करायचं राहून गेलं वगैरे) डॉक्टरवर कारवाई करण्याची आणि त्याची मशीनरी सील करण्याची 'व्यवस्था' आहे. अशा चुकांवर बोट ठेवून डॉक्टर्सवर कारवाई करण्याने गर्भलिंगनिदान करण्याच्या प्रवृत्तीला आळा बसणार नाही, असं या गटातील डॉक्टर्सना मनोमन वाटतं. दुसरीकडे, कायद्याला अपेक्षित अशा पद्धतीच्या नोंदी करून गर्भलिंगनिदान करण्याचं तंत्र काही डॉक्टर्सनी आत्मसात केलं आहे. किंबहुना, जे डॉक्टर्स गर्भलिंगनिदान करतात, ते रेकॉर्ड ठेवण्याच्या भानगडीतच पडत नसावेत.

गर्भलिंगनिदान प्रतिबंधक कायद्यात जशी संबंधित डॉक्टर्सवर कारवाई करून त्यांना शिक्षा करण्याची तरतूद आहे, तशीच गर्भवती महिलेला गर्भलिंगनिदान करून घेण्यासाठी प्रवृत्त करणाऱ्या व्यक्तीवरदेखील (उदाहरणार्थ, नवरा, सासू, सासरा इत्यादी) कारवाई करण्याची तरतूद आहे. त्यांनासुद्धा शिक्षा होऊ शकते. मात्र, आतापर्यंत झालेल्या सर्व कारवाया या डॉक्टर्सवरच झालेल्या आहेत. गर्भलिंगनिदान करणारे आणि गर्भ मुलीचा असेल तर स्त्रीभ्रूणहत्या करणारे डॉक्टर्स तर दोषी आहेतच. त्यांना शिक्षा झालीच पाहिजे; पण कायद्यात तरतूद असूनही, गर्भलिंगनिदान करण्याची मागणी करणाऱ्या नातेवाइकांवर कारवाई झाल्याचं

ऐकिवात नाही, याचं आश्चर्य वाटतं. बेकायदेशीर काम करणाऱ्या डॉक्टर्सची नावं जशी त्यांच्यावर कारवाई होताच प्रसारमाध्यमांतून प्रसिद्धीस दिली जातात, तसं नातेवाइकांनाही या माध्यमांतून का उघडं पाडलं जात नाही, हे एक गूढच आहे. अशा लोकांची नावे समाजाला समजली पाहिजेत, जेणेकरून— लोकलज्जेस्तव का होईना— गर्भलिंगनिदानाची मागणी कमी होईल.

मुलग्याचा हव्यास : शोध नव्या मार्गांचा

गर्भलिंगनिदान आणि स्त्रीभ्रूणहत्येमुळे निर्माण होणारी भीषण सामाजिक विषमता आटोक्यात आणण्यासाठी कायदा असणं आणि त्याची अंमलबजावणी करणं निश्चित गरजेचं आहे. मात्र, केवळ कायद्याचा धाक आहे म्हणून डॉक्टरांनी गर्भलिंगनिदान आणि स्त्रीभ्रूणहत्या न करणं आणि लोकांनी 'तशी' मागणी न करणं, हेसुद्धा फार काही चांगलं लक्षण नाही. कायद्याचं बंधन नसतानादेखील, 'आपल्याला किमान एक तरी मुलगा असायला पाहिजे,' या मानसिकतेतून मुक्त झालेला समाज आपल्याला निर्माण करायचा आहे. त्याकरिता अनेक आघाड्यांवर काम करावं लागेल. सातत्याने नवीन मार्गांचा शोध घेऊन त्यावर मार्गक्रमण करावं लागेल. या निमित्ताने पूर्वी विचारात न घेतलेल्या, पण परिणामकारक ठरतील अशा उपाययोजनांबद्दल चर्चा करणं योग्य राहील, असं मला वाटतं.

मुलगा पाहिजे या मानसिकतेमागच्या प्रमुख कारणांपैकी एक म्हणजे, म्हातारपणाच्या आधारासाठी. मुलगा नसलेल्या जोडप्यांची म्हातारपणाच्या आधाराची खात्रीलायक 'सोय' केल्यास जननक्षम वयात लोक मुलगा नाही झाला तरी थांबतील आणि मुलासाठी म्हणून पुढचा 'चान्स' घेणार नाहीत.

प्रत्येक गावात जरी शक्य नसलं, तरी किमान प्रत्येक तालुक्याच्या ठिकाणी, ज्यांना फक्त मुलीच आहेत आणि मुलगा नाही अशा म्हाताऱ्या जोडप्यांची व्यवस्था लावणाऱ्या केंद्रांची उभारणी सरकारने अथवा खासगी संस्थांनी करण्याची गरज आहे. त्यासाठी लागणाऱ्या बजेटची फारशी काळजी करण्याची गरज नाही. सरकारने अशा केंद्रांसाठी फक्त जागा उपलब्ध करून द्यावी. ती चालवण्यासाठीचा खर्च जोडप्यांकडून म्हातारपणात नव्हे, तर ते कमाई करत असतानाच्याच वयात (महिन्याला ठरावीक रक्कम या पद्धतीने) जमा करून घेण्यात यावा, जेणेकरून म्हातारपणी एकदम मोठ्या रकमेचा ताण त्यांच्यावर पडणार नाही. या व्यवस्थेमुळे तीन गोष्टी होतील. पहिली म्हणजे, मुलगा नसताना म्हातारपणाच्या आधाराची

काळजी राहणार नाही. दुसरी गोष्ट म्हणजे, कुटुंब दोन अपत्यांवर मर्यादित राहून लोकसंख्या-नियंत्रणास मदत होईल. तिसरी गोष्ट अशी, की म्हातारपणी मुलीच्या घरी जाऊन राहण्यातील अडचणींचा त्रास होणार नाही.

म्हातारपणी, शेवटच्या श्वासापर्यंत, मुलीच्या घरी जाऊन राहायचा विचार कालांतराने स्वीकारला गेल्यास अशा केंद्रांवरचा भार कमी होईल. ज्यांना मुलगा आहे, त्यांना या केंद्रात प्रवेश मिळणार नाही, असा ठळक संदेश समाजात पोहोचला पाहिजे. 'तुम्हाला मुलीच आहेत का? बरं. म्हातारपणी आपल्याला कोण सांभाळेल, याची काळजी करू नका. हे केंद्र तुम्हाला सर्वतोपरी मदत करेल,' असा विश्वास सरकारला किंवा संबंधित खासगी संस्थेला समाजात निर्माण करता आला पाहिजे. तरच ही योजना यशस्वी होईल. मुलगा नसतानादेखील आपल्या म्हातारपणाची भविष्यात सोय होणार आहे, या विश्वासावर आज जोडपी एक किंवा दोन मुलींवर समाधान मानतील आणि अनेक स्त्रीभ्रूणहत्या टाळता येतील. अर्थात, ही योजना अतिशय प्राधान्याने, प्रामाणिकपणे आणि लवकरात लवकर राबवली जाणं, ही सर्वप्रथम सरकारची आणि त्यानंतर जनतेची जबाबदारी राहील. या धर्तीवर चीनमध्ये काही योजना राबवण्यात आल्या आहेत. त्या योजनांचे सकारात्मक परिणाम तिथं दिसून आले आहेत.

करता येण्यासारखी आणखी एक बाब म्हणजे एक किंवा दोन मुलींवर, मुलगा होण्याची वाट न पाहता, थांबणाऱ्या जोडप्यांना काही प्रोत्साहनपर पुरस्कार दिला गेला पाहिजे. त्यांना एक गुलाबी रंगाचं 'मुलगी कार्ड' (नवऱ्याला आणि बायकोला वेगवेगळं) दिलं गेलं पाहिजे. असं गुलाबी कार्ड स्वतःजवळ बाळगणाऱ्या लोकांसाठी कोणत्याही ऑफिसमध्ये, बँकेत, पोस्टात, पेट्रोलपंपावर, एटीएम केंद्रावर स्वतंत्र रांग असली पाहिजे. इतर लोकांना कळलं पाहिजे, की ही स्वतंत्र रांग फक्त मुली असलेल्या लोकांसाठीच आहे. या कार्डचा दुरुपयोग होऊ नये, यासाठीची काळजी जनतेने आणि कार्डच्या यंत्रणेसाठी काम करणाऱ्या लोकांनी घेतली पाहिजे.

म्हातारपणी आई-वडील मुलाकडेच राहतात, यात सहजता आहे. किंबहुना, हा अलिखित नियम लोकांच्या अंगवळणी पडला आहे. त्या तुलनेत, मुलगा नसताना, मुलीच्या म्हणजे जावयाच्या घरी जाऊन शेवटपर्यंत राहणं, हा नियम समाजात रूढ होऊ शकलेला नाही. मुलीची खूप इच्छा असते, 'मला भाऊ नसला म्हणून काय झालं? म्हातारपणी आई-वडिलांनी माझ्याकडे येऊन राहावं. मी त्यांची शेवटपर्यंत सेवा करावी.' मात्र, बहुतेक वेळा ते शक्य होताना दिसत नाही.

याचं मुख्य कारण म्हणजे, मुलीकडे येऊन राहणं आई-वडिलांनाच प्रशस्त वाटत नाही. "जावयाच्या घरी? नको रे बाबा; आम्ही आहोत तिथं बरे आहोत. तसं काही वाटलंच, तर आम्ही तुम्हाला फोन करतो ना! चार दिवस बदल म्हणून राहणं वेगळी गोष्ट आहे; पण नेहमीसाठी मुलीकडे म्हणजे... योग्य वाटत नाही," असं काहीतरी म्हणून ते विषय टाळतात.

काही वेळेला फक्त मुलीची इच्छा असून भागत नाही. तिच्या आई-वडिलांना आपल्याकडे ठेवून घेण्यास जावई सहमत असेलच, असं नाही. शिवाय, स्वतःच्या आई-वडिलांबरोबर बायकोच्या आई-वडिलांना सांभाळणं प्रत्येक वेळी शक्य होईलच, असं नाही. त्यामागं आर्थिक कारण असू शकतं; जागेचा प्रश्न असू शकतो; आजारपणात डॉक्टरकडे ने-आण करण्यासाठी मनुष्यबळाचा अभाव असू शकतो; तर कधीकधी असंही वाटू शकतं, की नातवंडांच्या शिक्षणात मदत करण्याऐवजी आजी-आजोबा लुडबूडच करत आहेत. दोघांच्या आई-वडिलांचे सूर जुळतीलच, असं नाही. अशा अनेक अडचणी असू शकतात. या सर्व अडचणी कालांतराने दूर होऊन, जेव्हा म्हातारपणी आई-वडील मुलाकडे अथवा मुलीकडे, परिस्थितीनुसार, तितक्याच आनंदाने आणि समाधानाने राहू लागतील, तेव्हा 'मुलगाच पाहिजे' हा हट्ट बऱ्याच अंशी कमी झालेला असेल. समाजमनात हा बदल किती वर्षांनंतर होईल, याचं उत्तर फक्त काळच देऊ शकेल.

आजच्या परिस्थितीत अपेक्षित बदल होण्यासाठी जो काही कालावधी लागेल तो लागेल; पण निदान डॉक्टर मुलींच्या बाबतीत एवढा वेळ लागायला नको, असं वाटतं. डॉक्टर झालेल्या अथवा होत असलेल्या मुली आणि वैवाहिक जीवनाचा अनुभव घेत असलेल्या महिला डॉक्टर या बाबतीत पुढाकार घेऊन, फारसा विलंब न लावता, म्हातारपणी आई-वडिलांनी मुलाकडेच राहण्याच्या परंपरेला छेद देऊ शकतात. डॉक्टर मुली आणि महिला डॉक्टरांसाठी ही एक आव्हानात्मक परिस्थिती आहे, याची मला जाणीव आहे; पण त्यांच्यात जर ही परिस्थिती बदलण्याची ताकद नसेल, तर मग अशिक्षित आणि आर्थिकदृष्ट्या परावलंबी अशा सर्वसामान्य मुलींनी कुणाकडे पाहावं? डॉक्टर मुलींनी हा बदल घडवून आणला, तर समाजातील इतर मुलीदेखील आई-वडिलांचा सांभाळ करू शकतील. त्यातून मुलग्याचा हव्यास कमी व्हायला नक्कीच हातभार लागेल.

आपण कधीही गर्भलिंगनिदान करायचं नाही, असं देशभरातील सर्व डॉक्टर्सनी एकमुखाने ठरवलं, तर लोकदेखील गर्भलिंगनिदानाचा नाद सोडून

बदलती सामाजिक आणि आर्थिक परिस्थिती, स्त्रीशिक्षणाच्या आघाडीवर झालेली लक्षणीय सुधारणा, 'बेटी बचाओ - बेटी पढाओ'सारख्या राजकीय इच्छाशक्तीचे पाठबळ लाभलेल्या योजना आणि गर्भलिंगनिदान प्रतिबंधक कायद्याची कडक अंमलबजावणी या सर्व प्रयत्नांना यश लाभत आहे, असं आजचं चित्र निश्चितपणे आहे. मात्र, 'आपल्याला निदान एक तरी मुलगा असायला पाहिजे,' या हजारो वर्षांपासून समाजमनात भिनलेल्या विचारात बदल होण्यासाठी वेळ लागेल. या समस्येशी संबंधित एक महत्त्वाचा सामाजिक बदल होणं अपेक्षित आहे. मुलगा नसलेल्या आई-वडिलांनी म्हातारपणी, शेवटच्या श्वासापर्यंत, निःसंकोचपणे मुलीच्या घरी जाऊन राहण्याची प्रथा रूढ होणं गरजेचं आहे. आज माझ्या आजारी असलेल्या सासू-सासऱ्यांना, आमच्या घरी म्हणजे त्यांच्या लेकीच्या घरी येऊन राहणं सगळ्यांच्याच दृष्टीने कसं सोयीचं आहे, हे कळतं आहे. तरीदेखील, 'लेकीच्या घरी जाऊन कसं राहायचं? लोक काय म्हणतील?' या विचाराने त्यांना पछाडलेलं आहे. माझीच जर अशी परिस्थिती असेल, तर या आघाडीवर अजून किती काम करायचं शिल्लक आहे, याचा अंदाज येऊ शकतो.

देतील. कितीही मागणी असली तरी पुरवठाच बंद आहे, अशी परिस्थिती निर्माण करणं फार अवघड आहे, असं नाही.

'आपल्याला एकही मुलगा नसला, तरी आपलं काही बिघडत नाही,' या विचाराचं 'मार्केटिंग' करावं लागेल. गर्भलिंगनिदान आणि स्त्रीभ्रूणहत्या बंद व्हाव्यात, असं वाटत असेल, तर केवळ बैठका घेण्याचे सोपस्कार पार पाडून, भाषणं देऊन किंवा असे लेख लिहून काम संपणार नाही. अशा पद्धतीने परिस्थिती हाताळल्यास मर्यादित यश मिळेल. या कामासाठी समाजाप्रती बांधिलकीची जाणीव ठेवावी लागेल. अन्यथा, थोडंफार यश मिळेल; पण सामाजिक परिवर्तन वगैरे होण्याची शक्यता कमीच राहील.

•••

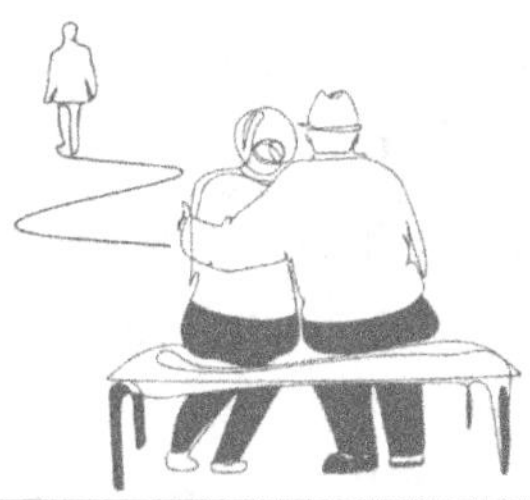

२१.

मुलग्याचा हव्यास आणि म्हातारपणातील दृष्टिकोन

आपल्याला किमान एक तरी मुलगा असावा, असं जर एखाद्याला वाटत असेल, तर त्यात फार काही गैर नाही; पण किमान एक तरी मुलगा पाहिजेच; प्रसंगी दोन हवेत, असा हव्यास बाळगणं घातक आहे. अशा हव्यासापोटी गर्भवती महिलेने सोनोग्राफीद्वारे किंवा अन्य पद्धतीने गर्भलिंगनिदान करून घेऊन, मुलीचा गर्भ असल्यास गर्भपात करून घेणं अथवा तिच्या नातेवाइकाने तिला तसं करण्यास भाग पाडणं ही मानसिकता आणि कृती समाजहिताच्या दृष्टीने धोक्याची आहे. समाजहित राहू देत बाजूला; वैयक्तिक पातळीवर जरी विचार केला, तरी मुलग्याच्या हव्यासापोटी वारंवार गर्भपात केल्याने स्त्रीच्या जिवाला धोका असतो, हे विसरून चालणार नाही. कितीतरी महिला हे सर्व माहीत असूनदेखील हा धोका पत्करतात. त्यांना स्वतःला, त्यांच्या नवऱ्याला, सासूला अथवा अन्य नातेवाइकांना त्याचं काहीच वाटत नाही. प्रसंगी अशा चुकीच्या कृतीचं ते समर्थनसुद्धा करतात.

मुलग्याच्या हव्यासामागची मानसिकता

लोकांना मुलगी नकोच आहे, असं नाही. मुलगी पाहिजे; पण एखादा मुलगा झाल्यानंतर. याचं कारण, मुलगी लहानाची मोठी करणं म्हणजे अशा झाडाला पाणी देणं, ज्याची फळं भविष्यात दुसऱ्याच कुणाला तरी मिळणार असतात. पूर्वी

जेव्हा लोकसंख्या-नियंत्रणाचा प्रश्न ऐरणीवर आला नव्हता; पाळणा लांबवण्याची साधने उपलब्ध नव्हती आणि गर्भजलचिकित्सा किंवा सोनोग्राफीचं तंत्र अस्तित्वात नव्हतं, तेव्हा बहुतांश लोकांची कुटुंबं मोठी होती. प्रत्येक जोडप्याला सरासरी पाच ते सहा अपत्यं होण्याचा तो काळ होता. शक्याशक्यतेच्या नियमाप्रमाणं, प्रत्येक जोडप्यास मुलगे आणि मुली होत असत. त्यांचा आनंदाने स्वीकार करून लोक संसार करत असत. त्या काळात सर्वसाधारणपणे सर्वांना किमान एक तरी मुलगा असायचाच, असं म्हणायला हरकत नाही; पण आज तसं नाही. आज कुटुंब छोटं असण्याचा जमाना आहे. एक किंवा दोन अपत्यांवर समाधान मानून, राहणीमान उंचावण्याचं तंत्र आता लोकांना अवगत झालं आहे. ती आता काळाची गरज झाली आहे. आपल्या कुटुंबाचा आकार मोठा नको, तर छोटा असणं आवश्यक आहे, असा बदल इच्छेत झाला असला, तरी लोकांच्या मनातील 'किमान एक तरी मुलगा हवा,' या इच्छेत फारसा बदल झालेला नाही. पूर्वी कुटुंब मोठं असल्यामुळे, या खेपेला नाही तर पुढच्या, मुलगा हा होतच असे. त्यामुळे, मुलगा असावा ही इच्छा जवळपास सगळ्यांचीच पूर्ण होत असे. आजही मुलगा व्हावा, ही गरज तर आहेच; पण कुटुंब एक किंवा दोन अपत्यांवर मर्यादित ठेवण्याची गरजदेखील तितकीच महत्त्वाची बनली आहे.

'किमान एक तरी मुलगा असलाच पाहिजे,' या गरजेवर जेव्हा कुटुंब दोन अपत्यांवर मर्यादित ठेवण्याची गरज मात करते, तेव्हा एक किंवा दोन मुलींवर (मुलगा होण्याची वाट न पाहता) समाधानी राहून लोक थांबतात. मुलगा नसला तरी चालेल, असा समजूतदारपणा दाखवतात. आपल्याला मुलगा नसला, तरी हरकत नाही; काही बिघडत नाही, असं स्वतःच्या मनाला समजावून सांगण्याची क्षमता या लोकांमध्ये असते. मात्र, 'एक तरी मुलगा हवाच,' ही इच्छा जेव्हा तीव्र होते; 'मुलगा नसला तरी चालेल,' असं स्वतःच्या मनाला समजावून सांगण्याची संबंधित जोडप्याची क्षमता नसते आणि नातेवाईक साथ देत नाहीत, तेव्हा कुटुंब मर्यादित ठेवण्याच्या दबावामुळे, 'मुलगा हवाच,' या इच्छेचं रूपांतर हव्यासात होतं. एकदा का हव्यास निर्माण झाला, की माणसाला विवेकावर आधारित निर्णय घेता येत नाहीत. भरपूर पैसा सहजरीत्या कमावण्याच्या हव्यासापोटी काही डॉक्टरमंडळींसुद्धा मग अशा रुग्णांना आणि त्यांच्या नातेवाईकांना साथ देतात. मागचा-पुढचा विचार न करता, गर्भ मुलीचा असल्यास, सर्रास गर्भपात केले जातात. लोकसंख्या-नियंत्रणाचा हा आनुषंगिक परिणाम आहे, असं म्हटलं तर वावगं ठरणार नाही.

अभ्यासाचा उद्देश

सर्वसाधारणपणे आपण कुणाही जननक्षम जोडप्याला विचारलं, 'तुम्हाला मुलगा हवा आहे का?' तर या प्रश्नाचं उत्तर सहसा 'होय' असंच मिळेल. मुलगा हा कुलदीपक असतो; वंशाचा दिवा असतो; क्रियाकर्म-पिंडदानासारख्या रूढी-परंपरा जपण्यासाठी तो हवा असतो. तसाच तो 'म्हातारपणाची काठी' म्हणूनदेखील पाहिजे असतो. पुरातन काळापासून चालत आलेल्या या विचाराचा पगडा अजूनही म्हणावा तितका कमी झालेला नाही. मुलग्याच्या हव्यासामागची जी काही महत्त्वाची कारणं आहेत, ती सर्वश्रुत आहेत.

म्हातारपणाच्या आधारासाठी मुलगा असायला हवा, या कारणाचा सखोल अभ्यास करण्याचा आम्ही प्रयत्न केला. म्हातारपण म्हटलं, की आधार हा लागतोच, हे सत्य नाकारता येणार नाही. सर्वसामान्यांना असं वाटतं, की आपल्या सामाजिक परंपरेप्रमाणं मुलगी लग्नानंतर सासरी जाते अन् मग मुलगा नसेल, तर म्हातारपणी आपलं कसं होईल? आपल्याला काही झालं, तर आधार कोण देणार? या प्रश्नाचं थेट आणि चटकन उत्तर देता येणार नाही. माणूस एकदा म्हातारा झाला, की त्याला आवश्यक असलेला आधार देण्यासाठी भरपूर असा रिकामा वेळ कुणाकडे आहे? आपल्याला मुलगा असेल, तर हे काम तो करू शकेल (करेलच असं नाही), या दृष्टिकोनातून मुलगा हवा असतो. या म्हणण्यात तथ्य नाहीच, असं नाही. प्रश्न असा आहे, की झपाट्याने बदलत चाललेल्या सामाजिक परिस्थितीत मुलगा असला, तरी तो (त्याची इच्छा असूनही) आई-वडिलांचा म्हातारपणाचा आधार बनू शकेल का? मुलगा असूनदेखील तो आपल्या म्हातारपणाचा आधार होण्याविषयी अनिश्चितता असेल, तर मग 'किमान एक तरी मुलगा असायलाच पाहिजे,' हा हट्ट कशासाठी? नाही तरी मुलगा म्हातारपणाचा आधार होण्याबद्दल अनिश्चितताच आहे, तर मग दोन मुलींचा आनंदाने स्वीकार करायला काय हरकत आहे?

मुलग्याच्या हव्यासापोटी गर्भलिंगनिदान आणि नंतर स्त्रीभ्रूणहत्या ही जी सर्वार्थाने भीषण असलेली कृती समाजात बोकाळत आहे, ती बंद झाली पाहिजे, या उद्देशाने आम्ही हा अभ्यास केला. असं वाटलं, की आज समाजात जी म्हातारी माणसं आहेत, त्यांनाच जाऊन थेट विचारावं, की तुम्हाला तुमचा मुलगा म्हातारपणाचा आधार वाटतो का? वाटत असेल, तर कसा आणि वाटत नसेल, तर का नाही? समाजात सध्या अशी परिस्थिती आहे, की मुलगा आहे; पण शिक्षण, करिअर, नोकरी-व्यवसायाच्या निमित्ताने त्याला त्याच्या म्हाताऱ्या

आई-वडिलांना सोडून, मोठ्या शहरात राहावं लागत आहे. काही म्हातारी माणसं अशी आहेत, की त्यांच्या दोन्ही मुलींची लग्नं होऊन त्या सासरी गेल्या आहेत, तर काही म्हाताऱ्या जोडप्यांना अपत्यच नाही. ज्यांना मुलगा नाही, त्यांची मानसिक अवस्था काय आहे? 'एखादा मुलगा असता, तर बरं झालं असतं,' असं त्यांना मनाच्या कोपऱ्यात कुठं तरी वाटत आहे का? वाटत असेल, तर नेमकं कशासाठी? नसेल वाटत, तर का नाही? या प्रश्नांच्या उत्तरांत बरंच काही दडलेलं असावं, असं वाटून गेलं. या संदर्भात समाजमन बदलत आहे का, हे तपासून पाहावं, हादेखील या अभ्यासामागचा उद्देश होता.

अभ्यासपद्धती

हा अभ्यास सुरू करण्यापूर्वी, नांदेड शहरात छोट्या प्रमाणावर एक सर्वेक्षण केल्यानंतर असं लक्षात आलं, की म्हातारपणी आधारासाठी मुलगा पाहिजेच, असा काळ आता राहिलेला नाही. या विचारात आता बदल होतो आहे. आमच्या छोटेखानी सर्वेक्षणाच्या या प्राथमिक अंदाजाने उत्सुकता वाढली आणि या विषयाला अनुसरून सखोल अभ्यास करावा, अशी गरज भासली. मग आम्ही अभ्यासाची व्याप्ती वाढवली. त्यात आम्ही जिल्ह्यातील नागरी आणि ग्रामीण भागात राहणाऱ्या विविध जाती-धर्मांतील सुशिक्षित, अशिक्षित, गरीब, मध्यमवर्गीय आणि श्रीमंत लोकांना सहभागी करून घेतलं. सरासरी साठाव्या वर्षी उतारवयाची सुरुवात होते. नोकरीतून निवृत्त होण्याचंदेखील हेच वय; म्हणून आम्ही ६० किंवा त्यापेक्षा अधिक वर्षे वयाच्या व्यक्तींची मतं जाणून घेण्याचा प्रयत्न केला.

या अभ्यासासाठी आम्ही पारंपरिक संख्याशास्त्र आणि टक्केवारीवर आधारित विश्लेषण (Quatitative analysis) ही पद्धत न निवडता गुणात्मक कार्यपद्धतीने मीमांसा (Qualitative analysis) ही पद्धत निवडली. या पद्धतीने अभ्यास करायचा झाला, तर लोकांच्या सखोल मुलाखती घेणं गरजेचं असतं. त्या मुलाखतींत त्यांनी या विषयासंबंधी जीवनात आलेले अनुभव, काही घटना, स्वतःची स्वतंत्र मतं आम्हाला सांगणं अपेक्षित होतं. लोकांनी आम्हाला भरपूर आनंदाने आणि उत्साहाने प्रतिसाद दिला. सुरुवातीला काही मुलाखती आम्ही 'व्हॉइस रेकॉर्डर'वर ध्वनिमुद्रित करून नंतर त्यांचं शब्दांकन केलं. नंतर काही मित्रांनी असं सुचवलं, की म्हाताऱ्या माणसांच्या चेहऱ्यावरचे भावही बरंच काही बोलून जात असल्यामुळे तुम्ही 'व्हिडिओ रेकॉर्डर'चा वापर करा. ही सूचना

आम्हाला पटली आणि आम्ही ती अंमलात आणली. प्रत्येक मुलाखत ही सखोल होती आणि त्यासाठी सरासरी ४० मिनिटं अवधी लागला. मुलगा हा म्हातारपणाचा आधार आहे की नाही, या विषयाला अनुसरून सविस्तर बोलणं झालं. त्यांनी सांगितलेले काही अनुभव थक्क करणारे होते. मुलाखती मूळ उद्देशापासून दूर जाऊ नयेत, म्हणून आम्ही साधारणतः ३० ते ३५ प्रश्न असलेल्या प्रश्नावलींचा उपयोग केला. या थेट प्रश्नांव्यतिरिक्त, 'मुलगा नाही, तर तुम्हाला म्हातारपणी असुरक्षित वाटतं का?' 'मुलगा असणंदेखील अडचणीचं असू शकतं का?' 'मुलगी असेल, तर मुलीचं संगोपन करण्यापासून ते तिच्या लग्नापर्यंत ती एक ओझं होती, असा अनुभव आला का?' याही प्रश्नांच्या अनुषंगाने चर्चा झाली.

आजकाल मुलगा असला, तरी तो नोकरी, शिक्षण, व्यवसाय आणि एकंदरीतच त्याच्या करिअरमुळे इच्छा, प्रेम, आदर असूनदेखील म्हाताऱ्या आई-वडिलांजवळ राहू शकत नाही. म्हाताऱ्या आई-वडिलांना मुलाच्या नोकरी-व्यवसायाच्या शहरात— भारतात किंवा परदेशात— जाऊन राहणं शक्य होतच असं नाही. मुलाची आणि म्हाताऱ्या आई-वडिलांची अशी काहीतरी कोंडी होऊन बसली आहे. या परिस्थितीवरदेखील मुलाखतींच्या दरम्यान प्रकाश टाकला गेला. त्याशिवाय, मुलीच्या लग्नात दिला जाणारा हुंडा आणि अर्थात मुलाच्या लग्नात मिळणारा हुंडा तसंच गर्भलिंगनिदान यांसबंधी चर्चा झाली. वृद्धाश्रमाच्या आवश्यकतेविषयी विविध प्रतिक्रिया ऐकायला मिळाल्या. मुलगा नाही आणि मुली सासरी गेलेल्या, अशा परिस्थितीत म्हातारपणीच्या आधारासाठी मुलीच्या घरी शेवटच्या श्वासापर्यंत जाऊन राहाल का, या प्रश्नावरील चर्चेमध्ये जे बोलणं झालं, त्यावरून तो एक स्वतंत्र चर्चेचा विषय होऊ शकतो, असं वाटलं.

निरीक्षणं आणि निष्कर्ष

या लेखाच्या मर्यादा लक्षात घेऊन, या अभ्यासाची निरीक्षणं आणि निष्कर्ष थोडक्यात मांडण्याचा प्रयत्न केला आहे. एकूण २७ व्यक्तींच्या मुलाखती घेण्यात आल्या. त्यात १८ पुरुष आणि नऊ स्त्रियांचा समावेश होता. २७ व्यक्तींमध्ये सामाजिक वर्गीकरण १५ हिंदू, दोन मुस्लीम, दोन बौद्ध, एक ख्रिश्चन आणि एक शीख असं होतं. जो प्रतिसाद मिळाला, त्यात काही बाबतींत अपेक्षेप्रमाणं विविधता होती, तर काही बाबतींत अनपेक्षित साम्य होतं. ज्यांना मुलगा आहे, ते फारच खूष आणि ज्यांना नाही ते फारच निराश, असं काही नव्हतं. मुलगा आहे आणि त्याचा

एकंदरीत बदलत्या सामाजिक परिस्थितीत 'मुलगा पाहिजेच,' हा हव्यास कमी होत आहे. समाजमन बदलतं आहे, असाच आमच्या अभ्यासाचा निष्कर्ष आहे. म्हाताऱ्या माणसांचे हे अनुभव तरुण पिढीला मार्गदर्शक ठरण्याजोगे आहेत. ते अनुभव घेण्यासाठी म्हातारपणच यावं, असं काही गरजेचं नाही. जननक्षम वयात म्हणजे तरुणपणीच मुलग्याचा हव्यास कमी होण्यासाठी या अनुभवांचा फायदा होणार आहे. आजची म्हातारी माणसं तरुण पिढीला सांगू शकतात, की बाबा रे, मुलगा हा म्हातारपणाचा आधार असतोच, असं नाही; म्हणून तुम्ही मुलग्याचा हव्यास बाळगून गर्भलिंगनिदान चाचणी करू नका. स्त्रीभ्रूणहत्येपासून दूर राहा. प्रसंगी एक किंवा दोन मुलींचा आनंदाने स्वीकार करा आणि शासनाने, समाजाने स्त्रीभ्रूणहत्येविरुद्ध हाती घेतलेल्या मोहिमेला हातभार लावा. महाराष्ट्रात तसंच देशातील इतर राज्यांत अशा प्रकारचा अभ्यास झाल्यास आमच्या निष्कर्षांत मोलाची भर पडेल आणि शासनाला अधिक सकारात्मक धोरण आखता येईल, असं मला वाटतं.

आधारदेखील वाटतो; पण मुलाकडून असलेल्या अपेक्षा त्याने पूर्ण केल्यात असं नाही, असाही एक प्रतिसाद मिळाला. एका गरीब, अशिक्षित मोलकरणीचा प्रतिसाद असा होता, "एकुलता एक मुलगा (आणि पाच मुली) असूनसुद्धा दररोज भांडतो आणि मारायला येतो. तो नसता जन्माला आला, तर बरं झालं असतं."

व्यक्ती गरीब की श्रीमंत, सुशिक्षित की अशिक्षित, ग्रामीण की शहरी, तिचे सुनेशी असलेले संबंध वगैरे पैलूंप्रमाणं प्रतिसाद बदलत गेला. मुलापेक्षा मुलगीच आई-वडिलांच्या जास्त जवळची असते; तिचंच प्रेम जास्त असतं; मुलगीपण म्हातारपणाची काठी होऊ शकते; तीसुद्धा मृत्यूनंतरचे क्रियाकर्म करू शकते, असाच सूर आमच्या अभ्यासात आढळला. मात्र, गरज पडल्यास म्हातारपणी मुलीच्या घरी जाऊन शेवटच्या क्षणापर्यंत राहाल का, या प्रश्नावर बहुतेकांनी 'नाही' असंच उत्तर दिलं. मुलगा असणं किंवा नसणं, असून त्याचा आधार वाटणं किंवा न वाटणं, मुलगी म्हातारपणाची काठी बनू शकत असल्यास त्यात तिला येणाऱ्या अडचणी, म्हातारपणी मुलीच्या घरी जाऊन न राहण्याची मानसिकता, म्हातारपणी असलेली स्वतःची आर्थिक परिस्थिती अशा अनेक मुद्द्यांचा हा गुंता आहे. तो सोडवण्यासाठी समाजातील काही जागरूक लोक धडपड करत आहेत.

•••

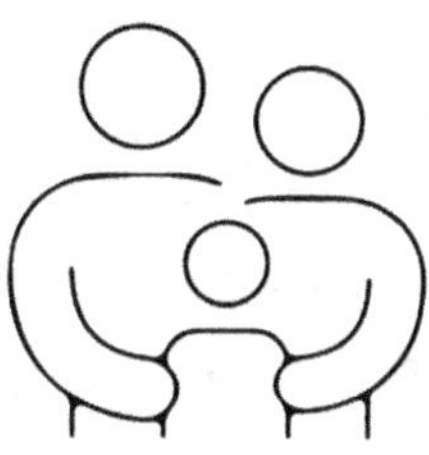

अपत्य एक, प्रश्न अनेक

भरमसाट वाढणाऱ्या लोकसंख्येचा प्रश्न ऐरणीवर आला नव्हता, असा एक काळ होता. पाळणा लांबवण्याची साधने वापरून, गर्भधारणा टाळून कामजीवनाचा आनंद घेता येऊ शकतो, ही संकल्पनाच माहीत नव्हती. एक मूलभूत गरज म्हणून पती-पत्नी शारीरिक संबंध ठेवत असत. अपत्यजन्मावर नियंत्रण नसल्यामुळे— इच्छा असो किंवा नसो, ऐपत असो किंवा नसो— परिवार साहजिकच मोठा होत असे. स्वातंत्र्यानंतर 'राष्ट्रीय कुटुंबनियोजन कार्यक्रम' अस्तित्वात आला. 'छोटा परिवार, सुखी परिवार' ही संकल्पना मांडण्यात आली. 'बच्चे दो या तीन, बस!' हा कुटुंबाचा आकार लोक मान्य करू लागले. त्यानंतर 'बच्चे दो ही अच्छे' किंवा 'हम दो, हमारे दो' ही घोषणा पुढं आली. साधारणतः गेल्या दोन दशकांत, 'एक संतान, सुखी परिवार' या तत्त्वाचा अंगीकार करून, कुटुंबाचा आकार अगदीच 'मायक्रो' करण्याकडे काही जोडप्यांचा कल असल्याचं दिसून येत आहे.

गेल्या काही दशकांत स्त्रीशिक्षणाचं प्रमाण वाढलं. मुली नोकरी-व्यवसाय करून आर्थिकदृष्ट्या स्वावलंबी होऊ लागल्या. मुलींना स्वतःचं करिअर घडवायचं असल्यामुळे त्यांची लग्नं उशिरा होत आहेत. लग्न झाल्यानंतर लगेच गर्भधारणा नको; एक-दोन वर्षं 'एन्जॉय' करू आणि नंतर 'चान्स' घेऊ, असा विचार मुली करत आहेत. त्यामुळे वयाच्या तिशीच्या सुमारास मुलींचं पहिल्या अपत्याचं नियोजन होत आहे. त्यानंतर दुसरा 'चान्स' घेण्यासाठी अजून किमान तीनचार वर्षं. 'वय वाढतंय, मग दुसरं अपत्य होऊ द्यावं की नको?' आणि 'नोकरी आणि घर

सांभाळून आपल्याला दुसरं अपत्य वाढवणं सगळ्या दृष्टिकोनातून 'जमेल' ना?' अशी त्यांची द्विधा मनस्थिती होत आहे. या सर्व परिस्थितीमुळे, 'मुलगा असो किंवा नसो, आपल्याला एकच अपत्य पुरे,' असा विचार करून, बरीच सुशिक्षित आणि करिअरच्या ध्येयाने झपाटलेली जोडपी एकाच अपत्यावर कुटुंब मर्यादित ठेवत आहेत. अशा अतिमर्यादित कुटुंबांची संख्या दिवसेंदिवस वाढतच जाणार, असं चित्र आहे. देशाच्या लोकसंख्या-नियंत्रणाला या गोष्टीचा कळत नकळत हातभार लागतो आहे, हे जरी खरं असलं, तरीही असा निर्णय घेणं योग्य की अयोग्य, असा प्रश्न निर्माण होतो. आपल्या वैयक्तिक आयुष्यावर तसंच समाजजीवनावर याचे काय दूरगामी परिणाम होतील? आणखी साधारणतः पन्नास वर्षांनंतर देशाच्या मनुष्यबळावर याचे काय परिणाम होतील? याही प्रश्नांच्या उत्तरांचा शोध घेणं आवश्यक आहे.

एका अपत्यावर थांबण्याचा निर्णय घेतलेल्या काही जोडप्यांशी, त्यांनी तो निर्णय घेतल्यानंतर पंधरा-वीस वर्षांनी, मी बातचीत केली. तेव्हा लक्षात आलं, की एका अपत्यावर थांबण्याच्या निर्णयाला अनेक पैलू आहेत. त्यातील एक म्हणजे, सध्या असलेलं अपत्य मुलगा आहे की मुलगी. 'पहिला मुलगा आहे ना, मग बस्स झालं. पाठोपाठ एखादी मुलगी असावी असं वाटतं; पण नाही झाली तर? उगाच जोखीम नको,' असा विचार केला जातो. एक मुलगा असताना कुटुंब मर्यादित ठेवण्याचा निर्णय घेणं आपल्या देशात सोपं आहे. मात्र, पहिली मुलगी असताना, दुसरा मुलगा व्हावा या अपेक्षेने 'चान्स' घेण्याच्या मानसिकतेतून बाहेर पडणं भल्याभल्यांना अवघड जातं. "पहिली मुलगी असताना, मुलगा होण्याची वाट न बघता, एका अपत्यावर थांबायचा निर्णय तुम्ही कसा काय घेतलात?" या प्रश्नाच्या उत्तरांमध्ये एक गोष्ट सामयिक (कॉमन) होती. ती म्हणजे, "लग्नानंतर आमचं ठरलं होतं, की मुलगा असो किंवा मुलगी, आपण फक्त एकाच अपत्यावर थांबायचं." एकाच मुलीवर थांबलेली जोडपी आम्हाला अधिक ठाम, अधिक पक्की वाटली. लग्नानंतरचा एका अपत्यावर थांबण्याचा निर्णय त्यांनी मुलगी झाली म्हणून बदलला नव्हता.

एका अपत्यावर थांबण्याच्या निर्णयामागं, स्वतःच्या आणि अपत्याच्या दृष्टीने योग्य वाटणारे काही मुद्दे होते. उदाहरणार्थ, 'एक अपत्य झालं ना? बास झालं. त्या अपत्याचं आपण सगळं व्यवस्थित करू. आपल्याला जे मिळालं नाही, ते त्या अपत्याला देऊ. त्याला कसं काही कमी पडणार नाही ते बघू. त्याचं चांगलं

करिअर घडवू,' वगैरे. एकाऐवजी दोन अपत्यं असतील, तर कुणाचंच नीट करता येणार नाही, ही भूमिका एका अर्थाने बरोबर वाटते. एका अपत्याचं सगळं व्यवस्थित करायचं आणि स्वतःचं आयुष्यदेखील 'एन्जॉय' करायचं. "एकाऐवजी दोन अपत्यांचं सगळं करण्यामध्ये, आपल्याला आपल्या आयुष्यात जे काही करायचं आहे ते राहून जाईल, या विचारानेदेखील आम्ही एकाच अपत्यावर थांबण्याचा निर्णय घेतला," असं काही जोडप्यांनी सांगितलं.

एक आणि एकच अपत्याच्या संदर्भात आमच्या एका जवळच्या मित्राशी फोनवर प्रदीर्घ चर्चा झाली. त्याने सांगितलेल्या एका घटनेने मी जरा वेळ अस्वस्थ झालो. अभियांत्रिकी महाविद्यालयात शिकणाऱ्या आपल्या एकुलत्या एका मुलाला त्याने एके दिवशी विचारलं, "कुणाल, तुला काय वाटतं, तुला एखादं भावंड असायला हवं होतं का?" त्यावर कुणाल म्हणाला, "पप्पा, या विषयावर मला तुमच्याशी खूपदा बोलावंसं वाटलं; पण मी ते टाळलं. आता तुम्ही विचारताय म्हणून सांगतो, की मला एखादा भाऊ किंवा बहीण असायला हवी होती." "कशाला?" "तुम्ही मला सांगा, की तुमच्या माघारी मला कोण आहे? आपलं सख्खं असं कुणीतरी शेअर करायला लागतं हो." "त्याचं बरोबरही असेल; पण मला हे उत्तर त्याच्याकडून अपेक्षित नसल्यामुळे मी अस्वस्थ झालो. कुणाल इतक्या वर्षांपासून असा विचार करत असेल, असं मला कधीच वाटलं नाही. आता वाटून काय उपयोग म्हणा? कारण वेळ निघून गेली होती. सख्खा भाऊ किंवा बहीण असूनदेखील पुढील आयुष्यात त्यांचं एकमेकांशी पटेलच असं नाही. सख्खे भाऊ पक्के वैरी झाल्याची कितीतरी उदाहरणं आपण समाजात पाहतोच ना, असं मी माझ्या मनाला समजावून सांगितलं," माझा मित्र म्हणाला. भावनांचं शेअरिंग या संदर्भात अपत्याकडून आलेली ही प्रतिक्रिया कुठं तरी त्या जोडप्याच्या एका अपत्यावर थांबण्याच्या ठाम निर्णयाला हादरा देऊन गेली.

आमच्या एका मित्राची दंतशल्यचिकित्सक असणारी पत्नी म्हणते, "खूप प्रयत्न करूनदेखील मला माझ्या मुलीशी मैत्री करताच आली नाही. आपण भावंड होऊ दिलं नाही म्हणून त्याच्याबरोबर किंवा तिच्याबरोबर ठरवून असं मित्रासारखं/मैत्रिणीसारखं वागणं हे कितीही नाही म्हटलं, तरी कृत्रिमच वाटतं. मैत्रीतील सहजपणासाठी त्यांना त्यांच्याच वयाची मुलं-मुली लागतात. ती बारावीला असताना आम्हाला जाणवलं, की आपल्या सानवीला एखादं भावंड असायला हवं होतं; पण तोवर वेळ निघून गेली होती."

एका औषधनिर्माणशास्त्र महाविद्यालयात प्राध्यापिका असणाऱ्या आणि एका मुलीवर थांबलेल्या सीमा पटवारी म्हणतात, "मी निमाला सांगितलंय, की तू आमच्यासारखं करू नकोस. दोन अपत्यं होऊ देत. आमची गोष्ट वेगळी होती. आमचं करायला कुणी नव्हतं; पण आम्ही आहोत ना तुझं करायला!"

एखादं अपत्य स्वतःचं होऊ द्यावं आणि दुसरं दत्तक घ्यावं, असाही विचार काही जोडपी करतात. या बाबतीत छायाताई म्हणतात, "दत्तक घेणं सोपं नाही. दत्तक घेतलेलं मूल चांगलंच निघावं लागतं, याचं दडपण असतं. समजा चांगलं निघालं नाही, तर आपणच कुठं तरी सापत्न वागणूक दिली की काय असं वाटत राहतं. लोक बोलतात ते वेगळंच."

आमच्या एका मित्राला क्रिकेटचं भारी वेड. या संदर्भात तो म्हणाला, "एक अपत्य सांभाळायचं म्हणजे कसरत. चुका करायला वाव नाही. चूक झालीच, तर दुरुस्त करायला वाव नाही." तो पुढं म्हणतो, "एकापेक्षा जास्त अपत्यं म्हणजे कसोटी सामना आणि एक अपत्य म्हणजे एकदिवसीय सामना. कसोटी सामन्यात पहिल्या डावात लवकर बाद झालं, तर दुसऱ्या डावात शतक ठोकून सामना जिंकता येतो किंवा किमान अनिर्णित राखता येतो; पण एकदिवसीय सामन्यामध्ये तसं नसतं. एकदा बाद झालं, की बाद!"

नवरा-बायको दोघेही 'वर्किंग' असतील, तर दुसरं अपत्य की आपलं करिअर ही द्विधा मनस्थिती असल्याकारणाने दुसऱ्या अपत्याच्या बाबतीतला निर्णय बरेच दिवस लांबणीवर पडतो. काही वर्षं अशीच गेली, की मग 'आता जाऊ देत; दोन अपत्यांमध्ये खूप 'गॅप' राहील,' अशी भीती वाटते. 'त्यापेक्षा दुसरं अपत्य नकोच,' हा निर्णय होऊन कुटुंब एकाच अपत्यावर मर्यादित राहतं.

सर्व काही एकाच अपत्याला व्यवस्थित देऊ, असं म्हणताना त्या अपत्याकडून अपेक्षा वाढतात. कधीकधी, आपल्याला एकच अपत्य आहे आणि काही कारणांनी ते म्हातारपणी आपल्याजवळ राहिलं नाही तर, असा विचार करून, एका अपत्यावर थांबायचं असं मनात असूनदेखील, दुसरं अपत्य होऊ दिलं जातं. दोन अपत्यं असतील, तरी ती म्हातारपणी आई-वडिलांजवळ राहून त्यांची सेवा करतीलच, याची काय खात्री, असा प्रतिप्रश्न यावर विचारला जाऊ शकतो.

एका अपत्यावर कुटुंब मर्यादित ठेवायचं की नाही, हा निर्णय सोपा नाही. कधी आपल्याला स्वतःचं सुख महत्त्वाचं वाटतं, तर कधी अपत्याचं करिअर.

आज जी जोडपी जननक्षम वयात आहेत आणि 'आपण एकाच अपत्यावर थांबायचं की अजून एखादं होऊ द्यायचं,' या विचारांच्या सीमारेषेवर आहेत, त्यांच्यासाठी हा विषय 'इकडे आड, तिकडे विहीर,' असा होऊन बसला आहे. हा गुंता सोडवून एक सुवर्णमध्य साधायचा असेल, तर केवळ अशा जोडप्यांनीच नव्हे, तर त्या घरातील आजी-आजोबांनीदेखील या परिस्थितीकडे गांभीर्यनि बघून, त्यांना मनुष्यरूपी बळ दिलं पाहिजे. एका अपत्यावर कुटुंब मर्यादित ठेवून स्वतःसाठी तात्कालिक सुखाची व्यवस्था करायची की किमान दोन अपत्यांना जन्म देऊन, त्यांना लहानाचं मोठं करण्याकरिता स्वतःच्या जीवनातील काही गोष्टींशी तडजोड करून, भविष्यातील त्यांचं भावविश्व सुरक्षित करायचं आणि कुटुंबव्यवस्था अबाधित ठेवण्याचा समतोल साधायचा, यावर विचार झाला पाहिजे.

आयुष्यात बऱ्याचदा असं होतं, की अमुक एक करायचं म्हटलं, की तमुक एक राहून जातं. सगळ्यांना सगळं काही प्रत्येक वेळेला मिळतंच, असं नाही. एका अपत्यावर थांबणं किंवा दोन होऊ देणं, या दोन्ही पर्यायांच्या काही सकारात्मक आणि काही नकारात्मक बाजू आहेत. या बाबतीत निर्णय एकदा झाला की झाला; त्यानंतर त्या निर्णयाशी पती आणि पत्नी दोघांनीही ठाम राहिलं पाहिजे. 'अरे/अगं, आपल्याला अजून एक मूल असायला हवं होतं; पण तूच नको म्हणालास/म्हणालीस,' अशी कुरकूर मागाहून नको.

कधी अपत्याच्या भावनिक सुखाचा प्रश्नही भेडसावतो. या बाबतीत जगात अनेक प्रकारची उदाहरणं आढळतात. एकापेक्षा जास्त अपत्यं असलेल्या कुटुंबातील सगळीच मुलं भविष्यात चमकतील, एकत्रितपणे गुण्यागोविंदाने नांदतील आणि म्हातारपणी आई-वडिलांची सेवा करतील, असं नाही; तसंच एकुलतं एक असलेलं अपत्य लाडोबा, हट्टी आणि दुराग्रही निघेल, असंही नाही.

ज्या जोडप्यांनी एका अपत्यावर आपलं कुटुंब मर्यादित ठेवण्याचा निर्णय घेतला आहे, त्यांचं आयुष्य कदाचित त्यांनी ठरवल्याप्रमाणं सुखकर होईल. त्यांचं राहणीमान उंचावेल. आर्थिक परिस्थिती सुधारेल. त्यांना अपत्यसुखाचा आनंद घेत, करिअरही सांभाळता येईल. म्हातारपणीदेखील पाहिजे तो आधार मिळेल. मात्र, फक्त एवढाच विचार करून संपवण्यासारखा हा विषय नाही. एका अपत्यावर कुटुंब मर्यादित ठेवणाऱ्या जोडप्यांची वाढणारी संख्या ही भारतीय

संस्कृतीचा कणा असणाऱ्या कुटुंबव्यवस्थेसाठी धोक्याची घंटा आहे. हे असंच वेगाने चालू राहिल्यास पाश्चिमात्य देशांप्रमाणं आपल्या देशातही ते अपत्य भावी जीवनात एकटं पडण्याची शक्यता निर्माण होईल. त्याला किंवा तिला स्वतःचं सुखदुःख वाटून घेण्यासाठी रक्ताचं नातं उरणार नाही. एवढंच नव्हे, तर अशा मुलांना आणि त्यांच्या अपत्यांना काका, मामा, मावशी, आत्या या नातेवाइकांचं भावविश्व उरणार नाही.

●●●

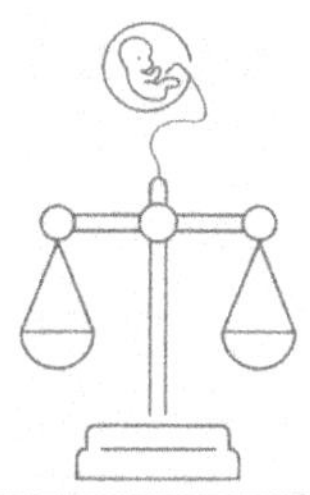

२३.

अपत्यजन्म आणि कायदा

आपल्या देशात गर्भधारणा, अपत्यजन्म, गर्भपात, मुलग्याच्या हव्यासापोटी होणारी स्त्रीभ्रूणहत्या, कुटुंबनियोजन शस्त्रक्रिया, सरोगसी वगैरेंशी संबंधित काही कायदे आहेत; काही नियम आहेत. या कायदेशीर बाबींबद्दल आपल्या देशातील बरीच जननक्षम जोडपी अनभिज्ञ आहेत. त्यांचं या बाबतीत जनजागरण होणं गरजेचं आहे. या संदर्भातील कमीत कमी परंतु आवश्यक माहिती देण्याचा प्रयत्न या लेखातून मी केला आहे.

वैद्यकीय गर्भपात

आपल्या देशात गर्भपाताला कायद्याने मान्यता आहे. सन १९७१पर्यंत गर्भपात हा 'भारतीय दंड संहिता, १८६०' आणि 'फौजदारी प्रक्रिया संहिता – १८९८' या अंतर्गत गुन्हा मानला (अपवादात्मक परिस्थिती वगळता) जात असे. वैद्यकीय गर्भपाताचा कायदा लोकसभेत १९७१मध्ये मंजूर करण्यात आला. १ एप्रिल १९७२पासून तो अंमलात आणला गेला. या कायद्यात वेळोवेळी सुधारणा करण्यात आल्या. भारतात वैद्यकीय गर्भपाताचा कायदा अस्तित्वात येण्यामागं दोन प्रमुख कारणं आहेत. पहिलं म्हणजे, असुरक्षित गर्भपातामुळे गुंतागुंत निर्माण झाल्यामुळे होणाऱ्या मातामृत्यूंचं प्रमाण आटोक्यात आणणं आणि दुसरं म्हणजे, लोकसंख्या-नियंत्रणाच्या कार्यक्रमाला हातभार लावणं.

वैद्यकीय गर्भपाताच्या संदर्भात कायद्याच्या दृष्टिकोनातून खालील तीन गोष्टी जाणून घेणं, हे गर्भपात करणाऱ्या डॉक्टर्ससाठी आणि सर्वसामान्य जनतेसाठी महत्त्वाचं आहे.

१. गर्भपात करण्याचं कारण काय ? या संदर्भात वैद्यकीय गर्भपात कायद्यात नमूद केलेल्या कारणांच्या यादीनुसारच गर्भपाताचा निर्णय घ्यावा लागतो. ती कारणं पुढीलप्रमाणं : अ) गर्भ वाढवल्यास गर्भवती महिलेच्या जिवावर बेतणार असल्यास किंवा तिच्या जिवाला गंभीर इजा होणार असल्यास ; ब) जन्माला येणाऱ्या बाळाच्या जिवाला धोका असल्यास किंवा गंभीर शारीरिक अथवा मानसिक जन्मदोषांसहित बाळ जन्माला येण्याची शक्यता असल्यास ; क) बलात्कारानंतरची गर्भधारणा ; ड) ज्यामुळे आईच्या किंवा बाळाच्या आरोग्याला इजा पोहोचू शकेल, अशी काही सामाजिक किंवा आर्थिक परिस्थिती असल्यास ; इ) पाळणा लांबवण्याच्या साधनाचा वापर केला होता ; पण ते साधन अयशस्वी झाल्यामुळे गर्भ राहिला आणि आता हा गर्भ वाढवल्यास मातेला गंभीर मानसिक त्रास होणार असल्यास.

यादीतील हे शेवटचं कारण या कायद्यातील एक वैशिष्ट्यपूर्ण भाग आहे. या कारणाचा समावेश कायद्याच्या अगदी सुरुवातीच्या मसुद्यात नव्हता. नंतर सुधारणा करण्यात आली. या कारणाच्या समावेशामुळे आता भारतात गर्भपात हा विनंतीवरून करून दिला जाऊ शकतो (MTP on demand). याचं कारण म्हणजे, पाळणा लांबवण्याचं साधन वापरलं होतं आणि ते अयशस्वी झालं, हे सिद्ध करणं खूप कठीण आहे.

गर्भपात करण्याच्या विविध सरकारमान्य पद्धती आहेत. पूर्वी कायद्याने गर्भपात करण्याची परवानगी गरोदरपणाच्या फक्त २० आठवड्यांपर्यंत (पाचव्या महिन्यापर्यंत) होती. यामध्ये ऑक्टोबर २०२२मध्ये सुधारणा करण्यात आली. या सुधारणेनुसार, काही विशिष्ट परिस्थितींत, २० ते २४ आठवड्यांपर्यंतदेखील कायदेशीर गर्भपात करून दिला जाऊ शकतो. त्यासाठी दोन डॉक्टर्सचा अभिप्राय आवश्यक आहे. नवीन तरतुदीप्रमाणं, २० आठवड्यांपर्यंतचा वैद्यकीय गर्भपात एका डॉक्टरच्या अभिप्रायाने केला जाऊ शकतो. कोणत्याही लैंगिक अत्याचारानंतर (बलात्कारानंतर) गर्भधारणा झाली असल्यास ; मातेचं वय १८ वर्षांपिक्षा कमी असल्यास ; गर्भधारणा असताना महिलेचा घटस्फोट झाल्यास किंवा ती विधवा झाल्यास ; अपंग व्यक्ती अधिनियम २०१६ (४९) या कायद्यानुसार, गर्भवती महिला अपंग असल्यास ; गर्भवती महिला एखाद्या मनोविकाराने पीडित असल्यास ; जन्म झाल्यानंतर बाळ जगण्याची शक्यता नसलेला काही जन्मदोष सोनोग्राफीमध्ये निदर्शनास आल्यास ; गर्भवती महिला मानवतावादी दृष्टिकोनातून एखाद्या आपत्तीचा मुकाबला करत असल्यास, यांपैकी कोणत्याही एका विशिष्ट परिस्थितीत २० ते २४ आठवड्यांपर्यंतचा गर्भपात करून

दिला जाऊ शकतो. अपवादात्मक परिस्थितीत, वैद्यकीय मंडळाच्या परवानगीने, २४ आठवड्यांनंतरही कायदेशीर गर्भपातास परवानगी दिली जाऊ शकते.

गर्भधारणेच्या कालावधीत महिलेची वैवाहिक स्थिती बदलल्यास, उदाहरणार्थ, तिचा घटस्फोट झाल्यास किंवा ती विधवा झाल्यास, गर्भपात करण्यास अनुमती देता येते. अविवाहित महिलेसदेखील कायदा गर्भपात करण्याची परवानगी देतो.

१८ वर्षं आणि त्यानंतरच्या वयाच्या विवाहित अथवा अविवाहित महिला स्वतंत्रपणे गर्भपाताचा निर्णय घेऊ शकतात. त्यासाठी 'फॉर्म सी' (नियम ९) भरून, संमतिपत्रावर संबंधित महिलेची स्वाक्षरी घ्यावी लागते. गर्भवती महिलेचं वय १८ वर्षांपिक्षा कमी असल्यास किंवा तिचं वय १८ वर्षांपिक्षा जास्त आहे; पण ती वेडी किंवा माथेफिरू (Lunatic) आहे, अशी परिस्थिती असल्यास संमतिपत्रकावर तिच्या पालकाची स्वाक्षरी घ्यावी लागते.

पहिल्या तीन महिन्यांमध्ये गर्भपात करायचा असल्यास पूर्वी फक्त 'क्युरेटिंग' हीच पद्धत अवलंबली जात होती. आता, पाळी चुकून ४९ दिवसांपर्यंतचा (साधारणतः सात आठवड्यांपर्यंतचा) गर्भ नको असल्यास गोळ्या घेऊन कायदेशीर गर्भपात करता येतो. याला 'मेडिकल अबॉर्शन' असं म्हणतात. ही माहिती आता बऱ्याच लोकांना आहे. या कालावधीतील गर्भपातासाठी पूर्वी सर्वसाधारणपणे भूल देऊन 'क्युरेटिंग' करण्याशिवाय पर्याय नव्हता. त्यासाठी किमान अर्धा दिवस रुग्णालयामध्ये राहावं लागत असे. या प्रकारात भूल देण्याची जोखीम असायची आणि खर्चसुद्धा जास्त होत असे.

सर्दी-खोकला झाल्यावर लोक डॉक्टरकडे जातात; डॉक्टर तपासून गोळ्या लिहून देतात आणि चार दिवसांत सर्दी-खोकला कमी होतो. तसंच, मासिक पाळी चुकली; 'किट'वर लघवीची तपासणी केल्यानंतर दोन रेषा दिसल्या; गर्भधारणा आहे याचं निदान झालं; गर्भ नको म्हणून दुकानात जाऊन गोळ्या खरेदी करून घेतल्या; दोन-तीन दिवसांत पाळी आली; झाला गर्भपात. वैद्यकीय गर्भपात हा प्रकार इतका सोपा आहे, असं लोकांना वाटतं. मात्र, ते तसं नाही. एक तर डॉक्टरच्या चिठ्ठीशिवाय या गोळ्यांची विक्री करणं, हा कायद्याने गुन्हा आहे. ही गोष्ट जनसामान्यांना कदाचित माहीत नसेल; पण औषधविक्रेत्यांना हे माहीत असतं. तरीसुद्धा ते बेकायदेशीररीत्या या गोळ्या विकतात आणि लोकही त्या घेतात, असं लक्षात आलं आहे. असा प्रकार घडल्याचं लक्षात आल्यास, संबंधित औषधविक्रेत्यावर गुन्हा दाखल होऊ शकतो, हेही लोकांना माहीत असायला हवं.

दुसरं म्हणजे, गर्भपाताचा निर्णय हा काही एखाद्या उपाहारगृहात गेल्यानंतर उपमा खायचा की वडा-सांबार, या निर्णयाइतका सहजपणे घ्यायचा नसतो. गर्भधारणेचं निदान झाल्यानंतर, तो गर्भ वाढवायचा की गर्भपात करायचा, हा निर्णय विचारपूर्वक घेतला गेला पाहिजे. या प्रश्नावर मनात द्वंद्व सुरू असल्यास तज्ज्ञ डॉक्टरचा सल्ला घ्यावा. रुग्णाची प्रकृती गर्भपातास योग्य आहे की नाही, हे डॉक्टर तपासून पाहतात. गर्भपाताचा निर्णय झाल्यास, प्रथम रुग्णाची लेखी संमती आणि त्यानंतर साक्षीदार म्हणून पतीची स्वाक्षरी (ही स्वाक्षरी घेणं कायद्याने बंधनकारक नाही) घेतली जाते. वैद्यकीय गर्भपाताची नोंद डॉक्टरला ठरावीक रजिस्टरमध्ये एका विशिष्ट पद्धतीनं करावी लागते. मग डॉक्टर गर्भपाताच्या गोळ्या लिहून देतात. गर्भपातासाठी मिफेप्रिस्टोन (Mifepristone) आणि मिसोप्रॉस्टल (Misoprostal) नावाच्या गोळ्यांचा उपयोग केला जातो. या गोळ्यांची विक्री केल्यानंतर औषधविक्रेत्याने त्यांचा तपशील वेगळा लिहून ठेवणं कायद्याने बंधनकारक आहे. तसं न केल्याचं निदर्शनास आल्यास, त्या औषधविक्रेत्यावर कारवाई होऊ शकते. वैद्यकीय गर्भपात हे सगळे नियम पाळून करायचा असतो, याचं भान सर्व जननक्षम जोडप्यांना आणि औषधविक्रेत्यांना असायला हवं.

२. कोणताही डॉक्टर वैद्यकीय गर्भपात करू शकतो, असं नाही. वैद्यकीय गर्भपात कायद्यानुसार आयुर्वेदिक, होमिओपॅथिक, युनानी वगैरे पदवी धारण करणाऱ्या डॉक्टर्सना गर्भपात करण्याचा अधिकार नाही. संबंधित डॉक्टर कमीत कमी एमबीबीएस असला पाहिजे आणि त्याच्याकडे गर्भपात करण्याचं प्रशिक्षण घेतल्याचं प्रमाणपत्र असलं पाहिजे. सर्व नोंदणीकृत प्रसूतिशास्त्रतज्ज्ञ कायद्याने गर्भपात करू शकतात. त्यासाठी त्यांना वेगळ्या प्रशिक्षण प्रमाणपत्राची आवश्यकता नसते.

३. वैद्यकीय गर्भपात कोणत्याही रुग्णालयामध्ये करता येत नाही. गर्भपात करून देण्यासाठी योग्य आहे, अशी सरकारमान्यता असलेल्या रुग्णालयामध्येच गर्भपाताची प्रक्रिया केली जाते. गर्भपाताची प्रक्रिया गोपनीय ठेवली जावी, असा नियम आहे. गर्भपात ही एक वैयक्तिक बाब असल्यामुळे संबंधित महिलेचं नाव गोपनीय ठेवलं पाहिजे, असाही नियम आहे.

गर्भपाताच्या सुधारित कायद्यामुळे गर्भपात करून घेणं सुलभ झालं आहे, हे नक्की. मात्र, गर्भपात करून घेणं ही काही पाळणा लांबवण्याची पद्धत नव्हे, हे लक्षात असू द्यावं. गर्भपाताचा निर्णय घेताना 'तिच्या' मताला किंमत दिली गेली पाहिजे; कारण गर्भ 'तिच्या' पोटात वाढणार आहे किंवा गर्भपातामुळे होणारा

शारीरिक त्रास 'तिला' सहन करावा लागणार आहे. नवऱ्याला किंवा कुटुंबातील इतर नातेवाइकांना नव्हे.

जगभरात लक्षावधी गर्भपात राजरोसपणे होतात. असं असलं, तरी गर्भपात करून घेणाऱ्यांनी आणि तो करणाऱ्या डॉक्टर्सनी ती गोष्ट गांभीर्याने घेतली पाहिजे. या बाबतीतील 'सहज' दृष्टिकोनामुळे लगेचचे आणि दूरगामी असे शारीरिक आणि मानसिक परिणाम रुग्णाला भोगावे लागतात. क्वचित प्रसंगी गर्भपात करताना गुंतागुंत निर्माण झाल्यास मृत्यूदेखील ओढवू शकतो.

सरोगेट मदर, अर्थात पर्यायी माता

काही वर्षांपूर्वीची घटना. एका संगीता नावाच्या मुलीला तिची आई माझ्याकडे घेऊन आली. वयाची १७ वर्ष होऊनदेखील तिला एकदाही मासिक पाळी आली नव्हती. सर्वसाधारणपणे वयाच्या १०-११ वर्षांपासून ते १६ वर्षांपर्यंतच्या कालावधीत मुलींना मासिक पाळी सुरू होत असते; पण संगीता अजून वयात आली नव्हती. तिची आई काळजीत होती. संगीताच्या या समस्येचं कारण शोधून काढण्यासाठी मी तिच्या विविध तपासण्या केल्या. त्यांत तिला गर्भाशय नसल्याचं लक्षात आलं. तसंच, योनीमार्गाचा दोन-तृतीयांश भाग, म्हणजे योनीमार्गाचा रस्ता, तयारच झालेला नव्हता. हा एक जन्मदोष होता. या जन्मदोषाची जमेची बाजू(!) म्हणजे तिचे दोन्ही स्त्रीबीजांडकोष (Ovaries) सुदृढ मुलींना असतात तसेच होते. आमच्या एका डॉक्टर मित्राने आपले शल्यकौशल्य वापरून, मोठ्या आतड्याच्या मदतीने, योनीमार्ग तयार करून दिला. काही वर्षांनंतर तिचं एका समजूतदार मुलाशी लग्न झालं. लग्न झाल्यानंतर ती मिठाई घेऊन आली. मी तिला अर्थातच डॉक्टरी प्रश्न विचारला, "शारीरिक संबंध ठेवताना काही प्रॉब्लेम?" तिने 'नाही' म्हटल्यानंतर, एक डॉक्टर म्हणून मला आनंद झाला. पुढचा प्रश्न तिने विचारला, "मला मूलदेखील होऊ शकतं, असं तुम्ही सुरुवातीला म्हणाला होतात, सर. त्या संदर्भातील प्रक्रिया काय असते, ते सांगा."

दरम्यान ती २३ वर्षांची झाली होती. तिचं पदव्युत्तर पदवीपर्यंतचं शिक्षण झालं होतं. मी तिला म्हटलं, "का नाही? तू सरोगेट आई होऊ शकतेस. तुला निसर्गानं गर्भाशय दिलं नाही; योनीमार्ग दिला नाही; पण स्त्रीबीजांडकोष दिले आहेत. तू दुसऱ्या एका स्त्रीचं गर्भाशय भाडेतत्त्वावर घेऊ शकतेस. तुझं स्त्रीबीज (Ovum) आणि तुझ्या पतीच्या वीर्यातील शुक्राणू (Sperms) यांची फलधारणा प्रयोगशाळेत करून, तयार झालेला गर्भ भाडेतत्त्वावर घेतलेल्या स्त्रीच्या गर्भाशयात सोडून, तो

तिथं नऊ महिने वाढवता येऊ शकतो. जन्माला येणारं बाळ हे कायदेशीररीत्या तुम्हा दोघांचं असेल.” संगीता आणि तिचा पती सध्या या प्रक्रियेतून जात आहेत.

सरोगेट म्हणजे कुणाच्या तरी ऐवजी. मदर म्हणजे आई. ‘सरोगेट मदर’ म्हणजे एखाद्या स्त्रीच्या ऐवजी दुसऱ्याच कुणीतरी आई होणं. काही कारणांमुळे एखाद्या स्त्रीची आई होण्याची क्षमता संपुष्टात आली असेल, तर तिचं आई होण्याचं स्वप्न ‘सरोगेट मदर’ या पद्धतीमुळे साकार होऊ शकतं. तिच्या स्त्रीबीजापासून आणि तिच्या नवऱ्याच्या शुक्राणूंपासून फलधारणा झालेला गर्भ अन्य महिलेच्या गर्भाशयात वाढवता येतो. बाळंतपणाच्या अनुभवातून प्रत्यक्षात न जाऊनसुद्धा ते बाळ तिचं असतं. सरोगसी कायद्यात तशी तरतूद आहे.

सरोगसी कायद्यात जून २०२२मध्ये काही महत्त्वाचे बदल करण्यात आले. सरोगसीसाठी सरसकट कोणत्याही जोडप्याला परवानगी मिळत नाही. सरोगसीसाठी इच्छुक जोडपं भारतीय असलं पाहिजे. सरोगसीचा पर्याय निवडण्यामागं खरंखुरं आणि पटेल असं कारण पाहिजे. संबंधित महिला आई होण्यास असमर्थ किंवा अयोग्य आहे, याचा पुरावा सादर केला गेला पाहिजे. उदाहरणार्थ, एखाद्या महिलेवरची गर्भाशयाची शस्त्रक्रिया काही कारणास्तव लवकर झालेली असल्यास; एखाद्या स्त्रीला जन्मतःच गर्भाशय नसल्यास; एखाद्या महिलेचे वारंवार गर्भपात होत असल्यास किंवा ‘टेस्टट्यूब बेबी’चा प्रयत्न अनेक वेळेला करूनही तो यशस्वी झाला नसल्यास वगैरे.

सरोगसीसाठी इच्छुक जोडप्याचं लग्न होऊन किमान चार ते पाच वर्षं झाली असली पाहिजेत. घटस्फोटित, विधवा किंवा अविवाहित महिलादेखील सरोगसीसाठी अर्ज करू शकते. त्यासाठी तिचं वय किमान ३५ वर्षांचं असलं पाहिजे आणि ‘सीमेन बँके’तील शुक्राणूंचा (Donor sperms) वापर करायला तिने संमती दिली पाहिजे. ज्यांना सरोगसीद्वारे गर्भधारणा हवी आहे, त्या जोडप्यांमधील पत्नीचं वय २६ ते ५० वर्षं, तर पतीचं वय २६ ते ५५ वर्षं यांदरम्यान असलं पाहिजे. ज्या स्त्रीचं गर्भाशय सरोगसीसाठी वापरलं जाणार आहे, ती २६ ते ३५ वर्षं या वयोगटात असायला हवी. तिने अगोदर किमान एका अपत्याला जन्म दिलेला असला पाहिजे. सरोगसीसाठी फक्त त्या स्त्रीची संमती पुरेशी नसते, तर कायद्याने तिच्या पतीची लेखी संमतीदेखील आवश्यक असते. सरोगेट महिलेकडे ती स्वतः तंदुरुस्त आहे, याचं प्रमाणपत्र पाहिजे.

सरोगसीसाठी इच्छुक जोडप्याने सर्वप्रथम ठरावीक फॉर्म भरून पीसीपीएनडीटीच्या (PCPNDT) जिल्हा मंडळाकडे अर्ज करणं अपेक्षित आहे.

या मंडळाने संमती दिल्यानंतर पुढील परवानगी मिळवण्यासाठी जोडप्याला अनेक कायदेशीर बाबींची पूर्तता करावी लागते. सरोगसीसाठी इच्छुक जोडपं आणि सरोगेट आई यांचं एकत्र समुपदेशन करून त्यांना सरोगसीसंदर्भातील कायदेशीर बाबी समजावून सांगितल्या जातात. सरोगसीचा करारनामा हा सर्वसमावेशक असतो. दोन्ही बाजूंच्या वकिलांसमक्ष सरोगेट आई होण्यासाठी तयार झालेली महिला आणि तिचा पती (ती एकल असल्यास, तिचा जवळचा नातेवाईक) यांचा सरोगसीसाठी इच्छुक जोडप्याबरोबर कायदेशीर करार केला जातो.

सरोगसीचा जून २०२२चा कायदा अंमलात येण्यापूर्वी या संदर्भात बऱ्याच चुकीच्या गोष्टी घडत होत्या. सरोगसीला भारतात बाजारीकरणाचं स्वरूप आलं होतं. निर्बंध नसल्यामुळे गरजू आणि गरीब महिलांना लाखो रुपये देऊन विदेशातील जोडपी त्यांना सरोगसीसाठी तयार करत असत. भरपूर पैसे मिळतात म्हणून महिला अनेकदा सरोगेट आई व्हायला तयार होत असत. सरोगसीच्या कायद्यातील नवीन तरतुदींनुसार, परदेशातील जोडपी भारतात येऊन भारतीय नागरिकत्व असलेल्या महिलेचा सरोगसीसाठी उपयोग करून घेऊ शकत नाहीत. तसंच एक महिला आयुष्यात फक्त एकदाच सरोगेट आई होऊ शकते. सरकारने अशा प्रकारे कायदा कडक केल्यामुळे सरोगसीच्या बाजारीकरणाला चाप बसला आहे. सरोगसीसाठी तयार झालेली महिला इच्छुक जोडप्याची नातेवाईक असल्यास तिला प्राधान्य दिलं जाते. ती जवळची मैत्रीण असली, तरी चालतं. आता पैशांचा व्यवहार होत नाही. गर्भधारणेपासून बाळंतपण होईपर्यंतचा खर्च आणि तीन वर्षांचा विमा काढण्यासाठी लागणारा पैसा हाच काय तो खर्च. 'टेबलाखालून' व्यवहाराला बंदी आहे. तसा व्यवहार होत आहे, असं लक्षात आल्यास कायदेशीर कारवाई होऊ शकते. थोडक्यात, या कायद्यामुळे व्यावसायिक सरोगसीचा प्रकार बंद होऊन परोपकारी सरोगसीला मान्यता मिळाली आहे. इच्छुक जोडप्याने स्वतःचं स्त्रीबीज आणि शुक्राणू वापरणं आवश्यक आहे. दात्याच्या स्त्रीबीज आणि शुक्राणूंचा वापर करता येणार नाही. सरोगसीसाठी एखाद्या महिलेला दुसऱ्या अनामिक महिलेचं स्त्रीबीज (Donor oocyte) वापरण्याची परवानगी द्यावी की नाही, हा प्रश्न मात्र सध्या न्यायप्रविष्ट आहे. कर्नाटक उच्च न्यायालयाने याला परवानगी दिली आहे; पण त्या निर्णयाला सर्वोच्च न्यायालयात आव्हान देण्यात आलं आहे. एक मात्र नक्की, की सरोगसीसाठी गर्भहस्तांतरण (Embryo transfer) करायला कायद्याने परवानगी नाही. तसंच, एकल पुरुषाला सरोगसीद्वारे अपत्यप्राप्ती करून घेण्याची परवानगी नाही.

गर्भधारणा आणि अपत्यजन्म ही तशी जोडप्याची खाजगी बाब असली, तरी या संदर्भातील काही गोष्टींवर कायद्याचं नियंत्रण असतं, याची बऱ्याच लोकांना कल्पना नसते. वैद्यकीय गर्भपात, सोनोग्राफी, कुटुंबनियोजन शस्त्रक्रिया, सिझेरियन सेक्शन हे सगळं तर सर्वत्र रोज केलं जातं. यातील केवळ शस्त्रक्रियाच नव्हेत, तर सोनोग्राफी करण्यापूर्वीही संमतिपत्रकावर रुग्णाच्या/नातेवाइकांच्या सह्या घेतल्या जातात. 'इथं सही करा,' असं सांगितलं जातं आणि बऱ्याचदा रुग्ण आणि नातेवाईक न वाचताच सह्या करतात. जोपर्यंत काही गुंतागुंत (Complication) निर्माण होत नाही, तोपर्यंत त्या सह्या आणि त्या संदर्भात असलेल्या कायद्याबद्दल कुणाला फारसं देणंघेणं नसतं. पण गुंतागुंत निर्माण होऊन रुग्णाच्या जिवावर बेतल्यानंतर मात्र या बाबतीत कायदा काय म्हणतो, हे सर्व स्तरांवर तपासलं जातं. रुग्ण, नातेवाईक आणि डॉक्टर्स यांनी अपत्यजन्माच्या संदर्भातील कायदा समजून घेऊन शक्यतो रुग्ण आणि डॉक्टर्स यांदरम्यान कायदेशीर तणाव निर्माण होऊ नये, यासाठी प्रयत्नशील राहिलं पाहिजे.

गर्भधारणापूर्व व प्रसवपूर्व निदानतंत्र (लिंगनिवडीस प्रतिबंध) कायदा, १९९४

आपल्या देशात अनेक शतकांपासून पुरुषप्रधान संस्कृती आहे. समाजात स्त्री-पुरुष असमानता, विषमता आहे. मुलीचा जन्म झाल्यापासून तिला आयुष्याच्या प्रत्येक टप्प्यावर दुजाभावाला सामोरं जावं लागतं. मुलगी जन्माला येण्याअगोदरच गर्भलिंगनिदान चाचणी करून, मुलगी असल्यास गर्भपात करणं इथपासून ते मुलगी जन्माला आल्यानंतर बालहत्या करणं; शिक्षणात, आरोग्यसेवेत, पौष्टिक आहार देण्यात मुलींना मुलांपेक्षा कमी प्राधान्य देणं; कमी वयातच मुलींचं लग्न लावून देणं आणि हुंड्याची प्रथा इथपर्यंत मुलींच्या वाट्याला दुजाभाव येतो. या सर्व गोष्टी पूर्वीच्या तुलनेत कमी होत आहेत; पण म्हणावं तितक्या प्रमाणात त्या कमी झालेल्या नाहीत.

आधुनिक तंत्रज्ञानाच्या मदतीने गर्भलिंगनिदान करून, स्त्रीगर्भाचा गर्भपात करण्याचा लोकांनी सपाटा लावला. त्यामुळे समाजातील लिंगगुणोत्तर खूप कमी झालं. समाजात मुलींची संख्या मुलग्यांच्या तुलनेत कमी झाल्यामुळे, ही असमानता कमी करण्यासाठी, केंद्र सरकारला एका कायद्याची निर्मिती करावी लागली. १ जानेवारी

१९९६पासून हा कायदा अस्तित्वात आला. पूर्वी हा कायदा प्रसूतिपूर्व निदानतंत्र (विनियमन व दुरुपयोगावरील प्रतिबंध) अधिनियम, १९९४ म्हणून ओळखला जात असे. या कायद्यानुसार गर्भधारणेनंतर गर्भलिंगनिदान करण्यास प्रतिबंध करण्यात आला. हा कायदा अस्तित्वात आल्यामुळे गर्भलिंगनिदान करणं कमी होऊ शकलं; पण तंत्रज्ञानाचा विकास झाल्यामुळे संबंधित लोकांनी मुलग्याचा गर्भ राहावा या दृष्टीने गर्भधारणेपूर्वीच प्रयत्न सुरू केले. त्यामुळे फेब्रुवारी २००२मध्ये या कायद्यात सुधारणा करण्यात आली. आता हा कायदा 'गर्भधारणापूर्व व प्रसवपूर्व निदानतंत्र (लिंगनिवडीस प्रतिबंध) कायदा, १९९४' या नावाने ओळखला जातो.

या कायद्याच्या कलम १८(१) अनुसार, सर्व जनुकीय समुपदेशन केंद्रं, जनुकीय प्रयोगशाळा, जनुकीय क्लिनिक्स आणि सोनोग्राफी, सीटी स्कॅन, एमआरआय यांसारखी इमेजिंग केंद्रं यांची नोंदणी करून घेणं आवश्यक आहे. या संदर्भात कायद्यात असणाऱ्या सविस्तर नियमावलीची चर्चा इथं अभिप्रेत नाही; कारण त्यात मुख्यत्वेकरून या केंद्रांकडून दिल्या जाणाऱ्या सेवांची नोंद (Documentation) कशी ठेवली जावी, यंत्रांच्या खरेदी-विक्रीच्या संदर्भातील डॉक्टर्सची भूमिका कशी असायला पाहिजे, याबद्दलचं विवेचन आहे.

जनसामान्यांच्या दृष्टीने या कायद्याविषयीची महत्त्वाची माहिती अशी आहे, की केवळ या कायद्याचा भंग करणाऱ्या डॉक्टरलाच शिक्षेची तरतूद आहे, असं नसून 'गर्भलिंगनिदान करून द्या,' अशी मागणी करणाऱ्या गर्भवती महिलेला आणि तिला भाग पाडणाऱ्या नातेवाइकांनादेखील शिक्षेची तरतूद आहे. संबंधित गर्भवती महिलेला जबरदस्तीने गर्भलिंगनिदानासाठी नेलं गेलं आहे, असं सिद्ध झाल्यास शिक्षेतून त्या महिलेला वगळण्याचीही तरतूद या कायद्यात आहे. पहिल्यांदा गुन्हा घडल्यास तीन वर्षांचा कारावास आणि ५०,००० रुपये दंड आणि त्याच व्यक्तीकडून दुसऱ्यांदा गुन्हा घडल्यास पाच वर्षांचा कारावास आणि एक लाख रुपये दंड अशा प्रकारे शिक्षेची तरतूद आहे. इथं नोंदवण्यासारखं मजेदार निरीक्षण म्हणजे, हा कायदा अंमलात आल्यापासून अनेक डॉक्टर्सवर गुन्हे दाखल करण्यात आले. ते सिद्ध झाले. त्यांना शिक्षापण झाली. विविध प्रसारमाध्यमांतून चर्चा होऊन त्यांची बदनामीसुद्धा झाली; पण गर्भलिंगनिदानाची मागणी करणाऱ्या एखाद्या गर्भवती महिलेवर अथवा तिला प्रवृत्त करणाऱ्या तिच्या सासूवर गुन्हा दाखल झाल्याचं किंवा त्यांना शिक्षा झाल्याचं आजपर्यंत ऐकिवात नाही.

•••

२४.

गर्भाचे कायदेशीर अधिकार आणि मानवी हक्क

मूल जन्माला येण्यापूर्वी, म्हणजे गर्भावस्थेपासूनच, त्याला काही अधिकार प्रदान करण्यात अनेक अडचणी आहेत. या अडचणी अक्षरशः रामायण आणि महाभारताच्या काळापासून अस्तित्वात आहेत. तसं नसतं, तर अर्जुनापेक्षा कोणत्याही बाबतीत अजिबात कमी नसणाऱ्या कर्णाला प्रथम पांडव होण्याच्या सद्भाग्याऐवजी सूतपुत्र म्हणून जन्मभर उपेक्षित आयुष्य जगावं लागलं नसतं. रामायणात असं नमूद केलं गेलं आहे, की सीता ही राजा जनकाला शेतात सापडली. असं कसं काय एखादं बाळ मातीत सापडतं? सीतेला जन्म देणारी खरी आई कोण होती, या प्रश्नाचं उत्तर आजही आपल्याला माहीत नाही.

ऑगस्ट २००८मध्ये मुंबई येथील निकिता मेहताने, तिच्या २४ आठवड्यांच्या गर्भाच्या हृदयाला छिद्र आहे म्हणून, गर्भपात करण्याची कायदेशीर परवानगी देण्यात यावी यासाठी, न्यायालयात दाद मागितली होती. (२००८मध्ये वैद्यकीय गर्भपात कायद्यानुसार २० आठवड्यांपर्यंतच कायदेशीर गर्भपात करता येत होता. आता ही मर्यादा २४ आठवड्यांपर्यंत वाढवण्यात आली आहे.) न्यायालयाने ती मागणी फेटाळली आणि या केसमुळे गर्भाला प्रदान करण्याजोग्या अधिकारांचा विषय ऐरणीवर आला. अगदी अलीकडचं, म्हणजे ऑक्टोबर २०२३चं एक उदाहरण. दोन मुले असलेल्या एका २७ वर्षीय महिलेने, २६ आठवड्यांपेक्षा

अधिक कालावधीत गर्भपात करण्यास परवानगी देण्याची मागणी न्यायालयाकडे केली. 'माझी गर्भधारणा अनैच्छिक आहे. मला अगोदरच दोन मुले आहेत. माझ्या कुटुंबाचं उत्पन्न हे आणखी एका अपत्याला सांभाळण्याकरिता पुरेसं नाही. प्रसूतीनंतर मी नैराश्यात गेले होते. या नैराश्यामुळे माझ्यावर सध्या औषधोपचार सुरू आहेत. त्यामुळे मला तिसरं मूल नको आहे. म्हणून मला गर्भपात करण्यास परवानगी द्यावी,' अशी मागणी या महिलेने केली. कायद्यानुसार २४ आठवड्यांपर्यंतच गर्भपात करण्यास परवानगी असली, तरी यापूर्वी न्यायालयाने अपवादात्मक परिस्थितीत २४ आठवड्यांपेक्षा जास्त कालावधी झाल्यानंतरही महिलांना गर्भपातास परवानगी दिलेली आहे. न्यायमूर्ती नागरत्ना यांच्या अध्यक्षतेखालील खंडपीठाने २१ ऑगस्ट २०२३ रोजी एका बलात्कारपीडित महिलेला गर्भपात करण्याची परवानगी दिली होती. तो गर्भ २७ आठवड्यांचा होता. मात्र, उपरोक्त महिलेचा गर्भ २६ आठवड्यांचा होता आणि ती विवाहित होती. याच कारणामुळे या महिलेला गर्भपात करायला परवानगी द्यावी का, असा प्रश्न उपस्थित झाला. प्रकरण त्रिसदस्यीय खंडपीठाकडे गेले. सरन्यायाधीश चंद्रचूड यांच्या अध्यक्षतेखालील खंडपीठाने गर्भपाताची मागणी फेटाळून लावली.

गरोदर महिलेचा अधिकार, तसंच तिच्या पोटात असलेल्या बाळाचा जगण्याचा अधिकार यांवरून न्यायाधीशांत वेगवेगळी मते आहेत. भारतातील प्रजननाशी संबंधित कायदे हे न जन्मलेल्या बाळाच्या अधिकारांपेक्षा महिलेच्या अधिकाराकडे अधिक झुकलेले आहेत. गर्भाच्या अधिकाराबाबत फक्त कायद्यातील तरतुदींचा विचार केला जावा की मानवतावादी दृष्टिकोन, नैतिकता, सामाजिक परिस्थिती, धार्मिक भावना, देशाचे लोकसंख्या-नियंत्रण वगैरेंसारख्या बाबीदेखील लक्षात घेतल्या जाव्यात, यावर चर्चा होऊ शकते.

वैद्यकीय गर्भपात कायदा (MTP Act) अमलात येण्याआधी, सुमारे १०० वर्षांपूर्वी तयार करण्यात आलेल्या भारतीय दंडसंहितेच्या कलम ३१२ ते ३१६ या तरतुदींनुसारच गर्भपात करण्यास परवानगी होती. त्या काळात गर्भपात करणं सहजशक्य नव्हतं. अपवादात्मक परिस्थितीतच गर्भपात करण्याची परवानगी होती. त्या कायद्यात रुग्ण आणि डॉक्टरला शिक्षा केली जाण्याची तरतूद होती.

हिंदू उत्तराधिकार कायदा, १९५६ या कायद्याच्या कलम २०नुसार गर्भाला मालमत्ता मिळण्याचे अधिकार प्राप्त होतात. हा कायदा नैतिक तसंच अनैतिक संबंधांतून राहिलेल्या गर्भाला आणि 'टेस्टट्यूब बेबी'लाही लागू आहे. या

कायद्यामुळे गर्भाला मानवाचा दर्जा मिळतो. गर्भावस्थेतील जीवन आणि जन्मल्यानंतरचे जीवन यांमध्ये हा कायदा भेदभाव करत नाही. दोन्ही अवस्था समान आहेत, असं तो मानतो.

सन १९७१मध्ये मंजूर करण्यात आलेल्या गर्भपाताच्या कायद्याने आपल्या देशात गर्भपात करणं आणि करवून घेणं हा गुन्हा राहिला नाही. एवढंच नव्हे, तर या कायद्याच्या कलम ३(२) (ब) मधील स्पष्टीकरण क्रमांक २ नुसार वापरात असलेली संततिनियमन पद्धती अयशस्वी झाल्यामुळे गर्भधारणा राहिल्यास, संबंधित महिलेच्या मनाला तीव्र इजा पोहोचू शकते, या कारणानेही गर्भपातास परवानगी देण्यात आली आहे. या तरतुदीमुळे, पाहिजे तेव्हा (अर्थात २० आठवड्यांच्या आत) विनंतीनुसार गर्भपात केला जाऊ शकतो.

मात्र, कायद्यातील या 'सुधारणे'मुळे वैवाहिक जीवनातील संभोगाच्या वेळची (आणि विवाहबाह्य संबंधातील संभोगाच्या वेळची) बेफिकीर वृत्ती वाढायला मदत झाली आहे. पाळणा लांबवण्याचं कोणतंच साधन वापरायचं नाही आणि साधन अयशस्वी झालं असं सांगून (बऱ्याचदा असं सांगितलंही जात नाही) गर्भपात करून घ्यायचा, हे आता नित्याचं झालं आहे. जेव्हा एखादी स्त्री किंवा जोडपं गर्भपातासाठी डॉक्टरकडे येतं, तेव्हा 'हा गर्भ आम्हाला नको आणि तो काढून टाका,' एवढंच त्यांच्या डोळ्यासमोर असतं. गर्भपात करण्याने, गर्भाला माणूस बनवण्याच्या कायद्याचं आपण उल्लंघन करतो आहोत, याचं त्यांना भानही नसतं.

घटनेच्या कलम २१ अनुसार कोणत्याही व्यक्तीला त्याच्या जीवनापासून किंवा स्वातंत्र्यापासून वंचित ठेवलं जाऊ शकत नाही. गर्भपाताचा कायदा भारतीय संविधानाच्या कलम २१मधील या तरतुदीला छेदून जातो. तो गर्भाला माणूस बनण्यापासून वंचित ठेवतो. हा कायदा गर्भाचं संरक्षण करत नाही; तर नको असलेला गर्भ मातेने बेकायदेशीर मार्गाने काढून टाकून स्वतःच्या प्रकृतीवर जीवघेणा प्रसंग ओढवून घेऊ नये, यासाठी तिला मदत करतो. त्याचवेळी, हेही लक्षात घेतलं पाहिजे, की गर्भाला माणूस म्हणून दर्जा देऊन, वैद्यकीय गर्भपात कायद्यामधील कलम ३ (२) (ब) ची तरतूद रद्द केली, तर राष्ट्रीय लोकसंख्या-नियंत्रणासारख्या अतिशय महत्त्वाच्या कार्यक्रमावर विपरीत परिणाम होईल. गर्भाचा माणूस बनण्याचा अधिकार शाबूत राहावा; देशाची लोकसंख्याही नियंत्रणात राहावी आणि लोकांची लैंगिक जीवनातील बेफिकीर वृत्तीसुद्धा कमी व्हावी, या सर्व गोष्टी एकाच वेळी साध्य होणं कठीण आहे.

जन्म घेण्यापूर्वी बाळाला अधिकार असावेत की नकोत, या विषयावर चर्चा होत राहील. मात्र, जी जनता जन्माला आली आहे; जिवंत आहे, तिचे कायदेशीर अधिकार राखले जातात का, ते अगोदर बघा. अजून ज्याचा जन्मच झाला नाही, त्याच्या अधिकारांबाबत कशाला उगाच चर्चा करता? गर्भाला जीव असतो आणि गर्भपात करणं म्हणजे मानवी हक्काची पायमल्ली करणं, असं ठणकावून सांगणाऱ्या भारत, पाकिस्तान, बांगलादेश आणि काही आफ्रिकी देशांमध्ये अद्याप सर्व स्त्रियांना माणूस म्हणून जगता येत नाही. आरोग्य आणि शिक्षणाच्या मूलभूत सोयींपासून त्या कोसो दूर आहेत. या बाबत काही ठोस पावलं का उचलली जात नाहीत? नको असलेला गर्भ वाढवण्याची वेळ एखाद्या महिलेवर येते, तेव्हा त्या गोष्टीचा तिच्या वैयक्तिक, कौटुंबिक, सामाजिक आयुष्यावर किती विपरीत परिणाम होतो, याचा विचार का केला जात नाही? गर्भाला अधिकार द्या, असं म्हणायला काय लागतं? कशाची किंमत मोजून तो अधिकार द्यायचा?

या सर्व प्रश्नांची समर्पक उत्तरं देणं सोपं नाही. प्रत्येक गर्भाला जगण्याचा अधिकार आहे. गर्भाचा तर त्यात काही दोष नाही! गर्भाला लिहिता, वाचता, बोलता येत नाही. न्यायालयात दाद मागता येत नाही. जन्माला येण्यापूर्वीची अवस्था अशीच असते. ज्यांनी जन्म घेतला आहे, तेच या 'कमजोर' गर्भाच्या अस्तित्वाबद्दल आपल्या स्वार्थासाठी निर्णय घेतात. कधीकधी, विविध कारणांसाठी गर्भपात करणं कसं योग्य आहे, हे ते तेवढ्याच समर्थपणे पटवून देतात. गर्भाचं जिवंत राहणं आणि न राहणं अशा पद्धतीने कायदेशीररीत्या 'सील' होत जातं. गर्भ जन्माला येवो अथवा न येवो; पण या संदर्भात वैयक्तिक, सामाजिक, कौटुंबिक आणि कायदेशीर वादविवादाला मात्र जन्म दिला जात आहे आणि तसं होणं अपरिहार्य आहे.

१ जानेवारी १९९६पासून आणखी एक कायदा अस्तित्वात आला. त्याचं नाव आहे, पीएनडीटी कायदा (PNDT Act). गर्भावस्थेत मुलगा की मुलगी याची तपासणी करणं आणि मुलीचा गर्भ असल्यास गर्भपात करणं, या अमानुष वृत्तीला चाप लावण्यासाठी या कायद्यात तरतुदी आहेत. या संदर्भात एवढा कडक कायदा असूनदेखील, केवळ गर्भ मुलीचा आहे म्हणून तिचा जगण्याचा अधिकार हिरावून घेण्याचे आणि मानवी हक्कांची पायमल्ली करण्याचे उद्योग सर्रास चालू आहेत. हा कायदा जवळपास कागदोपत्री आहे.

गर्भपात केवळ २४ आठवड्यांपर्यंतच्या गर्भाचाच केला जाऊ शकतो. तो २८ आठवड्यांपर्यंतच्या गर्भाचा करण्याची कायद्यात तरतूद नाही. या संदर्भातील कारणाचा कायद्यात उल्लेख नाही. गर्भाच्या कोणत्या अवस्थेपासून त्याचं माणूसपण सुरू होतं, याबद्दल मतैक्य नाही. न्यायाधीश, कायदेतज्ज्ञ आणि सध्या लागू असलेल्या कायद्यांत मतभिन्नता आहे. गर्भाचं 'स्टेटस' प्रत्येक कायद्यात वेगळं आहे. किंबहुना, ते 'स्टेटस' नक्की करता येत नाही, हीच खरी अडचण आहे.

•••

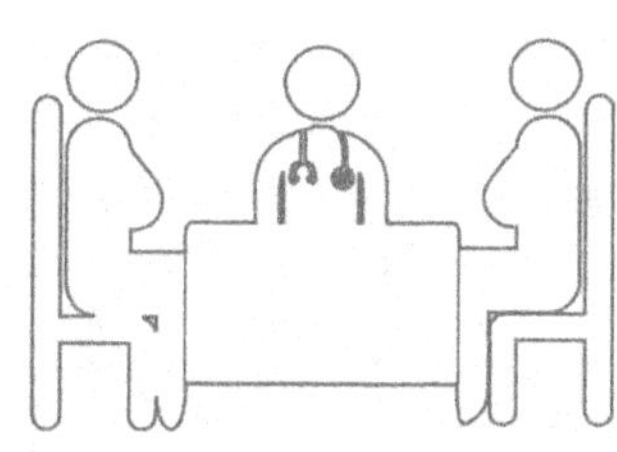

२५.

वारंवार विचारले जाणारे प्रश्न

१. गर्भवती असताना ताप आल्यास कोणती गोळी घ्यावी?

गरोदरपणाच्या कालावधीत ताप आल्यास ५०० मिलिग्रॅम पॅरासिटॅमॉलची (Paracetamol) गोळी घ्यायला काही हरकत नाही. पॅरासिटॅमॉल ही गोळी औषधांच्या दुकानात क्रोसिन, कॅलपॉल किंवा डोलो या नावाने उपलब्ध असते. काही रुग्ण क्रोसिनची अर्धी गोळी घेतात. तसं न करता, पूर्ण ५०० मिलिग्रॅमची गोळी घेतल्यास योग्य तो परिणाम साधतो. क्रोसिनची गोळी घेतल्याने आलेला ताप कमी होतो; पण काही तासांनंतर तो पुन्हा येऊ शकतो. अशा वेळी ताप का आला, याचं निदान होणं गरजेचं असतं. ताप सहसा विषाणूंच्या संसर्गामुळे (सर्दी-खोकला), लघवीमध्ये जंतुसंसर्ग झाल्यास किंवा पाण्यातून (किंवा अन्नातून) जंतुसंसर्ग झाल्यास येत असतो. त्यासाठी प्रतिजैविकं (अँटिबायॉटिक्स) द्यायची की नाहीत आणि द्यायची झाल्यास कोणतं प्रतिजैविक संबंधित गर्भवती महिलेसाठी सुरक्षित आहे, हे सगळं डॉक्टर तपासून ठरवतात.

२. गर्भवती महिलेचा रक्तगट निगेटिव्ह असल्यास काय होऊ शकतं?

गर्भवती महिलेचा रक्तगट निगेटिव्ह असल्यास, तिच्या पतीचा रक्तगट कोणता, हे तपासून पाहावं लागतं. पतीचा रक्तगटदेखील निगेटिव्ह असेल, तर सहसा काही समस्या उद्भवत नाही. मात्र, पतीचा रक्तगट पॉझिटिव्ह असेल, तर काही अंशी समस्या निर्माण होण्याची शक्यता असते. अर्थात, अशी समस्या पहिल्या

गर्भधारणेच्या वेळेस शक्यतो येत नाही. पहिलं बाळ सुखरूप जन्माला येऊ शकतं. जर आईचा रक्तगट निगेटिव्ह आणि तिच्या पोटात वाढणाऱ्या बाळाचा रक्तगट पॉझिटिव्ह असेल, तर आईचं आणि बाळाचं रक्त एकमेकांत मिसळत असताना आईच्या रक्तातील संरक्षणप्रणाली सतर्क होते आणि त्या रक्तात पॉझिटिव्ह 'स्वभावा'च्या रक्तगटाविरुद्ध काम करणारी शक्ती निर्माण होते. पहिल्या बाळाच्या वेळेला शक्ती फक्त निर्माण होते; पण तिचा वापर बाळाच्या विरुद्ध होत नाही. दुसऱ्या गर्भधारणेच्या वेळेसही जर बाळाचा रक्तगट पॉझिटिव्ह असेल, तर पहिल्या खेपेला पॉझिटिव्ह रक्तगटाविरुद्ध आईच्या रक्तात निर्माण झालेल्या शक्तीचा वापर सुरू होतो. ही शक्ती पॉझिटिव्ह रक्तगट असलेल्या बाळाच्या तांबड्या रक्तपेशींचा नायनाट सुरू करते. बाळाच्या तांबड्या रक्तपेशींचं किती प्रमाणात नुकसान होतं, त्यावर या शक्तीचा परिणाम अवलंबून असतो.

कमी प्रमाणात नुकसान झाल्यास बाळाला कावीळ होऊ शकते. जास्त प्रमाणात नुकसान झाल्यास बाळाच्या जिवाला धोका उत्पन्न होऊ शकतो. असं होऊ नये म्हणून अँटि-डी (Anti-D) या इंजेक्शनचा वापर केला जातो. निगेटिव्ह रक्तगट असलेल्या आईच्या पोटी पॉझिटिव्ह रक्तगटाचं बाळ जन्माला आल्यास, बाळंतपणानंतर ७२ तासांपर्यंत (शक्यतो २४ तासांच्या आत) 'अँटि-डी'चं इंजेक्शन दिलं जातं. हे इंजेक्शन दिल्यामुळे पुढील गर्भधारणेतही बाळाच्या जिवाला धोका निर्माण होत नाही.

३. महिला तीन महिन्यांची गर्भवती असताना 'डाग' लागल्यास तिला 'बेड रेस्ट'ची आवश्यकता आहे का ?

गरोदर असताना 'डाग' लागणं किंवा रक्तस्राव सुरू होणं, हा गर्भपात होण्याचा इशारा असू शकतो. गर्भपात होईलच असं नाही. पूर्वी जेव्हा सोनोग्राफीची सोय नव्हती, तेव्हा गर्भपात होऊ नये यासाठी काही गोळ्या दिल्या जायच्या आणि 'बेड रेस्ट' घ्या, असं सांगितलं जायचं. याचं कारण गर्भधारणेची परिस्थिती काय आहे, हे समजण्याचा काही मार्ग त्या काळी उपलब्ध नव्हता. घरी 'बेड रेस्ट' मिळणार नसेल, तर गर्भवतीला रुग्णालयामध्ये दाखल केलं जात असे. 'बेड रेस्ट' म्हणजे बिछान्यावरून खाली उतरायचंदेखील नाही, इतकी काळजी घेतली जात असे. मात्र, आजकाल ताबडतोब सोनोग्राफी केली जाते. गर्भ ठीक आहे की नाही, याची खात्री करून घेतली जाते. गर्भाच्या हृदयाची धडधड चांगली असल्यास, 'काही

गोळ्या घेऊन ४८ तास आराम करा ('बेड रेस्ट' नव्हे); दगदगीची कामं करू नका आणि नंतर 'डाग' न लागल्यास नेहमीसारखी कामं करायला हरकत नाही,' असं सांगितलं जातं. सोनोग्राफीचा रिपोर्ट 'नॉर्मल' नसेल, म्हणजे गर्भाच्या हृदयाची हालचाल बंद झाली असेल, तर 'मिस्ड अबॉर्शन' असं निदान केलं जातं आणि गर्भपाताचा सल्ला दिला जातो.

जिथं सोनोग्राफीची सोय नाही, अशा एखाद्या खेड्यात गर्भवती महिला असेल आणि तिथं तिला 'डाग' लागण्याचा प्रकार घडला, तर जवळच्या शहरातील सोनोग्राफीची सोय असलेल्या केंद्रावर जावं लागेल. या सगळ्यात 'डाग' का लागला, याचं निदान होण्यास जर उशीर झाला, तर 'डागा'चं रूपांतर रक्तस्रावात होऊन नैसर्गिकरीत्या गर्भपात होण्याची शक्यता असते.

४. बाळंतपणाच्या कळा गायब करून नैसर्गिक प्रसूती होऊ शकते का?

होय. याला वेदनारहित बाळंतपण असं म्हणतात. वैद्यकीय क्षेत्रात संशोधनात्मक काम निरंतर सुरू असतं. या संशोधनाचा थेट उपयोग रुग्णांना होणं, हीच त्या संशोधनाची खरी पावती. या संशोधनानेच, बाळंतपणाच्या कळा गायब करून नैसर्गिक प्रसूती घडवून आणण्याचं तंत्र विकसित केलं आहे. यालाच वेदनारहित प्रसूती (Painless labour) असं म्हणतात. बाळंतपणाच्या कळा सुरू झाल्या, की नेहमीप्रमाणं रुग्णालयामध्ये दाखल व्हायचं. डॉक्टर प्रकृती तपासून बघतात आणि रुग्ण वेदनारहित बाळंतपणासाठी योग्य आहे किंवा नाही, हे ठरवतात. भूलतज्ज्ञाला बोलावलं जातं. सिझेरियनच्या वेळेस जसं पाठीत इंजेक्शन देऊन कमरेखालचा भाग बधिर करतात (Spinal anaesthesia), त्याच पद्धतीने परंतु जरा वेगळ्या तंत्राने, भुलीचं इंजेक्शन दोन मणक्यांच्या मधल्या जागेत दिलं जातं. बाळंतपणाच्या कळा गायब करण्याच्या या तंत्राला 'एपिड्युरल ॲनल्जेसिया' (Epidural analgesia) असं म्हणतात.

खरं पाहिलं, तर कळा येण्याची नैसर्गिक प्रक्रिया सुरू राहिल्याशिवाय प्रसूती नैसर्गिक होणं शक्य नाही. ती सुरूच राहाते आणि बाकी बाळंतपण नेहमीसारखंच होतं. मध्येच बाळंतपणाची प्रगती काही कारणामुळे समाधानकारकरीत्या होत नसल्यास किंवा अन्य काही कारणासाठी सिझेरियन सेक्शन करण्याची गरज पडल्यास, वेगळी भूल न देता सिझेरियन करता येतं. वास्तविक पाहता, या प्रकारात कळा 'गायब' करण्याची किमया नसून, त्यामुळे होणाऱ्या वेदनांची जाणीव होऊ न

देण्याची जादू आहे. हे काम प्रामुख्याने भूलतज्ज्ञ करतात. एपिड्युरल ॲनल्जेसिया वेळेवर आणि योग्य तंत्राचा वापर करून दिल्यास तो एक वेगळा, आनंददायी आणि लक्षात राहण्यासारखा अनुभव असू शकतो. या तंत्राचा वापर रुग्णाच्या मागणीनुसार मोठ्या शहरांतील मोठ्या प्रसूतिगृहांमधून नियमित पद्धतीने केला जात आहे. त्यासाठी मोठे शुल्कदेखील आकारले जाते. सध्या हे तंत्र छोट्या शहरांतील छोट्या प्रसूतिगृहांमध्ये नियमित तत्त्वावर उपलब्ध नाही. भविष्यात ते तसं उपलब्ध होऊ शकतं.

५. आठव्या महिन्यात जन्मलेली बाळं वाचत नाहीत, असं का?

सातव्या आणि नवव्या महिन्यात जन्मलेली बाळं वाचतात, परंतु आठव्या महिन्यात जन्मलेली बाळं वाचत नाहीत, हा गैरसमज आहे. आठव्या महिन्यात काही कारणांमुळे जर पोटात दुखत असेल, तर घरातील ज्येष्ठ महिला चिंतेत असतात. "आठव्या महिन्यात बाळंतपण झालं तर? एकदा नवव्या महिन्याची सावली पडली म्हणजे झालं," असंदेखील म्हटलं जातं.

वास्तविक पाहता, २८व्या आठवड्यापासून ३७व्या आठवड्यापर्यंतच्या कालावधीत कधीही बाळंतपण झालं, तर त्याला मुदतपूर्व बाळंतपण (Premature delivery) असं म्हणतात. कमी दिवसांच्या बाळाचं वजनही कमी असतं. कमी दिवसांच्या, कमी वजनाच्या बाळाच्या जिवाला पूर्ण दिवसांनंतर जन्मलेल्या बाळाच्या तुलनेत जास्त धोका असतो; कारण त्या बाळाची वाढ पूर्ण झालेली नसते. तुलनाच करायची झाल्यास, आठव्या महिन्यात जन्मलेल्या बाळाची वाढ सातव्या महिन्यात जन्मलेल्या बाळाच्या तुलनेत जास्त चांगली असते आणि त्याचं वजनही जास्त असतं. त्यामुळे सातव्या महिन्यात जन्मलेल्या बाळाच्या तुलनेत आठव्या महिन्यात जन्मलेल्या बाळाची जगण्याची शक्यता अधिक असते.

६. बाळंतपण सुरू होण्याच्या अगोदर 'अंगावर पाणी जायला' लागल्यास (वॉटर ब्रेक झाल्यास) काय करावं?

अंगावर पाणी जाणं, वॉटर ब्रेक होणं, 'मूत्रण' फुटणं, वॉटर लीक होणं हे सगळे बोलीभाषेतील शब्दप्रयोग आहेत. निसर्गतः बाळ हे आईच्या पोटात किंवा गर्भाशयात पाण्याच्या (गर्भजलाच्या) एका पिशवीत 'सीलबंद' असतं. नैसर्गिक

प्रसूती होण्याच्या साधारणतः एक तास अगोदर, कळा सुरू असताना 'मूत्रण' फुटण्याची प्रक्रिया घडते आणि त्यानंतर बाळ बाहेर येतं. कधीकधी ही 'पाणी जाण्याची' घटना बाळंतपणाच्या कळा सुरू होण्याच्या अगोदरच घडते. 'कळा अजिबात नाहीत; पण अंगावर पाणी जात आहे,' म्हणजे तो निसर्गाच्या नियमापेक्षा वेगळा प्रकार आहे. या परिस्थितीत रुग्णालयामध्ये दाखल होताच डॉक्टर तपासून बघतात. दिवस पूर्ण भरलेले (३७ आठवड्यांपेक्षा अधिक) आहेत की नाहीत, यावर पुढचं सगळं नियोजन अवलंबून असतं. दिवस पूर्ण भरले असतील आणि बाळंतपणाच्या अगोदरच 'पाणी जात' असेल, तर त्या गर्भवती महिलेला रुग्णालयात देखरेखीखाली ठेवलं जातं. बऱ्याचदा त्यानंतर २४ ते ४८ तासांत बाळंतपणाच्या नैसर्गिक कळा सुरू होऊन जातात. अशा वेळी बाळाला जंतुसंसर्ग होण्याची शक्यता असल्यामुळे तोपर्यंत त्याला प्रतिजैविकं दिली जातात. 'पाणी जातंय,' याचा अर्थ बाळ ज्या सीलबंद पिशवीत होतं, त्या पिशवीला कुठं तरी छिद्र पडलं आहे आणि त्या सूक्ष्म छिद्रामुळे बाळाचा बाहेरील जगाशी संपर्क येतो आहे. यातूनच जंतुसंसर्गाची शक्यता निर्माण झालेली असते.

एकदोन दिवसांत कळा सुरू न झाल्यास आणि आईला जंतुसंसर्गामुळे ताप आल्यास कळा येण्याचं इंजेक्शन सलाइनवाटे दिलं जातं किंवा 'गोळी बसवून', बाळंतपणाच्या कळा सुरू करून, बाळंतपण घडवून आणलं जातं. या प्रक्रियेत अपयश आल्यास सिझेरियन सेक्शनचा निर्णय घ्यावा लागतो.

पूर्ण दिवस भरलेले नसताना, सातव्या किंवा आठव्या महिन्यात, 'पाणी जात' असेल, तर नियोजन निराळं असतं. गर्भपिशवीला पडलेलं छिद्र नैसर्गिकरीत्या 'सील' होण्याची वाट पाहिली जाते. बाळंतपण अगदी नवव्या महिन्यापर्यंत नाही, तरी जास्तीत जास्त दिवस लांबवता येईल का, हे पाहिलं जातं. प्रतिजैविकं दिली जातात. हे सगळं करत असताना, आईची आणि बाळाची प्रकृती वेळोवेळी तपासून, वाट पाहायची की बाळंतपण करून घ्यायचं, याचा निर्णय घ्यावा लागतो.

"असं नको त्यावेळी पाणी का गेलं? आमचं काही चुकलं का?" असे प्रश्न नातेवाइकांकडून विचारले जातात. या प्रश्नांची समाधानकारक उत्तरं डॉक्टरकडे नसतात. बऱ्याच दिवसांपासून योनीमार्गात दडून बसलेल्या जंतुसंसर्गामुळे असं होत असावं, असा त्यामागचा एक अंदाज आहे. अचानक 'पाणी जाण्या'च्या अशा प्रकारच्या घटनांचा प्रतिबंध करणं कठीण असतं.

७. सोनोग्राफीच्या रिपोर्टनुसार बाळाच्या भोवती असलेलं पाणी (गर्भजल) कमी आहे. काही काळजीचं कारण तर नाही ना ?

गर्भजलाला वैद्यकीय भाषेत ॲम्निऑटिक फ्लुइड (Amniotic fluid) असं म्हणतात. गर्भजलाचं प्रमाण मोजण्याची एक पद्धत आहे. त्यासाठी सोनोग्राफी करताना गर्भजल निर्देशांक (Amniotic Fluid Index - AFI) मोजला जातो. तो जर ५ सेमीपेक्षा कमी असेल, तर गर्भजल कमी झाल्याचं निदान केलं जातं. 'काही काळजीचं कारण तर नाही ना,' या प्रश्नाचं उत्तर गर्भजलाचं प्रमाण किती कमी आहे आणि त्या वेळेस गर्भ किती आठवड्यांचा आहे, यावर अवलंबून आहे. समजा गर्भ १८ आठवड्यांचा आहे आणि गर्भजल खूप कमी आहे, तर गर्भाच्या मूत्रपिंडांच्या संदर्भात काही मोठा जन्मदोष असण्याची शक्यता असते. २२ आठवड्यांच्या दरम्यान गर्भजल कमी असल्यास बाळाच्या फुफ्फुसांची वाढ नीट न झालेली असण्याची शक्यता असते. दोन्ही परिस्थितींत बाळाची वाढ व्यवस्थित होण्याची शक्यता खूप कमी असते. असा गर्भ वाढवण्यापेक्षा गर्भपात करून घेणं जास्त योग्य असतं.

सातव्या महिन्यानंतर काही गर्भवती महिलांचा (विशेषतः पहिलटकरणींचा) रक्तदाब वाढतो. कधीकधी गोळ्या घेऊनदेखील रक्तदाब कमी होत नाही. याचा परिणाम म्हणून गर्भजल कमी होतं. बाळाचा रक्तपुरवठा कमी होतो. काही महिलांमध्ये गर्भजल का कमी होत आहे, याचं कारण सापडत नाही. त्यांचा गर्भजल निर्देशांक (AFI) ३४ आठवड्यांच्या दरम्यान ५ ते ८ सेमी असतो. गर्भजल खूप कमीही नाही आणि 'नॉर्मल'ही नाही, अशी ती परिस्थिती असते. या रुग्णांमध्ये फारशी काळजी करण्याचं कारण नसतं; पण सतर्क राहावं लागतं. गर्भजल वाढवण्यासाठी काही उपचार केले जातात.

८. सोनोग्राफीच्या रिपोर्टमध्ये बाळाच्या गळ्याभोवती नाळेचा वेढा आहे, असं सांगितलं आहे. काही होणार तर नाही ना ?

बाळाच्या गळ्याभोवती नाळेचा एक वेढा असणं, ही खूप सामान्य बाब आहे. साधारणतः २० ते ३५ टक्के केसेसमध्ये असं असू शकतं. दोन ते पाच टक्के रुग्णांमध्ये नाळेचे दोन वेढे असू शकतात. बाळाच्या गळ्याभोवती नाळेचा एक वेढा आहे म्हणून सिझेरियन सेक्शन केलं जाऊ नये. गळ्याभोवती नाळेचे वेढे असूनदेखील सुरक्षित नैसर्गिक प्रसूती होऊ शकते. बाळंतपण नैसर्गिक होताना

बाळाच्या हृदयाचे ठोके अनियमित होऊ शकतात, एवढं मात्र लक्षात ठेवावं लागतं. परंतु, त्यामुळे बाळ श्वास गुदमरलेल्या अवस्थेत बाहेर येईल, असं काही होत नसतं.

पूर्वी जेव्हा सोनोग्राफीची सुविधा उपलब्ध नव्हती, तेव्हा नाळ गळ्याभोवती आहे की नाही, हे समजण्याचा प्रश्नच नव्हता. आता सोनोग्राफी केल्यानंतर ते दिसतं आणि एकदा दिसल्यानंतर चिंता लागून राहते. मग बाळंतपणाच्या वेळेस बाळाच्या जिवाला जोखीम नको म्हणून काही रुग्ण आणि त्यांचे नातेवाईक डॉक्टरला सिझेरियन करण्याचा आग्रह धरतात.

९. गर्भवती महिलेला धनुर्वाताचं (Tetanus) इंजेक्शन कधी आणि किती वेळा दिलं पाहिजे?

धनुर्वात (Tetanus) हा एक जीवघेणा आजार आहे. गर्भवती महिलेला आणि तिच्या होणाऱ्या बाळाला धनुर्वात होण्याची शक्यता असते. बाळंतपणाच्या वेळेस योनीमार्गातून धनुर्वाताचे सूक्ष्म जंतू आईच्या शरीरात शिरू शकतात. बाळ जन्मल्यानंतर नाळ कापून बांधत असताना निर्जंतुकीकरणाचे नियम न पाळल्यास नाळेतून धनुर्वाताचे जंतू बाळाच्या शरीरात प्रवेश करू शकतात. आईला आणि बाळाला धनुर्वात होऊ नये, याकरिता प्रतिबंधात्मक उपाय म्हणून टीटीचं इंजेक्शन दिलं जातं. गर्भधारणेच्या १३व्या आठवड्यापासून ३९व्या आठवड्यापर्यंत या इंजेक्शनचे दोन डोस दिले जातात. दोन इंजेक्शन्समध्ये चार ते सहा आठवड्यांचं अंतर ठेवावं लागतं. पहिला डोस बाळंतपणाच्या किमान ६० दिवस अगोदर दिला गेला पाहिजे. आजकाल शंभर टक्के गर्भवती महिलांना धनुर्वाताचं इंजेक्शन दिलं जातं.

१०. पुनःपुन्हा सोनोग्राफी करण्याने बाळावर काही दुष्परिणाम तर होत नाहीत ना?

सोनोग्राफीचं तंत्रज्ञान हे ध्वनिलहरींवर आधारित आहे. या ध्वनिलहरी ठरावीक गतीने, विशिष्ट उपकरणाद्वारे, गर्भवती महिलेच्या पोटावरून गर्भापर्यंत सोडल्या जातात. या ध्वनिलहरी गर्भाला स्पर्श करून परावर्तित होतात आणि पडद्यावर गर्भाची प्रतिमा बनते. या ध्वनिलहरी बाळाला अपायकारक नसतात. गर्भधारणेच्या नऊ महिन्यांच्या कालावधीत सर्वसाधारणपणे तीन ते पाच वेळा सोनोग्राफी केली जाते. तिचा बाळावर काही दुष्परिणाम होत नाही.

११. स्टेम सेल्स (Stem cells) जतन करून ठेवाव्यात की नकोत?

प्रथमतः स्टेम सेल्स म्हणजे काय, हे थोडक्यात समजून घेऊ या. सेल (Cell) म्हणजे पेशी आणि स्टेम सेल म्हणजे एक 'स्पेशल' पेशी. या 'स्पेशल' पेशींचं वैशिष्ट्य असं आहे, की त्यांना कोणतंच विशिष्ट काम नेमून दिलेलं नसतं! ऐनवेळी 'ट्रेनिंग' घेऊन, हव्या त्या अवयवात शिरून, त्या अवयवाचं रूप घेऊन आपलं कार्य करण्याची क्षमता या पेशींमध्ये असते. थोडक्यात, स्टेम सेल म्हणजे एक प्रकारची 'मास्टर की' असते.

वास्तविक पाहता, स्टेम सेल्स या बाळ आणि आई यांना जोडणाऱ्या नाळेच्या रक्तात असतात. बाळंतपणाच्या वेळेस नाळ कापत असताना नाळेतील रक्त ठराविक बाटलीत जमा करून ते प्रयोगशाळेत (स्टेम सेल बँक) अनेक वर्षं जतन करून ठेवलं जाऊ शकतं. भविष्यात गरज पडल्यास स्टेम सेल्सचा उपयोग करता येतो.

रक्ताच्या कर्करोगावरील उपचारासाठी स्टेम सेल्सचा उपयोग करता येतो, हे आता निर्विवादपणे सिद्ध झालं आहे. इतर सुमारे ७५ विविध जीवघेण्या आजारांवर स्टेम सेल्सचा उपयोग करून उपचार करता येईल का, या संदर्भात संशोधन सुरू आहे.

स्टेम सेल्स जतन करण्याची सुविधा अनेक खासगी कंपन्या देतात. त्याकरिता हजारो रुपये (साधारणतः साठ ते सत्तर हजार) शुल्क आकारून करार केला जातो. असा करार करून स्टेम सेल्स जतन कराव्यात की नाहीत, याचं सरळ 'हो' किंवा 'नाही', असं उत्तर देणं कठीण आहे. या संदर्भात तज्ज्ञांमध्ये मतभिन्नता आहे. काही तज्ज्ञांच्या मते, या तंत्रज्ञानाचं बाजारीकरण होत आहे. ज्यांना आर्थिकदृष्ट्या स्टेम सेल्स जतन करून ठेवणं परवडतं, त्यांनीच हा पर्याय निवडावा. प्रत्येक गर्भवती महिलेनं स्टेम सेल्स जतन करून ठेवल्याच पाहिजेत, असं नाही.

•••

२६.

हेही लक्षात असू द्या...

१. अठरा वर्षं पूर्ण होईपर्यंत मुलीचं लग्न करू नका.

२. मुलीला शिक्षण द्या; स्वावलंबी बनवा आणि मगच तिचं लग्न करा.

३. वयाची तिशी ओलांडल्यानंतर मुलीचं लग्न केल्यास अपत्यजन्माच्या बाबतीत अडचणी निर्माण होऊ शकतात.

४. विवाहपूर्व समुपदेशनाची गरज लक्षात घ्या.

५. विवाह ठरल्यानंतर कार्यालय, कपडे, दागदागिने, स्वागत समारंभाचा मेनू, सजावट, बँडबाजा वगैरेंची तयारी करण्याच्या गडबडीत 'पहिल्या रात्री'ची तयारी करायला, म्हणजेच त्याबद्दल डॉक्टरकडून योग्य ती शास्त्रीय माहिती मिळवायला विसरू नका.

६. विवाहापूर्वी किंवा 'पहिल्या रात्री'चा अनुभव घेण्यापूर्वी, आपल्याला गर्भधारणा केव्हा हवी, याविषयी भावी जोडीदाराशी मोकळेपणाने अवश्य चर्चा करा. अशी चर्चा घडवून आणण्याकरिता आई-वडील, सासू-सासरे यांनीही परवानगी द्यायला हवी.

७. गर्भावस्थेत वाढणारा रक्तदाब मातेच्या मृत्यूस कारणीभूत ठरू शकतो.

८. काहीही त्रास नसला, तरी गर्भवती महिलेने नियमित तपासणी करून घेऊन रक्तदाब 'नॉर्मल' आहे ना, याची खात्री करून घ्यावी.

९. गर्भवती असताना वाढलेल्या रक्तदाबाचा धोका मातेच्या प्रकृतीला तर असतोच; पण गर्भाच्या वाढीवरदेखील त्याचा वाईट परिणाम होऊ शकतो.

१०. गर्भवती असताना चेहऱ्यावर किंवा पायावर येणारी सूज प्रत्येक वेळेस 'नॉर्मल'च असते, असं नाही.

११. गर्भधारणा असताना, बाळंतपणात आणि बाळंतपणानंतर प्रमाणाबाहेर होणारा रक्तस्त्राव हे मातामृत्यूच्या प्रमुख कारणांपैकी एक आहे.

१२. बाळंतपण आणि रक्तस्त्रावाचं जवळचं नातं आहे. कधी कोणत्या रुग्णाला अधिकचा रक्तस्त्राव सुरू होऊन रक्तदानाची गरज पडेल, हे सांगणं कठीण आहे. त्या दृष्टीने नेहमी तयारीत राहिलं पाहिजे.

१३. अचानक होणाऱ्या रक्तस्त्रावाची कल्पना प्रत्येक गर्भवती महिलेच्या जवळच्या नातेवाइकांना असली पाहिजे, जेणेकरून वेळेवर रक्तदान करून रुग्णाचे प्राण वाचवता येतील.

१४. गर्भवती असताना वाढणारा रक्तदाब, अपत्यजन्माच्या वेळी होणारा प्रमाणाबाहेरचा रक्तस्त्राव, रक्तक्षय आणि जंतुसंसर्ग ही मातामृत्यू होण्यामागची चार प्रमुख कारणं आहेत.

१५. रक्तक्षयासाठी फक्त रक्तवाढीच्या गोळ्या घेऊन भागत नाही. त्या व्यतिरिक्त आहारात लोहयुक्त अन्नपदार्थांचा समावेश करणं महत्त्वाचं असतं.

१६. महागड्या गोळ्या, टॉनिक्स, शक्तिवर्धक इंजेक्शन्स यांचा आग्रह धरू नका. औषधं आणि आहाराबद्दल डॉक्टर जे सांगतात, ते लक्षपूर्वक ऐका आणि अमलात आणा.

१७. गोळ्या घेतल्याने बाळाचं वजन भरपूर वाढतं आणि त्यामुळे सिझेरियन सेक्शन करण्याची वेळ येऊ शकते, हा गैरसमज दूर ठेवा.

१८. थंडी-ताप येणं हे मलेरियाखेरीजही अन्य काही आजारांचं लक्षण असू शकतं. लघवीत जंतुसंसर्ग झाल्यामुळेदेखील थंडी-ताप येऊ शकतो. गर्भवती असताना लघवीत जंतुसंसर्ग होणं ही एक सामान्य बाब आहे.

१९. पहिल्या तीन महिन्यांतील तापाचा गर्भावर परिणाम होण्याची शक्यता असते.

२०. मलेरियासाठी दिल्या जाणाऱ्या क्लोरोक्विनच्या गोळ्या गरोदरपणात घेतलेल्या चालतात.

२१. गर्भपिशवीच्या ठरलेल्या जागेत गर्भ न वाढता तो इतरत्र वाढल्यास अशा गर्भधारणेला 'एक्टॉपिक प्रेग्नन्सी' असं म्हणतात.

२२. गर्भपिशवीच्या बाहेर वाढणारा गर्भ ९५ टक्के केसेसमध्ये गर्भनलिकेत वाढतो.

२३.	सोनोग्राफीचं तंत्रज्ञान विकसित झाल्यामुळे आता 'एक्टॉपिक' गर्भधारणेचं निदान अचूकपणे करता येतं. लॅप्रोस्कोपीचं तंत्रज्ञानदेखील विकसित झाल्यामुळे 'एक्टॉपिक' गर्भधारणेवरील उपचारपद्धतीत बरीच सुधारणा झाली आहे.

२४.	जुळ्याची गर्भधारणा असलेल्या रुग्णांनी आणि त्यांच्या नातेवाइकांनी सतर्क राहिलं पाहिजे. तपासणी नियमितपणे करून घेतली पाहिजे.

२५.	जुळ्याचं बाळंतपण सर्व सोयींनी सुसज्ज असलेल्या रुग्णालयात करा.

२६.	'टेस्टट्यूब बेबी'चं तंत्रज्ञान विकसित झाल्यामुळे जुळ्यांचं प्रमाण वाढलं आहे.

२७.	नऊ महिने नऊ दिवस भरतात आणि बाळंतपणाचे दिवस जवळ येतात, तसतसं गर्भजलाचं प्रमाण कमी कमी होत जातं. हा निसर्गनियम आहे.

२८.	सोनोग्राफी केल्यानंतर गर्भजलाचं प्रमाण मोजता येतं. गर्भजलाचं प्रमाण सरासरीपेक्षा कमी किंवा जास्त असल्यास बाळात जन्मदोष असण्याची शक्यता असते.

२९.	जन्मदोष ओळखण्यासाठी सोनोग्राफी तंत्रज्ञानाचा खूप उपयोग होतो; पण सर्व जन्मदोष सोनोग्राफीद्वारे ओळखता येतीलच, असं नाही.

३०.	जन्मदोष घेऊन आलेल्या बाळावर यशस्वी शस्त्रक्रिया करून, त्याचे प्राण वाचवले जाऊ शकतात. त्याचं अपंगत्व कमी किंवा नाहीसं करता येऊ शकतं. त्यासाठी संयम राखावा लागतो. प्रसंगी भरपूर पैसे खर्च करावे लागतात.

३०.	स्त्रियांची कुटुंबनियोजन शस्त्रक्रिया क्वचित प्रसंगी असफल होऊ शकते. अशा प्रत्येक असफल शस्त्रक्रियेला डॉक्टरच जबाबदार असतो, हा गैरसमज मनातून काढून टाका.

३१.	शस्त्रक्रिया करण्यापूर्वी, ती क्वचित प्रसंगी अयशस्वी होऊ शकते, याची माहिती प्रत्येक रुग्णाला आणि त्याच्या नातेवाइकांना देऊन संमतिपत्रावर स्वाक्षरी घेतली जाते.

३२.	कुटुंबनियोजन शस्त्रक्रिया— मग ती महिलेची असो किंवा पुरुषाची (नसबंदी)— असफल झाल्यास आणि शस्त्रक्रियेनंतर गर्भ राहिल्याचं लक्षात आल्यास वैद्यकीय गर्भपात करून दिला जातो. अशा परिस्थितीत काही जोडपी स्वेच्छेने गर्भधारणा नऊ महिन्यांपर्यंत वाढवण्याचा आणि

अपत्य जन्माला घालण्याचा निर्णय घेतात आणि अपत्यजन्मानंतर पुन्हा कुटुंबनियोजनाची शस्त्रक्रिया करून घेतात.

३३. पहिल्या तीन महिन्यांत वारंवार होणारे गर्भपात आणि नंतरच्या तीन महिन्यांत वारंवार होणारे गर्भपात यांची कारणं वेगवेगळी असतात.

३४. वारंवार होणाऱ्या गर्भपाताच्या कारणांचा शोध फक्त ५० टक्के केसेसमध्येच लागू शकतो.

३५. आपल्याला मूल होत नाही, या दुःखाला कवटाळून बसू नका. मूल का होत नाही, हे जाणून घेण्यासाठी तपासण्या करण्यापूर्वी जोडप्यांनी संभोगामध्ये काही अडचणी येत असल्यास त्या डॉक्टरला सांगाव्यात. त्या बाबतीत संकोच करू नये.

३६. मूल न होण्याच्या समस्येवर 'टेस्टट्यूब बेबी'चा पर्याय ही या बाबतीत सुरू असलेल्या संशोधनाच्या आघाडीवरील एक क्रांतिकारक घटना आहे.

३७. मूल न होणाऱ्या सर्व जोडप्यांसाठी 'टेस्टट्यूब बेबी' हाच पर्याय असतो, असं नाही. कोणत्या जोडप्यांसाठी या पद्धतीचा उपयोग होऊ शकतो, याचा निर्णय तज्ज्ञ डॉक्टरांना घेऊ द्या.

३८. कुटुंब मर्यादित ठेवल्याने आपलं राहणीमान उंचावतं आणि देशाच्या विकासासाठीही मदत होते.

३९. कुटुंबनियोजन साधनांचा वापर करताना आलेल्या चांगल्या अनुभवांची चर्चा करा; ते इतरांना सांगा. चुकून वाईट अनुभव आल्यास, आपापसात चर्चा करण्यापेक्षा तज्ज्ञ डॉक्टरांशी चर्चा करा.

४०. पुरुषांनी पुढाकार घेतला, तरच आपल्या देशातील स्त्रियांच्या शारीरिक आणि मानसिक आरोग्याचे प्रश्न झपाट्याने सोडवता येतील.

•••

लेखक परिचय

डॉ. किशोर अतनूरकर

एमडी (स्त्री-रोग आणि प्रसूतिशास्त्र), पीएचडी (समाजशास्त्र)
एमएस (काउन्सेलिंग आणि सायकोथेरपी)

- नांदेड शहरात गेल्या ४० वर्षांपासून स्त्री-रोग आणि प्रसूतिशास्त्रतज्ज्ञ म्हणून खासगी व्यवसाय.

- दहा हजारांपेक्षा जास्त सिझेरियन प्रसूती, गर्भपिशवीच्या सुमारे तीन हजार शस्त्रक्रिया आणि स्त्री-रोगाशी संबंधित इतर अनेक गुंतागुंतीच्या शस्त्रक्रियांमध्ये सहभाग.

- मागील २५ वर्षांपासून सहभागी झालेल्या प्रत्येक सिझेरियन संदर्भात विविध पैलूंच्या नोंदी. त्या माहितीवर आधारित शोधनिबंध राष्ट्रीय आणि आंतरराष्ट्रीय स्तरावरील विविध नियतकालिकांमधून प्रकाशित.

- *निर्णय तुझा माझा* ही पाळणा लांबवण्याच्या साधनांविषयीची पुस्तिका प्रसिद्ध. या पुस्तिकेच्या हजारो प्रतींचे मोफत वितरण. या पुस्तिकेचा *हमारा निर्णय* आणि *Together We Decide* हा अनुक्रमे हिंदी आणि इंग्लिश भाषेतील अनुवाद प्रकाशित.

- *तिच्या आरोग्यासाठी सर्व काही* या पुस्तकास मराठी विज्ञान परिषद, मुंबई यांच्यातर्फे पुरस्कार प्राप्त.

- महाराष्ट्रातील नामांकित वर्तमानपत्रांतून स्त्री-आरोग्याशी संबंधित स्तंभलेखन

- नांदेडच्या 'रयत रुग्णालया'तर्फे प्रकाशित होणाऱ्या 'रयत आरोग्यपत्रिका' या मासिकासाठी ५ वर्ष कार्यकारी संपादक म्हणून काम.

- 'दीर्घायु' या दिवाळी अंकाचे २०१९मध्ये अतिथी संपादकपद भूषवलं.

- किशोरवयीन मुलांच्या मनात मुलींबद्दल असलेले शारीरिक आकर्षण आणि कमालीची उत्तेजना या संदर्भातील प्रश्नांची उकल करण्याकरिता अनेक शाळा आणि महाविद्यालयांना भेटी देऊन प्रबोधन.

- महिला रुग्णांकडे एक स्त्री-रोगतज्ज्ञ म्हणून नव्हे, तर 'स्त्री-आरोग्य अभ्यासक' या भूमिकेतून पाहून, त्यांच्या समस्यांचे निराकरण शारीरिक, मानसिक, आर्थिक, कौटुंबिक आणि सामाजिक पैलू विचारात घेऊन करण्यासाठी प्रयत्नशील.